Carl-Auer

Eia Asen/Michael Scholz

Praxis der Multifamilientherapie

Unter Mitarbeit von
Maud Rix und Katja Scholz

Vierte Auflage, 2019

Reihengestaltung: Uwe Göbel
Satz: Drißner-Design u. DTP, Meßstetten
Printed in Germany
Druck und Bindung: CPI books GmbH, Leck

MIX
Papier | Fördert gute Waldnutzung
FSC® C083411

CPI klimaneutral
Mehr Bäume. Weniger CO_2

Vierte Auflage, 2019
ISBN 978-3-89670-822-9

Bibliografische Information der Deutschen Nationalbibliothek:
Die Deutsche Nationalbibliothek verzeichnet diese Publikation in der Deutschen Nationalbibliografie; detaillierte bibliografische Daten sind im Internet über http://dnb.d-nb.de abrufbar.

Informationen zu unserem gesamten Programm, unseren Autoren und zum Verlag finden Sie unter: **www.carl-auer.de.**

Wenn Sie Interesse an unseren monatlichen Nachrichten haben, abonnieren Sie den Newsletter unter http://www.carl-auer.de/newsletter.

Carl-Auer Verlag GmbH
Vangerowstraße 14 • 69115 Heidelberg
Tel. +49 6221 6438-0 • Fax +49 6221 6438-22
info@carl-auer.de

Inhalt

Vorwort

Dies ist ein Kochbuch der gehobenen systemischen Cuisine: zwar schwach bebildert, aber mit exzellenten Rezepten, feinen Zutaten, die Zubereitungen vielfach erprobt, mit Einfallsreichtum und Humor gut gewürzt – »Nouvelle Cuisine« auf Traditionsbasis.

Die Hauptspeise heißt Multifamilientherapie. Für sie dürften sich verschiedene Gourmetgruppen unter den Systemikern interessieren. Vorab die spielfreudigen Schauspieler, die den »Fußabtreter«, das »Gehirn-Scanning« oder die »magische Fernbedienung« erproben möchten. Dann die Gegen-den-Strich-Inszenierer, die sich von einer abgemagerten 15-jährigen »Prof. Dr. Dr. Butterblume« im weißen Arztkittel die Vor- und Nachteile längerfristigen Hungerns erklären lassen wollen und die zerstrittene Familie auffordern, ihre heftigsten Streits einmal auf Video zu bannen und danach im kommunalen Kino der Multifamiliengruppe einem interessierten Publikum vorzuführen. Jenen wird es gefallen, die selbst einmal mit mehreren Familien mit Kindern gemeinsam im Urlaub waren und dort kostenlose Erziehungsberatung auf Gegenseitigkeit schätzen gelernt haben. Gegen Ende werden im Buch auch die ernsteren Zeitgenossen fündig, die sich bei Rezepten immer erst mal nach den Preisen erkundigen und ob die Köche auch evidenzbasiert gerührt haben.

In den Anfangszeiten der Familientherapie gehörte Multifamilientherapie bereits zu den frühen Kreationen. In Deutschland konnte sie damals nicht Fuß fassen – schon die Einführung der Einzelfamilientherapie und deren zunehmende Abkehr von psychoanalytischen und behavioralen Gedanken war der teutonischen psychosozialen Medizin Irritation genug. Jetzt hält sie wieder Einzug und gewinnt rasch Anhänger. Das hängt sicher an den beiden Autoren dieses Buches. Die Kinderpsychiater Eia Asen und Michael Scholz, zwei jung gebliebene ältere Herren mit jahrzehntelanger klinischer Erfahrung und viel Ausstrahlung, haben in London und Dresden die Multifamilientherapie intensiv erprobt und verbreiten ihre Kunst nun quer durch Europa. Es liegt aber auch nahe, weil zunehmend kleinere Familien mit wenig sozialem Netzwerk und vielen Überlastungsproblemen in der Multifamilientherapie ein Maß an Unterstützung und Anregung bekommen können, das ihnen keine andere Therapieform bieten kann – weder die Gruppentherapien für einzelne Familienmitglieder noch die systemische Einzelfamilientherapie.

Ich schreibe dieses Vorwort auch deshalb gern, weil ich gemeinsam mit Arist von Schlippe die Gelegenheit hatte, diese Multifamilientherapie gemeinsam mit gedanklich verwandten Ansätzen wie dem Elterncoaching Haim Omers und der Multisystemtherapie von Chuck Borduin durch mehrere Tagungen selbst gut kennen zu lernen und sie einem breiten Publikum bekannt zu machen. Parallel und zunächst unabhängig voneinander sind hier mehrere ausgesprochen soziale, gemeinschaftsorientierte Behandlungsansätze entwickelt worden, die einander gut ergänzen. Zusammen scheinen sie einen verstärkten Trend in Richtung lebensweltorientierter, Vereinzelung überwindender systemischer Therapiemethoden zu markieren.

Das Buch wird eine exzellente Basis für Trainings in der Multifamilientherapie werden, die auf einer grundständigen Weiterbildung in systemischer Therapie und Beratung aufbauen. Dafür sprechen seine Qualitäten: theoriebasiert, handfest, sehr konkret, ideenreich und spielerisch.

Kaum zwei Jahre nach der ersten Auflage legen Asen und Scholz nun eine vollständig überarbeitete Neuauflage vor. Kaum ein Absatz blieb unverändert, und die Übungen haben sich vermehrt wie Kaninchen in Australien. Man merkt der Neuauflage an, dass beide Autoren derzeit pausenlos in großen Teilen Europas umherfliegen und -fahren, beständig neue Anwendungsfelder entdecken, ihr Vorgehen verfeinern und dabei kontinuierlich die Erfahrungen ihrer vielen »Schüler« in Skandinavien, Mittel- und Südeuropa hören, sehen und integrieren. Im deutschen Sprachraum hat sich um Michael Scholz eine Fachgruppe »Multifamilientherapie« in der Deutschen Gesellschaft für Systemische Therapie, Beratung und Familientherapie (DGSF) gegründet.[1] Multifamilientherapie ist zu einer kleinen »Bewegung« geworden. Auch die Europäische Union hat sie entdeckt, und Brüssel fördert einige ihrer europäischen Verbundprojekte. Ich hatte das Privileg, im Sommer 2011 in London am Drehen von Lehrvideos zur MFT bei familiärer Gewalt mitwirken zu dürfen, gemeinsam mit Jugendlichen aus mehreren Londoner Immigrantenszenen und mit Kollegen aus sechs europäischen Ländern. Multifamilientherapie im Umfeld von Asen und Scholz hat bei allem Ernst der präsentierten

1 http://www.dgsf.org/dgsf/gruppen/fachgruppen/fachgruppe-multifamilientherapie-mft

Probleme einen hohen Spaßfaktor – ein guter Prognosefaktor dafür, dass die Bewegung weitergehen wird.

Prof. Dr. Jochen Schweitzer
Heidelberg, April 2012

Vorbemerkungen und Danksagung

Wir freuen uns, dass die Erstauflage dieses Buches so schnell auf intensives Interesse gestoßen ist und mit dazu beigetragen hat, dass sich in den letzten beiden Jahren in Deutschland und der Schweiz viele Multifamilientherapieprojekte entwickelt haben. Bei den zahlreichen Fortbildungsveranstaltungen, die wir in den letzten Jahren durchgeführt haben, wurde uns immer wieder bewusst, dass einiges in unserem Buch nicht klar formuliert war, dass anderes hinzugefügt werden musste und dass sich auch in der Zwischenzeit manches entwickelt hatte, das erwähnenswert erschien. So waren wir sofort Feuer und Flamme, als der Carl-Auer Verlag uns ermunterte, an eine überarbeitete und erweiterte Neuauflage zu denken. Bei diesem Unterfangen wollen wir uns somit gleich bei all den vielen Kollegen und Fortbildungsteilnehmern bedanken, die uns in den letzten Jahren mit ihren Fragen und zahllosen Ideen inspiriert und so das Feld mit bereichert haben. Multifamilientherapie ist ja wahrlich keine Einzelarbeit, sondern profitiert von den Beiträgen vieler.

In dieser zweiten Auflage haben wir nun viele neue Konzepte und Techniken eingebracht und dennoch versucht, das alte Format beizubehalten.

An dieser Stelle wollen wir vor allem den Geburtshelfern und Weggefährten des in diesem Buche vorgestellten Ansatzes danken. Alan Cooklin begann mit Multifamilientherapie am Marlborough Family Service in London in den 1970er Jahren, und ohne seine visionären Ideen und seinen Enthusiasmus wäre die Multifamilientherapie nicht das, was sie heute ist … Mitglieder seines Teams, wie Neil Dawson, Brenda McHugh, Ann Stevens und Derek Taylor, haben entscheidend dazu beigetragen, dass das »Marlborough Model« zu einem internationalen Markenzeichen für MFT wurde. Salvador Minuchin half uns in den frühen 1980er Jahren, das Modell zu verfeinern – und auch Gianfranco Cecchin und Luigi Boscolo haben durch ihre häufigen Diskussionen mit uns und durch ihre willkommenen, vor allem irreverenten Kommentare dieses Modell bereichert. In den Dresdner 1990er Jahren waren – und sind – vor allem Katja Scholz und Maud Rix richtungsweisend für die Entwicklung der Arbeit mit Anoretikerinnen und deren Familien, wie es Beate Schell und Dietmar Selig bei der Arbeit mit sozial- und verhaltensgestörten Kindern waren. Daneben gibt es viele andere Kollegen in London (z. B. Serena Potter), die zu diesem Buch entscheidend beigetragen haben, wie auch Teams in Skandinavien, Italien, Belgien, Frankreich, den Niederlanden – und in den deutschsprachigen Ländern. Wir möchten hier vor allem den Teams der Tagesgruppen und der Wochengruppe vom Albert-Schweitzer-Kinderdorf Wetzlar, Petra Kiel und Claudia Kollewe vom Albert-Schweitzer-Kinderdorf Hanau sowie den Mitarbeitern der Kinder- und Jugendpsychiatrischen Klinik des Martin Gropius Krankenhauses Eberswalde für die Vorschläge zu neuen Übungen ganz herzlich danken. Wir entschuldigen uns auch bei den vielen Kollegen, die wir hier nicht erwähnt haben. Die Multifamilientherapie »gehört« nicht etwa uns, sondern wir sehen sie als ein sich entwickelndes Gemeingut, als ein Arbeitskonzept, das hoffentlich zahllosen Gruppen von Familien weiter zugutekommen wird.

Möglichkeiten und Grenzen dieses Buchs

Dieses Buch ist für all diejenigen bestimmt, die sich professionell auf den Gebieten der Jugendhilfe, der Schule und der medizinisch-psychologischen Dienste in Kliniken, Ambulanzen und freien Niederlassungen betätigen und Interesse an systemischer Arbeit haben. Multifamilientherapie (MFT) wird eher selten als alleiniges Verfahren angewandt, sondern meist komplementär und unterstützend zu den häufig multimodalen Behandlungs- und Hilfsmöglichkeiten bei emotionalen und sozialen Störungen. Die Konzepte und therapeutischen Modelle, die in diesem Buch beschrieben sind, wurden über mehr als drei Jahrzehnte zunächst am Marlborough Family Service in London entwickelt und dann seit Mitte der 1990er Jahre auch in Deutschland, vor allem an der Dresdner Universitätsklinik für Kinder- und Jugendpsychiatrie und -psychotherapie, eingesetzt und störungsspezifisch weiterentwickelt.

Dieses Buch kann und soll:

- einen Überblick über den aktuellen Stand des Verfahrens geben;
- Kollegen inspirieren, sich mit Ideen der MFT anzufreunden, sich auch ernsthaft damit auseinanderzusetzen, eventuell eine Weiterbildung in diesem Verfahren zu beginnen, um dann vielleicht mit einem kleinen Projekt anzufangen;
- Interessierte dazu anregen, dieses relativ junge Verfahren noch in anderen, bisher unerschlossenen Bereichen einzusetzen und/oder in traditionellen Kontexten zu erproben.

Dieses Buch kann und will nicht:

- ein detailliertes Manual für die spezifische Behandlung von bestimmten Störungsbildern sein;
- authentisch über MFT-Projekte von Kollegen berichten, mit denen wir nie zusammengearbeitet haben;
- umfassend alle erforderlichen und bewährten therapeutischen Interventionen zu bestimmten Krankheitsbildern wiedergeben.
- eine MFT-Weiterbildung und die anfangs immer notwendigen Supervisionen durch einen klinisch erfahrenen MFT-Therapeuten ersetzen.

1. Miteinander – voneinander: Einführung in die Multifamilientherapie

Multifamilientherapie basiert im Wesentlichen auf Erkenntnissen, Konzepten und Techniken der Gruppen- und systemischen Einzelfamilientherapie. In einer Gruppe besteht die Möglichkeit, problematische Verhaltensweisen und Symptomatiken einer Familie differenzierter zu bearbeiten, da Mitglieder aus anderen Familien neue und andere Perspektiven entwickeln können – vor allem, wenn sie mit ähnlichen Schwierigkeiten zu kämpfen haben. Es ist eine allgemeine Erkenntnis, dass Menschen in Konfliktsituationen für das eigene Problem meist eine eingeengte Sichtweise haben, aber eine hohe Sensitivität für ähnliche Probleme bei anderen. Diese menschliche Besonderheit kann in der Arbeit mit mehreren Familien genutzt werden, wenn eine Gruppenatmosphäre mit gegenseitiger Anteilnahme, mit Verstehen und Transparenz geschaffen wird. Während es für eine Einzelperson oder eine Familie oft schwierig ist, sich über die eigene Perspektive zu erheben und so ihre eigenen Schwierigkeiten zu erkennen und zu »behandeln«, gibt es in einer Gruppe von Familien eine Vielzahl von differenzierten Außenperspektiven. Ziel der Arbeit ist es, dass die einzelne Familie und ihre Mitglieder die Potenz der Gruppe als eine Chance für sich selbst erleben. Diese aktive Einbeziehung der Familie bei der Wahrnehmung des gleichen Problems bei ihrem Gegenüber stärkt auch das eigene Selbstwertgefühl. Das macht Familien offener für die Wahrnehmung und Veränderung derselben Schwierigkeiten bei sich selbst.

Die Entwicklung der Multifamilientherapie

Die Praxis der simultanen Arbeit mit mehreren Familien entwickelte sich in den Vereinigten Staaten, wo in den 1940er und 1950er Jahren verschiedene Teams die Großgruppenarbeit mit chronisch psychotischen Patienten und deren Angehörigen ausprobierten (Ross 1948; Kahn a. Prestwood 1954; Abrahams a. Varon 1953). Unterschiedliche Ideen und Formate wurden benutzt – einschließlich Psychodrama wie auch Paartherapie in Gruppensettings (Boas 1962; Gottlieb a. Pattison 1966). Allerdings wird Peter Laqueur meist als der »Vater« der Multifamilientherapie bezeichnet. Er arbeitete in den 1950er Jahren in New York mit schizophrenen Patienten und begann, die Angehörigen direkt in den Heilungsprozess miteinzubeziehen (Laqueur 1969, 1972, 1973, 1976; Laqueur et al. 1964). Es zeigte sich, dass gruppentherapeutische Wirkfaktoren, wie gemeinsamer Erfahrungsaustausch, gegenseitige Unterstützung, konstruktive Kritik und Modell-Lernen, bei der Begegnung von verschiedenen Familien mit ähnlichen Störungen hilfreich sein können. Angehörige, die spezifische Schwierigkeiten mit ihren psychotischen Familienmitgliedern hatten, erfuhren, dass es fast identische Probleme auch anderswo gab. Sie lernten, dass sie sich gegenseitig dabei helfen konnten, Erfahrungen auszutauschen, neue Lösungen zu finden und sich hilfreiches Feedback zu geben. Laqueurs positive Ergebnisse inspirierten andere Kliniker in den USA. Innerhalb von wenigen Jahren entwickelten Erwachsenenpsychiater und -psychologen verschiedene Modelle, wie man Patienten mit Schizophrenie und anderen Psychosen im Kontext gemeinsam mit mehreren Familien helfen kann (Detre et al. 1961; McFarlane 1982; Anderson 1983). Aber auch in anderen Kontinenten, etwa in Europa und Südamerika, fand dieser Ansatz Interesse, wie z. B. in Frankreich (Benoit et al. 1980), Belgien (Igodt 1983) und der Schweiz (Salem et al. 1985). In Argentinien experimentierte Badaracco (2000) schon in den 1960er Jahren mit einem psychoanalytisch inspirierten multifamilientherapeutischen Ansatz bei institutionalisierten chronisch psychotischen Patienten. Andere Teams adaptierten die sich entwickelnden Methoden und Techniken der Multifamilientherapie und benutzten diese bei der Arbeit mit verschiedenen Krankheitsbildern und Störungen (Leichter a. Shulman 1974; Hardcastle 1977; Strelnick 1977; Benningfeld 1978; Frager 1978; O'Shea a. Phelps 1985). In den letzten zwei Jahrzehnten hat die Multifamilientherapie im Erwachsenenbereich sehr an Popularität gewonnen, z. B. bei der Arbeit mit Patienten mit schweren depressiven Erkrankungen (Anderson et al. 1986; Keitner et al. 2002; Fristad et al. 2003; Lemmens et al. 2007), mit bipolaren Krankheitsbildern (Brennan 1995; Moltz a. Newmark 2002), Zwangstörungen (Barrett et al. 2005); bei Drogen- und Alkoholabhängigkeit (Kaufman a. Kaufman 1979), bei Borderline-Persönlichkeitsstörungen (Berkowitz a. Gunderson 2002) und Bulimie (Wooley a. Lewis 1987), bei der Huntington-Chorea (Murburg et al. 1988) und anderen Formen von chronischen organischen Erkrankungen (Gonzalez et al. 1989) wie auch bei chronischen Schmerzzuständen (Lemmens et al. 2005). Bei

Kindern und Jugendlichen gibt es ebenfalls schon seit Jahrzehnten erfolgreiche Anwendungsgebiete, nicht nur im klinischen, sondern auch im schulischen Bereich und in Jugendfürsorgeeinrichtungen. So ist die Multifamilientherapie auch effektiv bei verschiedenen Formen der Kindesmisshandlung und -vernachlässigung (Asen et al. 1989), bei Obdachlosen (Fraenkel 2006), Schul- und Lernstörungen (Dawson a. McHugh 1994; Retzlaff et al. 2008), Ess-Störungen (Dare a. Eisler 2000; Scholz a. Asen 2001; Colahan a. Robinson 2002; Scholz et al. 2003a; Asen a. Schmidt 2005), chronisch organisch erkrankten Kindern (Steinglass 1998; Wamboldt a. Levin 1995; Saayman et al. 2006) und dem weiten Spektrum von emotionalen und Verhaltensstörungen bei Kindern und Jugendlichen (Bach u. Scholz 1979; McKay et al. 2002). Es gibt weiterhin eine Anzahl von anderen Multifamilienprojekten mit Kindern und Jugendlichen, die verschiedene Krankheitsbilder oder Störungen präsentieren, wie das Asperger-Syndrom, ADHS, Psychosen, das Turner-Syndrom, »Schreikinder« und Gewaltfamilien (Asen 2002; Asen u. Scholz 2008).

In Großbritannien fasste die Multifamilientherapie in den 1970er Jahren vor allem im tagesklinischen Bereich Fuß. Das war zu einer Zeit, in der R. D. Laings »antipsychiatrische« Ideen (Laing 1960) noch auf fruchtbaren Boden fielen und die »Schuld« für Psychosen im Jugendalter oft der Familie zugeschoben wurde (Laing a. Esterson 1964). Die *Therapeutische Gemeinschaft* (Jones 1968) war damals ein anderer wichtiger Einfluss, und psychisches Leiden und psychiatrische Probleme wurden oft im sozialen Kontext gesehen und verstanden. Dazu kam noch das erwachende Interesse an Salvador Minuchins Arbeit mit unterprivilegierten und marginalisierten Familien, den Familien aus den Slums (Minuchin et al. 1967; Minuchin et al. 2000), und sein Interesse an der Arbeit des Marlborough Family Service London, wo er zweimal vor nun schon fast 30 Jahren mitarbeitete. Es war diese Arbeit mit sogenannten »Multiproblemfamilien«, die den damaligen Direktor des Marlborough Family Service, Alan Cooklin, dazu veranlasste, 1976 eine therapeutische Gemeinschaft für solche Familien ins Leben zu rufen, die »Family Day Unit« (Familientagesklinik) (Asen et al. 1982; Cooklin et al. 1983; Asen 1992). In den letzten drei Jahrzehnten hat diese Einrichtung viele Veränderungen durchgemacht und ist zu einem international anerkannten Modell geworden (s. Kap. 4). Damals handelte es sich jedoch um ein außergewöhnliches, wenn nicht sogar riskantes Experiment. Das Projekt war an einer psychiatrischen Tagesklinik in Zentral-London angesiedelt, dem Marlborough Day Hospital, das allerdings schnell in »Marlborough Family Service« (»Marlborough Familiendienst«) umgetauft wurde, vor allem, um von traditionellen Krankheitsdefinitionen wegzukommen. Es ist diese Einrichtung, an der vor allem die Multifamilienprojekte und -ansätze entstanden sind, die sich erst in England und dann auch in anderen europäischen Ländern und auf anderen Kontinenten entwickelt haben. Von diesen Projekten, die vom »Marlborough-Modell« (Asen et al. 2001) inspiriert wurden, soll in diesem Buch in erster Linie die Rede sein.

Auch in Ostdeutschland gab es in den 1970er Jahren in der Kinder- und Jugendpsychiatrie und -psychotherapie Bestrebungen, die stationäre kindzentrierte Therapie mit Elterngruppen zu kombinieren. Tuchscheerer in Uchtspringe/Altmark und Scholz in Leipzig flankierten die Behandlung von Kindern und Jugendlichen mit regelmäßigen Elterngruppen. Tuchscheerer arbeitete mit pädagogischen (Informations-)Gruppen und psychodynamischen Gruppen mit neoanalytischer Orientierung (Ebersbach et al. 2011), Scholz begann damals schon die störungspezifische Kompetenz der Eltern, die familiären Bindungen und die Sensibiliät zwischen Eltern und Kindern über Rollenspiele und Videofeedback mit zunehmender Einbeziehung der Kinder zu verbessern. Kombiniert wurden diese Gruppen mit Einzelfamilientherapien (Bach u. Scholz 1979; Scholz u. Israel 2011).

Prinzipien der Multifamilientherapie

Theorie und Techniken der Multifamilientherapie basieren hauptsächlich auf systemischen Prinzipien, die durch tiefenpsychologische Elemente ergänzt werden. Zusätzlich ermöglicht die therapeutische Arbeit in einer Mehrfamiliengruppe die Nutzung spezifischer gruppentherapeutischer Wirkfaktoren (Yalom 2007; Coughlin a. Wimberger 1968; Behr 1996; Tschuschke 2001), wie z. B. gegenseitige Unterstützung, konstruktive Kritik, Modell-Lernen, Rollenspiel und Feedback. Die Kraft der Gruppenarbeit wird auch weiter durch allgemeine Wirkfaktoren gestärkt (Revenstorf 1992), z. B. die Erkenntnis, dass Leid keine isolierte Erfahrung ist und auch andere Menschen davon betroffen sind. Die Hoffnung auf Veränderungsmöglichkeiten ist ein anderer Faktor, der in der Gruppenarbeit eine wichtige Rolle spielt. Es ist möglich, die multiplen Interaktionen und Prozesse, die sich gleichzeitig und oft überschneidend während der Gruppenarbeit abspielen, auf fünf verschiedenen Ebenen zu beschreiben (Cassano 1989): innerhalb der einzelnen Familien (intrafamiliär); zwischen den Familien (interfamiliär); zwischen den Therapeuten und den einzelnen Familienmitgliedern (Therapeut – Klient); in der gesamtem Gruppe, die Therapeuten und Familien einschließt (Intra-Gruppe) und zwischen der gesamten Gruppe und dem weiteren Kontext (Extra-Gruppe). Bei der MFT führt die Anwesenheit verschiedener Familien mit ähnlichen Störungen, Schwierigkeiten oder Krankheitsbildern dazu, dass man sich gegenseitig dabei hilft, neue Lösungen zu finden, Ideen auszutauschen und Feedback innerhalb der Gruppe anzubieten. Für diese Familien ist es eine neue Erfahrung, mit anderen Familien, die meist ähnliche Schwierigkeiten haben, zusammen zu sein. Das hilft, eine erlebte soziale Isolation und eine Stigmatisierung, sei sie nun vorhanden oder nur empfunden, zu reduzieren. Familien sind weniger defensiv, da sie – wie sie oft sagen – »alle im gleichen Boot sitzen«. Das führt zu mehr Offenheit und Selbstreflexion und eröffnet damit bessere Möglichkeiten für Veränderungen. Kontakte werden schnell geknüpft, und es kommt eine »wohlwollende Neugierde« (Cecchin 1987) in Bezug auf andere Familien und deren Leiden und Lösungsversuche auf. Man beginnt, sich gegenseitig zu beobachten und zu kommentieren, z. B. was man an anderen »gut« und »nicht so gut« findet. Da sich Familien in anderen Familien sozusagen »gespiegelt« sehen, lassen sich Reflexionen über andere mit Selbstreflexionen kombinieren. Das hilft, neue Perspektiven zu entwickeln vor allem, weil auch gegenseitige Kommentare, einschließlich Kritiken, von den Familien und ihren Mitgliedern oft besser gehört und verstanden werden, als wenn sie von Therapeuten geäußert würden (Asen 2005).

Multifamilienarbeit kann man sowohl in geschlossenen wie auch in halboffenen Gruppen durchführen. Es ist möglich, dass alle Familien zur gleichen Zeit starten und die Arbeit zusammen beenden. In halboffenen Gruppen wird mit Familien gearbeitet, die sich in den unterschiedlichsten Stufen des therapeutischen Prozesses befinden. So können die schon »erfahreneren« den »neuen« Familien Mut machen und sie unterstützen, die Selbsthilfekräfte und Ressourcen der Familien zu fördern. Selbst kleine Erfolge können sichtbar gemacht werden, oft durch Einsatz von Videofeedback. Familien erleben sich so im »Playback« und auch in Zeitlupe, und sie »begutachten« sich selbst aus einer Metaperspektive.

Bei der Multifamilientherapie sind Familien direkt in den Prozess ihrer eigenen Veränderungen im Laufe der Gesundung eingebunden: Die Therapeuten entwickeln sich situativ zu »Kopiloten«, die sich an die Peripherie des therapeutischen Geschehens auf einen »Rücksitz« begeben können (Asen 2006). Die meisten Familien lassen sich schnell von dieser Art der Familienarbeit überzeugen und sind somit die besten »Botschafter« dieses Modells, dessen Potenzial sie anderen »neuen« und meist skeptischen Familien bestens erklären können. In der Praxis ist es oft so, dass eine MFT Gruppe »geschlossen« anfängt, aber bei frei werdenden Plätzen neue Familien eingebunden werden können.

Die MFT vereint die Vorteile einer Einzelfamilientherapie mit den Besonderheiten einer Gruppentherapie. Zudem wird der spezifischen Situation, in der sich Eltern mit einem psychisch kranken Kind, mit einem Problemkind befinden, in besonderer Weise Rechnung getragen (Scholz 2000). Im Folgenden sind die Beweggründe, die zur Multifamilientherapie geführt haben, kurz aufgelistet:

Argumente für die Multifamilientherapie

- Förderung von Solidarität:
  »Wir sitzen alle im gleichen Boot.«
- Stigmatisierung und schambedingte Isolation überwinden:
  »Wir sind ja nicht die Einzigen.«
- Anregung zu neuen Sichtweisen und Perspektiven:
  »Ich sehe sehr genau beim anderen Dinge, für die ich bei mir selbst blind bin.«
- Voneinander lernen:
  »Wie die anderen das machen, find ich gut.«
- Sich in anderen »gespiegelt« sehen:
  »Wir sind wie ihr.«
- Positive Nutzung des Gruppendrucks:
  »Ich kann hier nicht kneifen.«
- Gegenseitige Unterstützung und Rückmeldung:
  »Toll, wie ihr das macht – und wie seht ihr uns?«

- Kompetenzen entdecken/erweitern:
  »Ich kann doch mehr, als ich dachte, ich bin doch gar nicht so hilflos.«
- Mit »Pflegefamilien« und Surrogaten experimentieren:
  »Ich kann mit anderen Kindern ganz gut – und wie deine Eltern mit meinem Kind umgehen, ist klasse.«
- Erleben intensivieren:
  »Hier brodelt es, es tut sich was.«
- Hoffnung wecken:
  »Licht am Ende des Tunnels, auch für uns.«
- Neue Verhaltens-/Erziehungsmuster im »Schonraum« üben:
  »Ich kann hier was ausprobieren, auch wenn es mal schiefgeht.«
- Selbstreflexion stärken:
  »Ich sehe mich hier genauer und anders.«
- Offenheit durch »öffentlichen« Austausch schaffen:
  »Niemand verteufelt mich, ich kann mich öffnen.«

MFT-Settings und die Integration in bestehende Behandlungsformen

Multifamilientherapie lässt sich ambulant durchführen, meist mit einer 2–4-stündigen Sitzung oder ganztägig, ein- bis zweimal wöchentlich oder mit bis zu einer Sitzung alle 2–4 Wochen. MFT kann auch tagesklinisch und stationär ganztägig durchgeführt werden. In Familientageskliniken kommen Familien für 6–8 Stunden tageweise über mehrere Wochen zusammen. Wenn Familien stationär aufgenommen werden, sind sie bis auf Wochenendbeurlaubungen immer zusammen. Viele Einrichtungen integrieren auch die MFT stundenweise oder ganztägig in bestehende kindzentrierte tagesklinische oder stationäre Behandlungs- bzw. Betreuungsformen. Multifamilientherapie als Setting besteht nicht nur aus systemischer Interaktionsarbeit im Familiengruppenkontext, sondern es fließen auch andere, mehr traditionelle Therapieformen ein, wie systemische Einzelfamilientherapie und methodenübergreifende Individualtherapie. Bei ganztägiger MFT-Arbeit gibt es die Möglichkeit, aus dem Augenblick heraus mit einem Familienmitglied einzeln zu sprechen und auch Interventionen mit Paaren und Einzelfamilien in besonderen Situationen durchzuführen. So ist MFT nicht nur eine Form der systemischen Therapie, sondern auch ein Kontext, in dem multimodale therapeutische Arbeit erfolgen kann.

Multifamilientherapie ist eine Herausforderung, nicht nur für Familien, sondern auch für das Personal, und sie erfordert viel Engagement von allen. Wenn die Arbeit gut strukturiert ist, mit genauen Zeitplänen und häufigen Übergängen von einer Aktivität und einem Kontext zum anderen, dann führt das dazu, dass die Familienmitglieder – und die Therapeuten – innerhalb ganz kurzer Zeiträume ständig ihre Rollen und Aufgaben ändern müssen. Das erzeugt eine Art »Treibhauseffekt«, durch den alle Teilnehmer häufig ihre verschiedenen Standpunkte verändern. So finden Familien neue Sichtweisen in Bezug auf ihre Probleme und Beziehungen, was konkrete problemspezifische Veränderungen erst ermöglicht.

Arbeit mit multikulturellen Gruppen

Wenn Familien aus verschiedenen Kulturen oder sozialen Schichten in einem Mehrfamilienkontext zusammenkommen, kann das oft Ängste vor dem »Anderen« und damit verbundene Vorurteile wachrufen. Eine andere Hautfarbe, andere Sprache, andere Gestik, andere Werte und Vorstellungen, andere Essgewohnheiten, andere Gerüche – all das mag Befürchtungen oder Skepsis, Distanz bis zur Ablehnung erzeugen. Wenn obendrein ein oder mehrere Dolmetscher eingesetzt werden müssen, dann verlangsamt sich dazu auch noch der Gruppenprozess, was zu weiterer Unruhe und Ungeduld führen kann. Das könnte bei Therapeuten Überlegungen auslösen, ob es wirklich möglich ist, in Gruppenkontexten mit Familien zu arbeiten, die der deutschen Sprache nicht mächtig sind, da das schwierige Gruppendynamiken mit sich bringen kann. Allerdings hat interkulturelle Arbeit auch ein Riesenpotenzial, sich mit dem »Anderen« auseinanderzusetzen und dem »Fremden« gegenüber Respekt und Wertschätzung zu finden. Wenn Familien anfangen, zusammen zu kochen und eine multikulturelle Mahlzeit zusammenstellen, und sich beim Kochen Geschichten aus ihren Heimatländern erzählen, dann kommt es meist früher oder später zu einem Gefühlsaustausch, der von allen Beteiligten als bereichernd erlebt wird. So kann Multifamilienarbeit fast nebenbei zu einem antirassistischen Training werden, Vorurteile abbauen und zu einem gesunden und vorbehaltlosen Interesse an anderen Kulturen und Werten führen (Asen 2007).

2. Die Therapeuten

Paradigmenwechsel in der Therapeutenrolle

Die Mehrzahl der Multifamilienprojekte entsteht in Settings wie in Jugendämtern, Schulen oder Kliniken, die oft ein mehr traditionelles Rollenverständnis von »Helfern« haben. Dazu gehört, dass bei der therapeutischen Arbeit mit Kindern und Jugendlichen die elterliche Verantwortung für das Kind an das Personal delegiert wird. Sozialarbeiter, Ärzte, Psychiater, Psychologen, Lehrer, Krankenschwestern, Pfleger, Erzieher und Therapeuten werden zu zeitweiligen Ersatzeltern – vor allem, wenn das Kind stationär oder tagesklinisch aufgenommen wird, ins Kinderheim oder in ein therapeutisches Wohnheim geschickt wird. Es ist unsere Erfahrung, dass Personal mit einer jahrelang erfolgreich praktizierten fürsorglich betreuenden Haltung es als besonders schwierig empfinden kann, die Eltern zu unterstützen, ohne dabei ungewollt oder unbewusst und in guter Absicht mit den Eltern um das Kind zu konkurrieren. Diese zutiefst menschliche, aktiv helfende, altruistisch karitative oder mütterliche/väterliche Haltung ist oft eine entscheidende Motivation, einen solchen Helferberuf zu ergreifen. Sie ist auch eine grundlegende Voraussetzung, ihn erfolgreich auszuüben. Dabei werden wir zu annehmenden, liebevollen, aber auch angemessen Grenzen setzenden Elternsurrogaten, was uns trotz der anstrengenden Arbeit durch unsere Grundhaltung letztlich mit tiefgehender Genugtuung erfüllt. Manche Einrichtungen nutzen den Umgang von Mitarbeitern mit dem Kind gezielt als Modell für die Eltern, die dazu direkt eingeladen werden. Der Paradigmenwechsel in der systemischen Therapie verlangt nun aber von uns Therapeuten, diese traditionelle Haltung aufzugeben, da ein wichtiger Grundsatz der MFT lautet: Die Verantwortung für das Kind bleibt stets bei den Eltern. Nicht die Therapeuten sind die »besseren Eltern«, sondern sie unterstützen die tatsächlichen Eltern, ihre Verantwortung unbedingt wahrzunehmen, trotz ihrer augenscheinlichen Scheuklappen, Eigenheiten und »Verrücktheiten« im Umgang mit ihren Kindern und mit sich selbst. Mit dem Grundsatz, dass die Verantwortung stets bei den Eltern bleibt, auch wenn die Therapeuten es besser wüssten und könnten, dürfen sie nicht die besseren Ersatzeltern sein, sondern müssen im Beisein der tatsächlichen Eltern ihnen die Verantwortung für ihr Kind übergeben. Eltern erwarten oder wünschen sogar oft – verstärkt durch die heutige allgemeine Konsumhaltung – zu Beginn der Therapie und in Krisensituationen vom Personal einen solchen Service oder wenigstens eine guten Rat (»Sie sind doch die Fachleute« – derartige Sprüche sind sehr verführerisch). Den Eltern die Verantwortung für ihr Kind abzunehmen bedeutet aber, mit ihnen potenziell zu konkurrieren und sie als Eltern zu entwerten, auch wenn es Therapeuten manchmal in den Fingern juckt, dem »armen« Kind etwas Gutes zu tun und es damit unbewusst vor seinen »unfähigen« Eltern zu schützen.

Der Paradigmenwechsel von einer kindzentrierten zu einer familienzentrierten Betreuung kann auch erschwert dadurch werden, dass für manche Eltern die zeitweilige Abgabe ihrer Sorgen an die Therapeuten zunächst eine Entlastung ist. Die Erwartungen der Eltern, die sich zu Beginn der Behandlung ihres Kindes Unterstützung durch die Therapeuten versprechen und hoffen, dass das Personal ihnen ihr schwieriges Kind doch wenigstens vorübergehend abnehmen oder ihnen wie eine »Super Nanny« zeigen könnte, wie man es mit ihm anders und besser machen könnte, laufen dem familienzentrierten Modell entgegen. In der systemischen Familienarbeit bleibt die Verantwortung von Anfang an bei den Eltern, obschon der Therapeut voll verantwortlich für die Therapie der Familie ist. Bei der Multifamilientherapie ist diese Grundsatzhaltung explizit. Wir sind überzeugt, dass Familien in einem qualifizierten MFT-Kontext sich gegenseitig helfen, wenn nicht sogar »therapieren« können. So ist es für traditionell kindzentriert arbeitende Kliniker über lange Strecken oft nicht leicht, die Verantwortung für das Kind während der MFT den Eltern zu übertragen, sich sozusagen auf den (therapeutischen) »Rücksitz« zu begeben. Der Therapeut hat sich deshalb stets zu fragen: »Was kann die Familie (die Gruppe) eigenverantwortlich übernehmen und was muss ich dafür tun? Was kann der Familie übertragen werden, was kann die Gruppe selbst regeln oder organisieren? Und was müssen wir als Therapeuten tun, damit die Eltern die Verantwortung für ihr Kind übernehmen oder die Gruppe aktiv und selbstständig arbeiten kann? Wann behindern wir durch unsere Aktivität und Fürsorge und unsere gewohnte Haltung diesen wichtigen Prozess?« Im Therapeutenteam kommt es immer wieder vor, dass einer diese Grundregel zeitweilig aus dem Auge verlieren kann, vor allem, wenn er aktiv und strukturierend tätig ist. Hier ist es die Aufgabe des nicht agierenden, beobachtenden Therapeuten, zu bremsen. Das könnte folgendermaßen geschehen:

> Variante 1: Einleitung eines offenen kurzen Austauschs zwischen den Therapeuten vor der Gruppe auf der Metaebene: »*Stopp! Kann ich mal kurz unterbrechen?* (An den agierenden Therapeuten gewandt:) *Ich glaube, du bist jetzt zu aktiv. Denkst du nicht auch, dass das die Familie (die Gruppe) selber übernehmen kann? …*« (kurzer Austausch zwischen den Therapeuten)

> Variante 2: mit ähnlichem Beginn, fortgeführt unter Einbeziehung der Gruppe: »*Was meinen die anderen? Sollen wir als Therapeuten das übernehmen oder Familie X selbst? Was würde der Familie mehr helfen? Was meinen Sie, Frau Y?*« (Eventuell über zirkuläres Fragen – siehe dort – noch weitere Gruppenmitglieder einbeziehen.)

Dieser Rollenwechsel fällt besonders schwer, wenn die MFT in bestehende kindzentrierte Therapie- und Betreuungskonzepte integriert wird. Viele Einrichtungen führen bei stationärer oder tagesklinischer Betreuung von Kindern und Jugendlichen ein- bis zweimal wöchentlich oder alle 14 Tage einen MFT-Nachmittag durch. Die Mitarbeiter sind dann z. B. in einer Tagesgruppe von Montag bis Mittwoch nachmittags für die Kinder voll verantwortlich. Um diesen Rollenwechsel für alle Beteiligten (Eltern, Kinder und Mitarbeiter) transparent zu machen, hat es sich bewährt, diese **Verantwortungsübergabe an die Eltern** zu Gruppenbeginn ritualisiert zu verdeutlichen.

> Mitarbeiterin: »*Frau Müller, ich hatte von Montag bis jetzt die Verantwortung für Ihren Jungen. Ich übergebe jetzt die Verantwortung für Ihren Max an Sie.*«
> Mutter: »*Max, ich bin jetzt für dich voll verantwortlich.*«

Das gleiche Ritual läuft umgekehrt am Ende der Gruppe ab (Mutter/Vater übergibt ihre/seine Verantwortung an die Mitarbeiterin, die Mitarbeiterin übernimmt, sprachlich ähnlich formuliert, die Verantwortung von der Mutter/dem Vater). Wenn diese Übergabe zur Routine geworden ist, reicht es, wenn einer der Gruppenleiter für alle

Mitarbeiter die Übergabe formuliert: »*Wir übergeben jetzt die Verantwortung an Sie.*« Und die Eltern antworten gemeinsam: »*Ja, wir sind jetzt für unsere Kinder verantwortlich.*«

Falls Eltern eventuell doch nicht die erforderliche Aufsicht walten lassen (z. B. in der Zigarettenpause), fällt es den Therapeuten viel leichter, sie mit einem freundlichen kurzen Hinweis daran zu erinnern. Falls dieses Ritual einmal vergessen wird, erinnern oft die Kinder selbst daran: »*Mama, du hast noch nicht die Verantwortung für mich.*«

Therapeutische Grundhaltung

Wie von allen psychotherapeutischen Schulen vertreten, haben natürlich auch MFT-Therapeuten eine akzeptierende, wertschätzende, wohlwollende und aufmerksame Grundhaltung jedem in der Gruppe gegenüber überzeugend zu vermitteln. Diese Haltung darf auf keinen Fall aufgesetzt und unecht sein.

Das gilt auch für schwierige Situationen, wenn Familien offensichtlich oder verdeckt ihren Kindern oder auch den Therapeuten eine ablehnende Haltung zeigen. Nur wenn Familien oder skeptische, schwierige, ablehnende oder opponierende Mitglieder nachhaltig spüren, dass wir uns nicht provozieren lassen oder verletzt und narzisstisch gekränkt fühlen, wenn wir in schwierigen Situationen mit dem in uns aufkommenden Ärger umzugehen wissen, werden wir solche Situationen beherrschen und von der Gruppe akzeptiert werden. Oft selbst verunsichert, sprachlos oder geschockt, aber gespannt und äußerst hellhörig verfolgen die anderen, wie wir uns verhalten. Die Gruppe achtet auf unsere sprachlichen Formulierungen und spürt die emotionale Intonation, sieht unsere Mimik und Gestik sehr genau, merkt, ob der andere Therapeut sprachlos und wie gelähmt dasitzt oder ob er seinen Kollegen unterstützen kann, dass die Situation entschärft wird. Wenn wir jedoch derartige Schwierigkeiten sicher und ohne spürbare Verletztheiten überstehen, steigt unser Ansehen als kompetente Gruppenleiter enorm.

Die Allozentriertheit (»alle beobachten«), ein Grundsatz systemischen Arbeitens, gilt selbstverständlich auch für MFT. Therapeuten sollten sich stets bemühen, niemanden aus dem Auge zu verlieren. Auf dieses »Scannen« wird später wiederholt eingegangen werden. Auch hier ist das Zusammenspiel der Therapeuten eine entscheidende Hilfe, diesem Grundsatz in großen Gruppen gerecht zu werden.

Das Zusammenspiel der Therapeuten

Die Vorbereitung der Therapieeinheiten im Vorfeld der Sitzungen ist entscheidend für ein reibungsloses Kooperieren in Anwesenheit der Gruppe. Beide Therapeuten planen gemeinsam die Sitzung, bereiten die Interventionen vor und spielen mögliche Schwierigkeiten oder kritische Situationen zusammen gedanklich durch. Sie haben sich entweder über die Verteilung der Rollen (s. u.) abgestimmt oder sich bewusst für eine offene und themengenerierende Gesprächsführung entschieden. Die Therapeuten sehen sich als Partner in gegenseitiger Ergänzung und nur in speziellen, abgestimmten Situationen als einen Hauptakteur und einen Assistenten. Sie wechseln sich in ihren Aktivitäten ab, übernehmen voneinander fließend den Staffelstab in der Gesprächsführung, sind aber beide immer präsent und aufmerksam gegenüber der Gruppe, den einzelnen Familien und den einzelnen Personen. Ihre Sitz- und Bewegungspositionen sind immer weit voneinander entfernt, um sich gegenseitig sehen und gegebenenfalls auch durch Blickkontakt Signale und Hinweise geben zu können. Die Familien empfinden die Verteilung der Therapeuten im Raum als angenehm und wenig »bedrohlich«. Die Therapeuten versuchen, sich so zu verhalten, so miteinander zu reden und sich so abzustimmen, wie es Eltern untereinander und im Umgang mit ihren Kindern tun könnten. Die Therapeuten verstehen sich als gleichberechtigte Partner, die miteinander wohlwollend und loyal, aber auch transparent und kritisch umgehen. Das Therapeutenteam kann in seinem Zusammenspiel verschiedene »Besetzungen« übernehmen. Während einer die Rolle des »guten, verständnisvollen und empathischen« Therapeuten übernimmt, kann sich der andere die Rolle des »querulatorischen Querdenkers« leisten, kritische, provokante oder unbequeme Denkpositionen zu äußern. Trotz einer grundsätzlichen gegenseitigen Loyalität ist es möglich, dass Therapeuten sich über ein Thema uneinig sind, ebenso wie Eltern sich nicht immer einig sind im Umgang mit ihrem Kind. Die Therapeuten sind sich allerdings »einig in ihrer Uneinigkeit«, d. h., sie gehen transparent mit ihren unterschiedlichen Positionen um, diskutieren mit Unterstützung der Gruppe und finden zu einem ausgehandelten Kompromiss. Dieses Zusammenspiel mitzuerleben, ist auch für die Kinder und Jugendlichen in der Gruppe hilfreich. Sie können so möglicherweise andere Konfliktlösungsstrategien kennenlernen als die, die derzeit in ihrer eigenen Familie überwiegen. Sie erleben sich eingebunden in die Diskussionen, ohne damit überfordert zu werden.

Die Therapeuten können ihr Zusammenspiel nur einüben, indem sie über einen längeren Zeitraum verlässlich zusammenarbeiten, sich gut kennenlernen, um ihre Stärken und Schwächen gewinnbringend für den Gruppenprozess nutzen zu können. Gegenseitige Verlässlichkeit und gegenseitige Verantwortung verhindern die gefährlichen Reibungsverluste, die in einem schlecht eingespielten Therapeutenteam immer auf Kosten der Gruppe gehen. Die Therapeuten sind schon aufgrund der Länge der Therapie-Einheiten, die mitunter 6 Stunden kontinuierliche therapeutische Präsenz vorsehen, sehr stark aufeinander angewiesen.

Abschließend soll darauf hingewiesen werden, dass es für die Familien, aber insbesondere für die Therapeuten selbst sehr wichtig ist, dass eine stabile und kontinuierliche personelle Besetzung gesichert ist.

Die Verantwortung der Therapeuten, ihre Beweglichkeit und das nonverbale Verhalten

Eine der wichtigsten Aufgaben der Therapeuten ist es, Familien untereinander und die Teilnehmer insgesamt ins Gespräch miteinander zu bringen, dass sie eine gemeinsame Sprache finden. Dazu dient eine Technik, die eine wesentliche Grundlage der MFT-Arbeit ist, um inter- und intrafamiliäre Verbindungen herzustellen, das »Verbinden«. Wie ein chemischer Katalysator bringen die Therapeuten Prozesse zwischen Familien in Gang, Interaktionen, die sonst nicht zustande kommen würden. Der Therapeut verweilt nicht nur bei einer Familie, sondern ist und bleibt in Bewegung und nimmt sich sofort zurück, sobald interfamiliäre Verbindungen geschaffen sind, um die sich entwickelnden Interaktionen nicht zu stören. Mit nonverbalen Gesten, wie z. B. bewusstem Wegschauen, oder mit einem Platzwechsel signalisiert der Therapeut, dass er sich aus dem heraushält, was zwischen zwei Familien vor sich geht. Deshalb fixiert der Therapeut nicht eine bestimmte Person oder Familie, sondern seine Augen wandern (wie bei einem Scanner) zwischen den Teilnehmern der Großgruppe. Auf diese Weise demonstriert der Therapeut auch sein Interesse am Gesamtgeschehen und begibt sich in eine Art Metaposition, die es ihm erlaubt, aus der Distanz zu beobachten, was sich in und zwischen den Familien ereignet. Eine solche Distanz hat den Effekt, dass die Gruppe aktiviert wird und, mehr und mehr auf sich selbst gestellt, losgelöst vom Therapeuten arbeitet. Er kann in dieser Position in Ruhe schwierige Interaktionen beobachten oder auch identifizieren, dann über mögliche Interventionen reflektieren und, falls nötig, gezielt eingreifen. Das unentwegte »Wandern« der Augen kann auch körperlich unterstützt werden. So kann der Therapeut zwischen den Familien »wandern«, sich einer Familie und einem bestimmten Mitglied nähern, um Feedback bezüglich einer Beobachtung zu geben. Dies könnte z. B. so aussehen:

> *»Herr Meier, ich habe bemerkt, dass, wenn Ihr Sohn mit der kleinen Mary aus der Krause-Familie Kontakt aufnimmt, Sie das unterbinden ... Sehe ich das falsch? Nein? Es wäre mal interessant zu verstehen, warum Sie das machen ... Wahrscheinlich haben Sie Ihre guten Gründe ... Vielleicht könnten Sie sich mal mit Frau Krause darüber austauschen.«* (Siehe auch das 5-Schritte-Modell)

Unsere Erfahrung zeigt: Wenn einzelne Familien oder deren Mitglieder gerade durch einen Therapeuten angeregt wurden, wollen sie dann oft den Therapeuten weiter in ein Gespräch verwickeln, statt sich mit anderen Teilnehmern auszutauschen. Der Therapeut nimmt dieses »Angebot« nicht an, sondern ermutigt die Betroffenen, direkt miteinander zu kommunizieren *(»Frau Schmidt, sagen Sie bitte das Gleiche Ihrer Tochter noch mal, aber direkt«)*. Dabei hilft es, wenn der Therapeut »stuhllos« arbeitet, also stehend oder knieend. Auf diese Weise macht er klar, dass er nur kurz »da« sein wird und es nicht zu einer »Sitzung« kommt. So wechselt die Therapeutenposition zwischen Nähe und Distanz. Häufig ist die Arbeit ohne Stuhl, wenn der Therapeut seine sitzende, ihn bindende Position verlässt und sich im Raum bewegt, viel effektiver, als am Stuhl »kleben« zu bleiben. Aufzustehen, um sich zu bewegen, um zwischen den Familien zu wandern, sie zu umkreisen, sich zu einer Familie zu setzen oder vor einen Teilnehmer zu hocken oder sich kurzzeitig vor jemanden zu knien, kann die Distanz vermindern und das übliche Gefälle vom Therapeuten zu den Teilnehmern verändern. Das schafft auf unkonventionelle Weise einen anderen Kontext, in dem ein kurzes, sehr persönliches Einzelgespräch im Beisein der Gruppe möglich ist. Diese Beweglichkeit ist unverzichtbar für MFT-Therapeuten. Der Therapeut kann damit innerhalb, aber auch schnell außerhalb der Interaktion sein. Er demonstriert wechselnd Distanz und Nähe, ähnlich wie bei einem bewegten Tanz (Stevens et al. 1983). Manchmal kann er sogar den Raum verlassen und somit den Familien die Botschaft geben, dass sie »ihr eigenes Ding drehen« können. Allerdings ist dies nur möglich, wenn die Therpeuten selbst fest an die Eigenressourcen der Familien glauben und ihre Präsenz nicht immer für notwendig für das Gelingen einer Gruppe halten.

Die Multifamilientherapie beinhaltet viel Bewegung und erstrebt die Schaffung von multiplen Kontexten und Sichtweisen. Um das zu erreichen, sind Therapeuten anfangs sehr aktiv – mit dem Ziel, die Familien zur Eigenaktivität zu bewegen. Während zu Beginn der MFT »hands on« (»Handanlegen«, aktiv sein) wichtig ist, sollten Therapeuten mit der Zeit den Mut haben, die »hands off«- (»Hände-weg«-) Position einzunehmen.

Zu Beginn der Arbeit mit einer Gruppe sind die Therapeuten die »Macher«. Sie schaffen den Kontext und eine Atmosphäre für ein gemeinsames Arbeiten. Sie wärmen an und nehmen die anfängliche Angst vor der ungewohnten Situation, vor den unbekannten anderen Familien und vor uns, den Therapeuten. Sie knüpfen die ersten Verbindungen und übergeben den Eltern die Verantwortung für ihre Kinder. Sie entscheiden auch, ob eingebrachte »heiße« Themen zu diesem Zeitpunkt bearbeitet werden, ob die Gruppe dafür schon »reif« ist oder überfordert wäre, ob das Thema später bearbeitet werden sollte.

> Therapeut: »*Herr Martinius, ich danke Ihnen, dass Sie das eingebracht haben. Ich glaube aber, wir sind noch nicht so weit, dieses Thema schon jetzt zu bearbeiten. Bitte erinnern Sie uns in einer der kommenden Sitzungen, dass wir es dann wieder aufgreifen.*«

Die Therapeuten sollten stets den Überblick über das Gruppengeschehen behalten und sich nicht von schwierigen Teilnehmern (»Alphatieren«, unsicheren querulatorischen Besserwissern u. Ä.) »das Heft aus der Hand nehmen lassen«.

> Therapeut: »*Herr Müller, ich freue mich* über *Ihre Aktivität heute.* (an die Gruppe gewandt) *Herr Müller ist der Ansicht, dass … Ich bin aber sicher, dass es hier noch andere Meinungen gibt. Frau Schulze, was sind Ihre Erfahrungen damit? Ich würde mich freuen, auch Ihre*

Meinung hier zu hören.« (Äußerung aufgreifen und weiter zirkulieren, siehe unten)

In solchen Situationen ist ein »**Blitzlicht**« hilfreich, in dem kurz auf der Metaebene entweder unter Einbeziehung der Gruppe oder zwischen den Therapeuten die Situation und das weitere Vorgehen offen besprochen werden kann. In kritischen Situationen können die Therapeuten auch ganz offen der Gruppe erklären, dass sie eine kurze Auszeit brauchen. Sie können z. B. sagen: »*Wir brauchen im Augenblick eine kurze Pause, um zu überlegen, wie wir jetzt weitermachen. Wir sind in 2 (2 ½) Minuten wieder da.*« Diese Transparenz ist besser, als kritische Situationen mit einer scheinbaren Gelassenheit zu überspielen und dann unglaubhaft zu werden. Zudem hat ein solches Verhalten Modellcharakter für alle.

Die **Flexibilität** der Therapeuten wird somit sichtbar im wechselnden Aktivitätsniveau, im Umgang mit Distanz und Nähe, im Aktivieren, Anwärmen, Fokussieren oder darin, dass sie sich zurückziehen und der Gruppe ganz die Verantwortung übergeben. Mit wechselndem Aktivitätsniveau ist also das sprachliche und das körperliche Verhalten gemeint.

Es soll noch einmal betont werden, dass MFT-Therapeuten nicht nur mit Augen und Körper beweglich, sondern auch in ihren konzeptuellen Positionen flexibel sein sollten. Anfangs ist der Therapeut meist sehr zentral und aktiv lenkend, und zu diesem Zeitpunkt liegt die Verantwortung für den therapeutischen Kontext allein beim Therapeuten – er ist der »**Kontextmacher**«. Es ist seine Aufgabe, ein Setting mit einem angenehmen Klima zu schaffen, um eine gute therapeutische Allianz aufzubauen.

Der **Paradigmenwechsel** ist eine wichtige Grundlage aller systemischen Therapieansätze überhaupt. Damit internalisieren MFT-Therapeuten eine Haltung, die den Familien die Verantwortung für ihr Kind auch während der MFT belässt. Ziel ist, alle Teilnehmer, alle Familien so schnell wie möglich anzuwärmen, zu verbinden, zum Austausch anzuregen, damit sie miteinander eine Sprache finden und zu gemeinsamer Arbeit kommen. Das kann nur in einer gegenseitig akzeptierenden wohlwollenden Weise geschehen, in der die Familien auch bereit sind, sich zu öffnen, ohne dass in ihnen Widerstand und

Abwehr aufkommen. Das erfordert anfangs von den Therapeuten ein qualifiziertes Vorgehen, wobei sie stets alle im Auge behalten sollten. Alle müssen sich angesprochen und mitgenommen fühlen. Außenseiter und zurückhaltende Menschen müssen ebenso involviert werden, wie dominierende »Alphas« behutsam zu bremsen sind. Das ist keine leichte Aufgabe und erfordert von den Therapeuten ein sehr aktiv strukturierendes, immer wieder anwärmend anregendes Vorgehen, gepaart mit Umsicht, Flexibilität und Feinfühligkeit. Das gelingt am besten, wenn beide Therapeuten gut zusammenspielen. Der momentan nicht aktive Therapeut verfolgt sehr genau diesen werdenden Prozess und beobachtet alle Gruppenmitglieder und seinen agierenden Kollegen. Keinesfalls sollte er zu passiv und zu zurückhaltend sein, sondern seinen Kollegen unterstützen, ergänzen, aber auch bremsen und falls nötig angemessen korrigieren, statt ihm zuzusehen, wie er sich verfranst und den Faden verliert. Das Prinzip »vier Augen sehen mehr als zwei« gilt besonders in der MFT, wenn man mit 15 bis 25 Menschen unterschiedlichen Alters arbeitet. Ein gutes Zusammenspiel, das Grenzen und Funktionen zwischen beiden verwischen lässt, ist segensreich für die gesamte Gruppe und kann nicht nur die schwere Anfangsarbeit zu einem befriedigenden Vergnügen für beide Therapeuten machen. Die damit entstehende angenehme Atmosphäre begünstigt die Offenheit und regt ein gesundes Neugierverhalten an, Voraussetzungen wiederum für die Entwicklung einer guten Gruppenkohäsion. Wenn dieser wichtige erste Schritt gelungen ist, sollte die Verantwortung zunehmend und wo immer möglich der Gruppe übertragen werden. Das geschieht auch, indem sich die Therapeuten zurückziehen und eine beobachtende »kreisende« Haltung übernehmen. Auch ist ein zeitweilig vollständiges Zurückziehen, indem die Therapeuten den Raum verlassen, wenn die Gruppe beginnt, selbstständig zu arbeiten, ein Signal für ein Vertrauen, dass sie als Gruppe wirklich eigenverantwortlich arbeiten können. Mit diesem durch das Verhalten der Therapeuten initiierten Prozess wird das Prinzip der Eigenverantwortung des Einzelnen, der Eltern, der Familie, der Gruppe entscheidend unterstützt. Diese besondere Vorgehensweise in der Führung von Multifamilientherapien ist deshalb ein wichtiger Aspekt in der Weiterbildung und bei Supervisionen.

Therapeutenpositionen

Die Zurückhaltung der Therapeuten zeigt sich zu Beginn der MFT noch nicht so ausgeprägt, da sie am Anfang sehr aktiv sein müssen. Auch später, wenn es MFT-Übungen zu initiieren gilt, sind sie die Macher mit der alleinigen Verantwortung, um den therapeutischen Kontext herzustellen und die Motoren anzuwerfen, mit denen in der Gruppe ganz unterschiedliche Gangarten und Drehzahlen erreicht werden können. Die folgende Darstellung der Therapeutenpositionen soll gleichzeitig die notwendige Flexibilität und das sehr unterschiedliche Aktivitätsniveau veranschaulichen.

MFT-Therapeuten nehmen verschiedene Positionen ein, die dann spezifische Aktivitäten und Interventionen ermöglichen. Obschon die skizzierten Therapeutenpositionen und -aktivitäten nummeriert sind, sollte das nicht als starre Vorgabe und Sequenz verstanden werden, sondern sie sollten flexibel angewandt und je nach Gruppenverlauf gewechselt werden können. Wir haben zur Beschreibung weitestgehend bildhafte Begriffe gewählt, um diese Positionen in der täglichen Arbeit möglichst schnell und verständlich handhaben zu können.

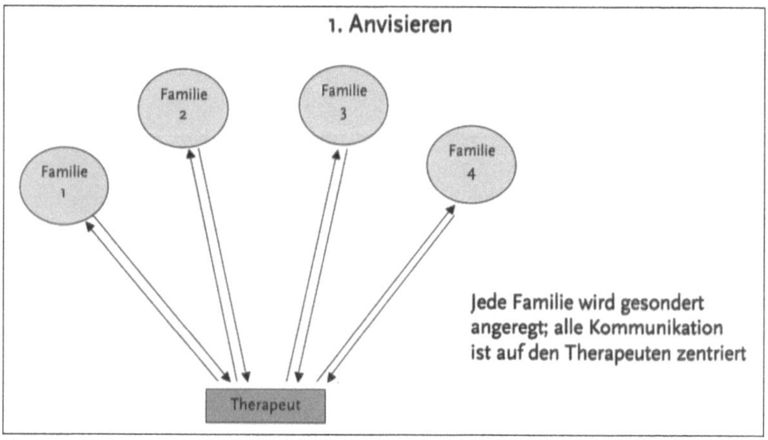

Abb. 1: Kontakt aufnehmen (anvisieren)

Oft beginnt eine MFT-Gruppe damit – vor allem in den Anfangsphasen –, dass der Therapeut im Kreis mit jeder anwesenden Familie direkt Kontakt aufnimmt (»Anvisieren«) und Aufgaben und Themen erarbeitet:

»Wie wollen Sie, Familie Meier, den heutigen Tag und die Gruppe hier dazu nutzen, die Probleme und Schwierigkeiten anzusprechen und zu bearbeiten, die dazu geführt haben, dass Sie in unsere Einrichtung gekommen sind?« Oder: »Alle hier scheinen Interesse daran zu haben, darüber zu sprechen, wie man mit Eifersucht umgeht. Was denken Sie darüber, Familie Bolle? Und Sie, Familie Leicht?«

Typischerweise antworten dann einzelne Familienmitglieder direkt dem Therapeuten und schauen ihn dabei auch an. Der Kommunikationsfluss ist also anfangs vom Therapeuten zur Familie, zurück zum Therapeuten und dann wieder zurück zur Familie. Man könnte das als eine Art »Einzelfamiliensitzung in Gegenwart von anderen Familien« bezeichnen (Abb. 1).

Der Therapeut überlegt sich dann, wie er eine andere Familie in die Diskussion einbinden kann:

»So sieht das also bei der Familie Meier aus, ist das auch bei Ihnen so ähnlich oder ist das ganz anders – was meinen Sie, Frau Müller?«

Langsam und allmählich versucht der Therapeut, diese beiden Familien miteinander ins Gespräch zu bringen (»Interaktion anregen«, Abb. 2), mit Techniken wie:

»Vielleicht können Sie das, was Sie mir sagen, auch direkt der Frau Meier sagen. Und Sie, Frau Meier, sagen Sie es doch direkt Herrn Müller!«

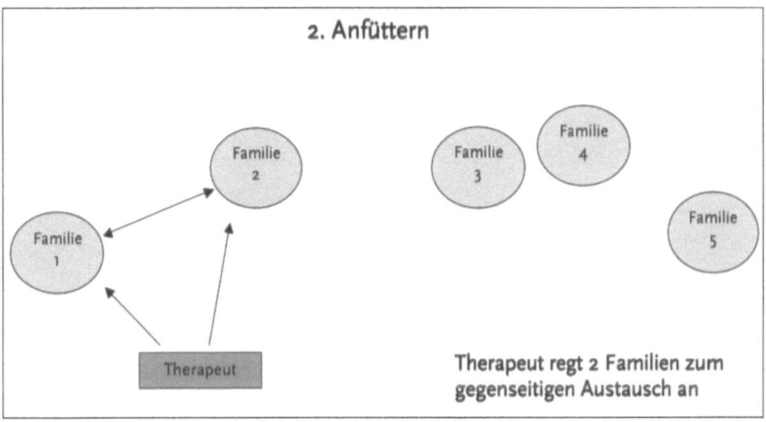

Abb. 2: Interaktion anregen (anfüttern)

Stimuliert der Therapeut zur Interaktion, ist er weiterhin in einer zentralen Position und regt die Familien aktiv an, sich miteinander auszutauschen. Allerdings versucht er dadurch, dass er nicht direkt auf die an ihn gestellten Fragen seitens der Familien antwortet, zu dezentralisieren:

> *»Ich weiß, Sie haben mich gefragt, was ich dazu denke, aber mich würde viel mehr interessieren, was meinen Sie dazu, Herr Meier? Ist Ihre Situation nicht ziemlich ähnlich?«*

Dieser Prozess wird unterstützt, wenn der Therapeut die Interaktionen zwischen den Mitgliedern der Familien Meier und Müller weiter intensiviert und eventuell auch moderiert (»Interaktion intensivieren«, Abb. 3):

> *»Sprechen Sie jetzt miteinander, ignorieren Sie mich bitte. Denken Sie einfach, ich wäre gar nicht hier.«*

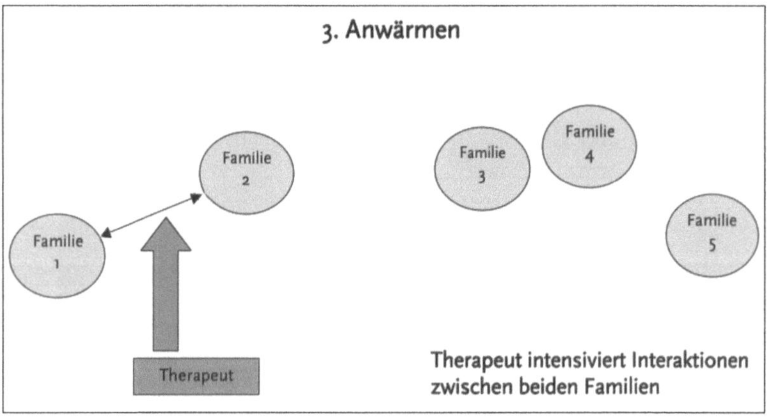

Abb. 3: Interaktion intensivieren und moderieren (anwärmen)

Wenn das Gespräch zwischen den beiden Familien in Gang gekommen ist, kann er sich den anderen Familien zuwenden:

> *»Unterhalten Sie sich bitte weiter. Ich komme später wieder zu Ihnen. In der Zwischenzeit werde ich mich um die anderen Familien kümmern (mit den anderen Familien sprechen).«*

Die sich entwickelnden Gespräche zwischen den beiden Familien erlauben dem Therapeuten, sich loszulösen und das »Feld« zu verlassen

(»Zurückziehen«, Abb. 4) und sich auf andere Familien zu konzentrieren, um dort einen ähnlichen Prozess zu starten:

> *»Und wie ist es bei Ihnen, Familie Schulze …?«*

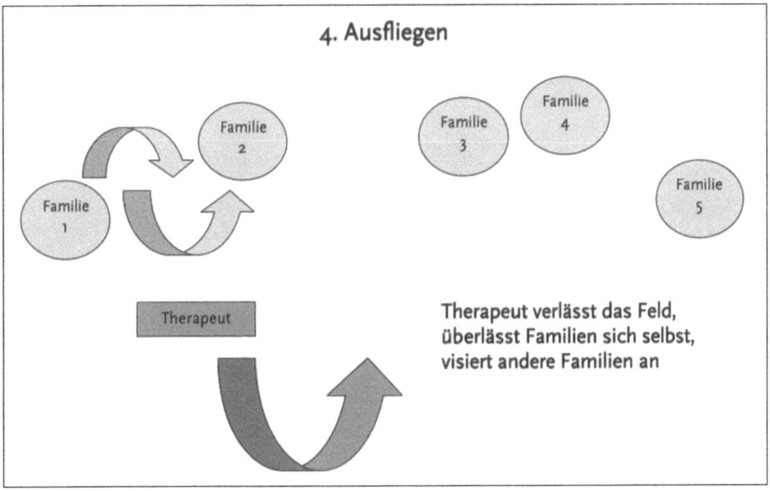

Abb. 4: Ausfliegen (sich zurückziehen, weiterfliegen)

Wenn es dem (zu diesem Zeitpunkt noch hart arbeitenden!) Therapeuten gelungen ist, ähnliche Verbindungen zwischen den anderen Familien zu knüpfen, kann er versuchen, Querverbindungen zwischen den beiden nun existierenden Subgruppen herzustellen, mit der Absicht, dass sie sich gegenseitig anregen und austauschen (»Koppeln«, Abb. 5):

> *»Ich glaube, es geht hier um ganz ähnliche Themen – Sie sollten alle mal miteinander darüber reden. Am besten bilden wir jetzt eine große Gruppe und setzen uns in einen großen Kreis, sodass das möglich wird. – Ich denke, Sie sprechen alle über ähnliche Probleme. Vielleicht könnten Sie alle Ihre Ideen miteinander austauschen. Vielleicht entdecken Sie bei den anderen ähnliche, vielleicht auch unterschiedliche Ansichten (Erfahrungen).«*

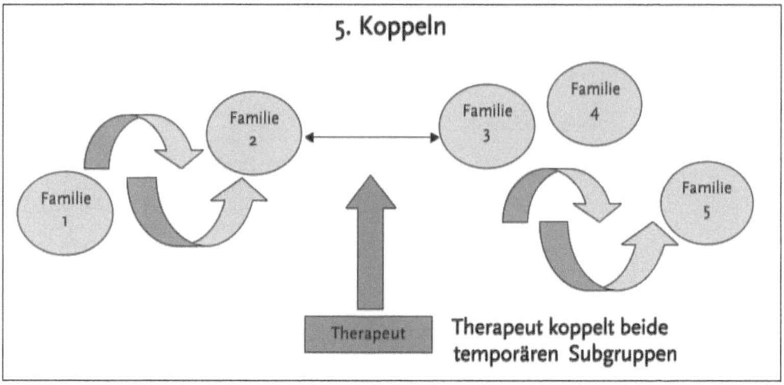

Abb. 5: Koppeln

Jetzt arbeitet der Therapeut noch aktiv mit allen Familien zusammen und »beflügelt« (Abb. 6) die Interaktionen, indem er die verschiedensten Gruppenmitglieder anregt, untereinander Verbindung aufzunehmen. Er regt an, verbindet, eventuell mit zirkulären Fragen, und arbeitet als Katalysator, bis die Gruppe so gut läuft, dass er nicht mehr in dieser zentralen Rolle gebraucht wird. Hier können natürlich je nach den anliegenden Problemen und dem Stand der Gruppenentwicklung spezifische Übungen eingeflochten werden, die den Prozess weiterführen können. Der Therapeut kann sich aber auch aus der Gruppendiskussion zurückziehen und kreisend (aus

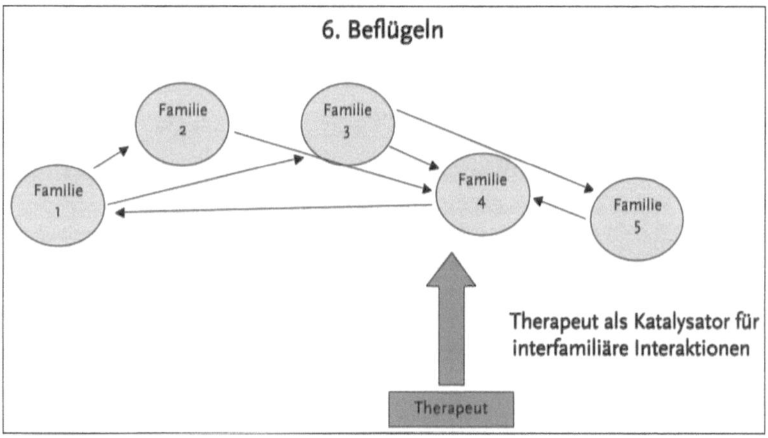

Abb. 6: Beflügeln

der Vogelperspektive) das Geschehen mit einem gewissen Abstand verfolgen. Aus dieser Außenseiterperspektive heraus kann er sich hin und her wandernd mit dem zweiten Therapeuten, ohne die Gruppe zu stören, gut austauschen, sich gemeinsam mit ihm geeignete Interventionen überlegen, um sich eventuell wieder kurz in das Geschehen einzublenden. Die Therapeuten können aber auch für eine gewisse Zeit den Raum ganz verlassen. Damit demonstrieren sie, dass sie der Gruppe die Eigenverantwortung für den Verlauf übergeben und ihr das auch zutrauen, sich selbstverantwortlich miteinander auszutauschen. Für die Therapeuten ist diese Geste eine wichtige Technik, um nach intensiver aktivierender, verbindender, stimulierender und moderierender Arbeit die Eigendynamik der Gruppe zu unterstützen.

Sobald dieser Prozess sein eigenes Momentum erreicht hat, zieht sich der Therapeut aus der Gruppe zurück und begibt sich in eine Außenposition (»Kreisen«, Abb. 7) – beobachtend, was so in und zwischen den Familien abläuft.

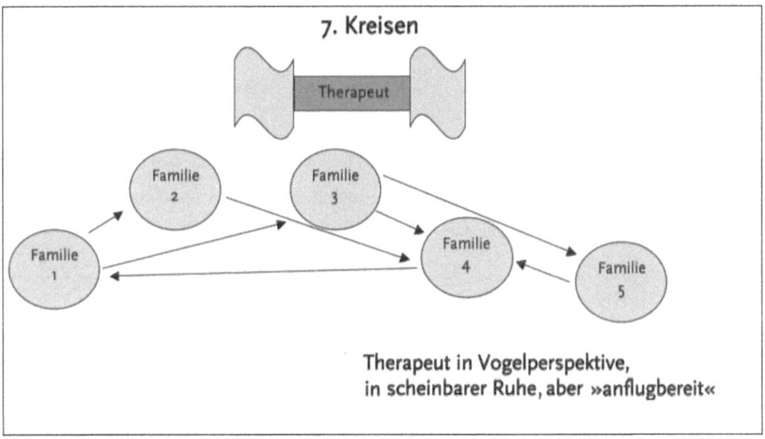

Abb. 7: Kreisen

Aus der Außenperspektive lassen sich bestimmte intra- und interfamiliäre Prozesse besser erkennen und fokussieren (»**herauspicken**«, Abb. 8). Bei Problemen in einer Familie kann der Therapeut nach dem 5-Schritte-Modell intervenieren (s. S. 46), wenn die Bearbeitung innerhalb der Familie bleiben soll. Danach kann der Therapeut wieder »kreisen« und eventuell ein anderes Problem »herauspicken«. Man

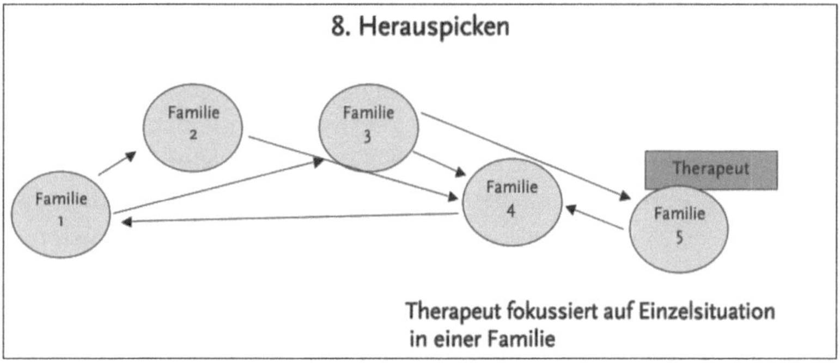

Abb. 8: Fokussieren (herauspicken)

kann auch den Kontext ausweiten und die Gruppe mit einbeziehen. Auch eine Kombination beider Vorgehensweisen ist möglich: Zunächst wird versucht, das Problem innerhalb der Familie anzugehen und dann die Gruppe mit zu beteiligen. So können in schwierigen Situationen die Perspektiven anderer Familien mitgenutzt werden (*»Innenkreis – Außenkreis«*, s. S. 50).

»Familie Müller-Lügenscheidt, Sie haben sehr intensiv über die Schwierigkeiten nachgedacht. Aber es ist wirklich schwer, sich festzulegen, wie man damit umgehen sollte. Wären Sie einverstanden, dass die anderen ihre Erfahrungen bei ähnlichen Schwierigkeiten schildern und wie sie damit zurechtkommen oder auch nicht zurechtkommen? Manchmal kann so etwas sehr hilfreich sein.

(Bei Zustimmung:) *Darf ich Sie in Ihren Diskussionen kurz unterbrechen? Familie Müller-Lügenscheidt hat ein Problem und noch keine so recht befriedigende Lösung gefunden. Könnten Sie sich das mal kurz anhören und danach in Ihrer Runde diskutieren, welche Vorschläge oder Lösungen Sie hätten oder welche Erfahrungen Sie vielleicht mit* ähnlichen *Schwierigkeiten schon gemacht haben? Bilden Sie bitte einen Kreis, und Familie Müller-Lügenscheidt setzt sich außerhalb des Kreises. Ich würde zunächst jemanden aus Ihrer Familie bitten, in maximal 3 Minuten* (Monologe immer vermeiden!) *das wichtigste für die anderen zusammenzufassen ... Bitte fangen Sie jetzt im Innenkreis an, sich darüber zu unterhalten. Ziel ist es, Lösungsvorschläge für Müller-Lügenscheidts zu finden. Sie haben 5 Minuten Zeit zur Diskussion.«* (Immer zeitliche Begrenzung vorgeben!) *Und Sie* (an Müller-Lügenscheidts gewandt) *hören sich das von außen erst einmal an und sagen erstmal nichts dazu, auch wenn Sie sich am liebsten einmischen würden. Wenn die Innenrunde fertig ist, haben Sie als Familie wieder das Wort.«*

Ein Therapeut sollte immer bei der Familie stehen oder knien. Die Aufgabe des Therapeuten ist es dann eventuell, zu moderieren und zirkulär zu arbeiten; später können beide »Kreise« zu einer Diskussionsrunde zusammengeschlossen werden.

Nach der kurzen Arbeit mit einer Familie begibt sich der Therapeut wieder in die beobachtende, kreisende Außenposition, weiter auf der Suche nach potenziell problematischen Interaktionen in oder zwischen anderen Familien, die er dann auch fokussieren kann.

Typische Problemsituationen

Im Folgenden beschreiben wir Schwierigkeiten, die im Verlauf der MFT auftreten können. Wir geben auch im Telegrammstil pragmatische Vorschläge, wie Therapeuten mit solchen Situationen umgehen können.

Elternteil (z. B. Vater) nimmt an Gruppen nicht teil

a) beruflich verhindert → mit ihm und der Familie gemeinsam über eine Arbeitszeitverschiebung sprechen; in der Gruppe diskutieren, welche Strategien andere Teilnehmer bereits erfolgreich angewandt haben. Wenn er »probeweise« erscheint, die Bedeutung seiner Anwesenheit durch die Gruppe bestärken *(»Ich begrüße Sie ganz herzlich, Herr Meier. Ich freue mich, dass Sie trotz Ihrer vielen Verpflichtungen heute hier sind. Wir alle hoffen, dass Sie am Ende des heutigen Tages sehen, wie wichtig Ihre Teilnahme für Ihr Kind, Ihre Frau und vielleicht für Sie selbst gewesen sein wird.«)*.

b) mangelndes Interesse/Engagement → Gruppenteilnehmer müssen dem anwesenden Elternteil verdeutlichen, wie wichtig die Anwesenheit des Fehlenden ist. Die Gruppe sammelt Argumente für den Anwesenden und dessen Diskussion mit dem Partner zu Hause; eventuell Rollenspiel; Ambivalenzen des anwesenden Elternteils besprechen und ihn motivieren.

Kind macht nicht, was die Eltern wollen

Kind dominiert Eltern, Eltern uneinig, Koalitionen oder Spaltungen der Eltern durch das Kind → über Schilderung einer konkreten Gruppensituation oder einer Situation aus dem häuslichen Alltag, eventuell unterstützt von Videofeedback, Muster anschauen und Lösungen durch die Gruppe suchen; Darstellung durch Rollenspiel, das andere Familien durchführen – mit der Familie als Zuschauer. Im nächsten Schritt kann man die betroffene Familie sich selbst spielen lassen, mit bewusst positiven, Mut machenden Rückmeldungen und behutsamen alternativen Vorschlägen.

Außenseiter und Sündenböcke

a) *Person in einer »Opferrolle«* → in der Gruppe: *»Wer hier war schon mal ein Sündenbock? Wie geht es einem, wenn man in so einer Position ist? Kommt man da allein heraus? Was für Hilfen gibt es?«* Im Rollenspiel, einschließlich Rollenwechsel, die emotionale Befindlichkeit des Außenseiters erleben lassen und mit alternativen Verhaltensweisen experimentieren. *»Was müsste geschehen, dass Sie aus dieser Sündenbockposition herauskommen? Was können andere tun – was können Sie tun? Was wäre Ihr erster Schritt?«*
b) *Eine Familie in Außenseiterposition* → durch Übungen thematisieren (z. B. Kreisspiel).

Ein Familienmitglied verlässt den Raum oder die Einrichtung

a) *Kind verlässt Raum wegen Nichtbeachtung* → die Verantwortung wird den Eltern übergeben *(»Herr Schultze, haben Sie bemerkt, dass Ihr Max nicht mehr hier ist? Ist Ihnen das recht? Wissen Sie überhaupt, wo er ist? Wäre es vielleicht Ihre Aufgabe, ihn zu finden?«).*
b) *Kind verlässt Raum, um den Forderungen der Eltern auszuweichen* (Eltern verhalten sich so, als ob sie paralysiert wären, und/oder schämen sich) → *»Glauben Sie, dass Ihr Kind Sie jetzt braucht? Was wäre, wenn Sie jetzt Ihrem Kind folgen würden und ihm damit zeigten, dass* Sie *hier das Sagen haben? Wer von den Familien hier findet, dass Frau Meier das Ruder in der Hand behalten soll?«*
c) *Elternteil verlässt den Raum* (Desinteresse oder Überforderung → Therapeut bittet anderes Gruppenmitglied, das schon eine Beziehung zu demjenigen hat, ihn zur Rückkehr zu bewegen.

Eltern erleben sich als hilflos und resignieren

Suche nach erfolgreichen Strategien in der eigenen Lebensgeschichte, in anderen sozialen Situationen, in der jetzigen Familie, bei Familienmitgliedern früherer Generationen – um darauf aufbauend Hilflosigkeit und Resignation aktiv zu überwinden (s. auch Kap. 3: Genogramme und »Live«-Skulpturen). Andere Familien werden gebeten, ihre eigenen Narrative einzubringen.

Eltern bagatellisieren die Probleme

Variante I: Therapeut konfrontiert: »*Habe ich Sie da richtig verstanden, dass Sie die Schwierigkeiten Ihres Kindes nicht so dramatisch sehen? Ist das wirklich so? Wer von den anderen Eltern hier stimmt mit den Eltern überein? Wer ist anderer Meinung?*«

Variante II: z. B. bei der »Eskalationsuhr«, Familie gibt an, keine Konflikte zu haben.

Rivalitäten und Aggressionen zwischen Personen

Variante I: Therapeut stoppt die akute Auseinandersetzung und schlägt *Blitzlicht* vor, mit anschließender *Eskalationsuhr* (s. S. 158).

Variante II: Therapeut stoppt und setzt sich bewusst zwischen die »Kampfhähne« oder »Kampfhennen«. Er versperrt dabei beiden mit seinem Körper die Sicht auf den anderen. Bei sehr heftigen Auseinandersetzungen kann ein Therapeut oder ein Elternteil mit den Kindern den Raum zeitweilig verlassen. Wenn sich die Kontrahenten laut anschreien, kann der Therapeut (laut und energisch) eingreifen: »*Stopp! Es kann immer nur einer reden*«, auch wenn das anfangs nicht eingehalten werden kann. Der Therapeut wendet sich bewusst körperlich (demonstrativ) einem zu und vermindert durch ruhiges aktives Zuhören und Nachfragen den Dampf bei dem Betroffenen. (»*Habe ich Sie jetzt richtig verstanden, dass Sie meinen, Frau Meyer hat ...*« Durch moderierende Wortwahl und strikte Vermeidung von Beschimpfungen wird so die Aussage abgeschwächt.) Dann kann der Therapeut sich bewusst zu dem »Gegner« umdrehen und für ihn das Gesagte mit eigenen Worten wiedergeben. Falls Frau Meyer die Spannung nicht aushalten kann, kann er sich ihr zuwenden: »*Frau Meyer, ich will das, was ich von Ihnen verstanden habe, Frau Schulze weitergeben. Sie sind gleich wieder dran.*« Falls das nicht reichen sollte, muss eine klare Grenze gesetzt werden: »*Stopp, Frau Meyer. Jetzt haben Sie Sendepause!*«

3. Basistechniken

Die Multifamilientherapie benutzt viele Techniken, die sich in der systemischen Einzelfamilien- oder Paartherapie bewährt haben, wie z. B. *zirkuläres Fragen* (Selvini Palazzoli et al. 1981; Tomm 1994), *Externalisierung* (White u. Epston 1990), *Grenzenstärkung* und *Autonomieförderung* (Minuchin 1977) sowie *Ressourcenorientierung* (Schiepek u. Cremers 2003). Diese Techniken sind klinisch weit verbreitet und werden deshalb hier nur näher ausgeführt, wenn sie in der MFT variiert oder modifiziert werden.

Beispiele für zirkuläres Fragen in der Multifamilientherapie

»Frau Drau, was halten Sie von der Frage, die mir Frau Elms gestellt hat? Wie würden Sie die beantworten?«

»Wer hier von den anderen Familien möchte dazu etwas sagen? Sind das Probleme, die auch anderen hier im Raum bekannt sind?«

»Wer hier will zu dem, was zwischen Jackie und ihren Eltern gerade abläuft, etwas sagen?«

»Ich sehe, dass Horst es irgendwie fertigbringt, seinen Eltern kontinuierlich die Schuld zu geben? Wem von den anderen Familien ist das aufgefallen? Wer möchte dazu etwas sagen?«

»Wenn Sie in dieser Position wären, wie würden Sie das machen?«

»Frau Meier, könnten Sie für die nächsten paar Minuten so tun, als ob Sie Frau Schmidt wären, und deren Tochter so behandeln, wie Sie sehen, dass Frau Schmidt das tut? Frau Meier, schauen Sie sich das mal an ... Was meinen die anderen dazu?« (spiegelndes Rollenspiel)

Da die Aufmerksamkeit in MFT-Gruppen bei Teilnehmern, die nicht direkt in die Interaktion involviert sind, schnell nachlassen kann und zirkuläre Fragen deshalb nicht immer von allen verfolgt und verstanden werden, kann als Ergänzung das *aktive Zuhören* der nondirektiven Psychotherapie sehr hilfreich sein. Beim aktiven Zuhören versucht der Therapeut das Gesagte mit seinen Worten zu wiederholen (untere Stufe des aktiven Zuhörens) oder inhaltliche Aussagen, die nicht deutlich wurden, zu klären. Es können auch emotionale Hintergründe, die nicht angesprochen wurden, aber in der Aussage verborgen sein könnten, beschrieben werden (mittlere Stufe des aktiven Zuhörens). Dadurch soll dem Teilnehmer signalisiert werden, dass der Therapeut sich bemüht, ihn zu verstehen. Gleichzeitig wird damit dem Betroffenen die Möglichkeit gegeben, seine Aussage zu korrigieren, sie zu erweitern oder zu differenzieren. Diese Technik ermöglicht im MFT-Kontext ein sehr feinfühliges Arbeiten mit dem Einzelnen und kann gleichzeitig die Aufmerksamkeit der anderen am Geschehen steigern. Im zweiten Schritt wiederholt der Therapeut das vom Teilnehmer Gesagte, richtet sich aber jetzt direkt an die Gruppe oder an eine andere Person. Damit wird zum einen die Aussage deutlich unterstrichen, und zum anderen kann der Therapeut sie mundgerecht für den Teilnehmer formulieren, den er in den Dialog mit einbeziehen möchte. Das ist vor allem für die Arbeit mit Kindern wichtig, lässt sich aber bei allen Altersgruppen anwenden. Beim zirkulären Verbinden kann man auch alle Gruppenmitglieder kurz einbeziehen, ohne dabei intensiv aktiv zuzuhören oder in die Tiefe zu gehen.

Zirkuläres Fragen mit aktivem Zuhören

Der Therapeut fragt: »*Herr Lottermann, habe ich Sie da richtig verstanden? Meinen Sie, in einer solchen Situation sollte man ein Kind ruhig machen lassen, was es will? Oder wie meinten Sie das?*« (aktives Zuhören auf einer niedrigen Stufe). Herr Lottermann wird damit aufgefordert, das Gesagte nochmals zu wiederholen oder zumindest zuzustimmen. Selbst das lässt manchen jetzt wirklich zuhören. Wiederholungen werden dann besser artikuliert und betont. Der Therapeut fährt fort: »*Herr Lottermann meint, dass ...*« (Wiederholung mit den Worten von Herrn Lottermann oder mit den Worten des Therapeuten). »*Was halten Sie, Herr Bochmann, davon? Was ist Ihre Meinung?*« Herr Bochmann äußert sich im Anschluss. Auch hier kann aktives Zuhören durch den Therapeuten die Äußerung von Herrn Bochmann verstärken und die anderen aufmerksamer werden lassen.

Externalisieren

Hier macht der Therapeut behutsam sprachlich eine Unterscheidung zwischen einem spezifischen Problem und der Identität des Problemträgers, sei es ein Individuum, ein Paar, eine Familie oder Gruppe von Familien (White u. Epston 1990). In der Praxis sieht das so aus, dass ein »ungezogenes Kind« nicht diese Identität behält oder mit dem Problem gleichgesetzt wird, sondern das »ungezogene Verhalten« von ihm abgekoppelt wird und sozusagen nach »außen« transportiert – externalisiert – wird, z. B. in den »Frechdachs«, der ab und zu das Kind heimsucht, aber den das Kind langsam und allmählich in den Griff bekommen kann. In der MFT gibt es viele Übungen, die von dieser Technik direkt oder indirekt Gebrauch machen – z. B. wenn man spezifische Probleme »einfriert« in Form von Familienskulpturen oder wenn das Kreisspiel als eine Metapher für Ausgrenzung oder Eingeschlossensein benutzt wird.

»Columbo«-Technik

Um eine Aussage genauer beschreiben zu lassen, kann es manchmal sehr hilfreich sein, »nicht ganz verstehen zu können oder zu wollen« à la »Columbo«, weil es eher zu einer ausführlicheren Erklärung »reizt«:

> Therapeut: *»Frau Machulke, das habe ich jetzt überhaupt nicht verstanden. Könnten Sie das noch mal genauer erklären? Oder kann jemand anderes hier helfen? Marcus, kannst du vielleicht sagen, was Frau Machulke damit wohl gemeint haben mag?«*

Andere spezifische Techniken, die weniger bekannt, aber für die MFT besonders geeignet sind oder die modifiziert häufig Verwendung finden, sollen deshalb im Folgenden näher erläutert werden.

5-Schritte-Modell nach Asen

Eine systemische Basistechnik, die sich seit Jahren im Umgang mit Familien bewährt hat, ist das *5-Schritte-Modell* (Asen 1997):

»B-W-B-V-A«

1. **B**eobachtung
2. **W**ahrnehmungsvergleich
3. **B**ewertung
4. **V**eränderungswunsch
5. **A**ktion – der erste Schritt

1) Beobachtung

Der Therapeut beginnt, den Beteiligten wertfreie Beobachtungen von auffälligen Interaktionen und Kommunikationen in der Familie mitzuteilen. Dieser *1. Schritt*, das Mitteilen der Beobachtung(en), kann so aussehen:

»Ich sehe/beobachte/bemerke, dass ...

- *Sie wollen, dass Hans seine Schuhe anzieht, er das aber nicht macht.*
- *du, Hans, dich entschlossen hast, genau das Gegenteil von dem zu machen, was deine Mutter will.*
- *Sie beide miteinander sprechen wollen, aber Peter immer dazwischenfunkt.*
- *jedes Mal, wenn Frau Schmidt spricht, ihr Mann sie unterbricht ...«*

2) Wahrnehmungsvergleich

Im *2. Schritt* werden die Wahrnehmungen des Therapeuten mit denen der betroffenen Familienmitglieder verglichen:

»Sehen Sie das auch so, oder liege ich da total falsch?«

Da der Therapeut nicht weiß, ob seine Beobachtungen von der Familie geteilt werden können, muss er sich vergewissern, dass diese auch von den Familienmitgliedern ähnlich gesehen werden. Wenn das nicht der Fall ist und die Familie nicht versteht, wovon der Therapeut spricht, dann empfiehlt es sich nicht, auf weitere Diskussionen einzugehen *(»Das habe ich wohl falsch gesehen/verstanden ...«).*

3) Bewertung

Falls es eine Übereinstimmung gibt, kann der *3. Schritt* folgen, nämlich die Frage nach der Bewertung:

»Wollen Sie, dass es so ist? Ist Ihnen das recht oder nicht?«

Dies erlaubt es den Beteiligten, mit »ja« oder »nein« zu antworten, und der Therapeut kann dann die Antworten im Detail explorieren. In dem Fall, dass die Antwort »nein« ist, also die Eltern zum Beispiel nicht wollen, dass ihr Kind weiter schreit, kann der Therapeut

Folgendes sagen: »*Sie sagen also, dass Sie nicht wollen, dass Hans laut schreit*« (Eltern nicken mit dem Kopf). Hier nun stimmen die Eltern mit dem, was der Therapeut als »auffällig« empfand oder »diagnostizierte«, überein und bestätigen, dass dieses Verhalten auch von ihnen nicht erwünscht ist. Therapeut und Eltern können also zusammenarbeiten, weil sie ein ähnliches Ziel haben. Allerdings kann es auch sein, dass das Problem nicht so gesehen, sondern verneint oder bagatellisiert wird. Hier empfiehlt es sich, nicht in eine symmetrische Eskalation einzusteigen, sondern gezielte Fragen über Vor- und Nachteile zu stellen: »*Sie sagen, dass es Ihnen egal ist, ob Hans laut schreit oder nicht – und augenscheinlich schreit er auch den ganzen Tag im Kindergarten. Was wären Ihrer Meinung nach die Vor- und Nachteile, wenn er einfach für die nächsten paar Stunden so weiterschreien würde? Was, glauben Sie, würde im Kindergarten passieren? Was wären die besten und was die schlimmsten Folgen?*« Auf diese Weise werden Familienmitglieder angehalten, über das Pro und Contra von Verhaltensweisen nachzudenken, und sie modifizieren oder ändern in der Regel ihre anfängliche Meinung.

4) Veränderungswunsch

Der 4. *Schritt* lädt die Familienmitglieder dazu ein, ihre speziellen Änderungsvorstellungen zu äußern:

> »*Wenn es nicht so weitergehen soll, wie würden Sie's gerne haben?*« (Eltern: »Dass er aufhört zu schreien.«)

5) Aktion

Nach der Einladung, sich über die eigenen Visionen zu äußern, folgt der 5. *Schritt:*

> »*Was müssten Sie wohl jetzt tun oder sagen, damit alles so wird, wie Sie es wollen? Was hindert Sie jetzt daran, das zu tun?*«

Nicht selten reagieren Familien auf diese Fragen eher zögernd und zurückhaltend. Um die meist entstehenden Handlungsblockaden zu hinterfragen und die Wünsche auf ein machbares Maß zu reduzieren, kann der Therapeut die Familienmitglieder folgendermaßen anregen:

»Was hindert Sie daran, das jetzt zu tun? Was wäre der erste Schritt, genau dahin zu kommen, wo Sie hinwollen?«

Dieses eigentlich recht einfache und konkret strukturierte Interventionsschema hilft Therapeuten, im »Hier und Jetzt« auf akute intrafamiliäre Dynamiken einzugehen und sie »live« zu bearbeiten – und das in Gegenwart von anderen Familien, die das Geschehen sehr genau mitverfolgen.

Diese können aufgefordert werden, ihre eigenen Vorstellungen einzubringen. Das geschieht durch gezielte Fragen, die die Familien miteinander ins Gespräch bringen. Langjährige Erfahrungen zeigen, dass anfangs ratsuchende oder unsichere Familien sich erst einmal an die Therapeuten und nicht an die anderen Familien wenden. Sie sehen (oder konstruieren) die Therapeuten als »Experten« und sehen sich selbst miteinander als hilflos an. Wenn wir unsicheren und hilflosen Eltern Ratschläge erteilen, die wir aufgrund unserer professionellen Kompetenz in der Regel auch haben mögen, verstärkt das oft nur die elterliche Inkompetenz und Unsicherheit. Ratschläge werden von uns als Experten zwar erwartet, und wir geben sie gern, denn das entspricht unserer Kompetenz als professionelle Helfer und stärkt unser Ansehen und unseren Glauben an uns selbst. Es schmeichelt aber auch ein wenig unserem Narzissmus. Falls wir aber doch die Eltern zum eigenen Handeln und Nachdenken bewegen sollten, kommt schnell Widerstand auf (»Wie soll ich das wissen, Sie sind doch der Experte!«) oder die Betroffenen suchen sich einen »besseren« Ratgeber.

Das 5-Schritte-Modell schützt den Therapeuten, sich nicht wie gewohnt als Experte zu geben und Ratschläge zu erteilen, sondern führt Eltern schrittweise und behutsam dazu, aus Ihrer Passivität und Hilflosigkeit herauszufinden, eigene Lösungen zu entwickeln und in selbstständiges Handeln umzusetzen. Statt Fragen direkt zu beantworten, sollten Therapeuten immer erst versuchen, das Expertentum bei den Familien zu finden und damit deren Ressourcen zu wecken und anzuregen. Das 5-Schritte-Modell ist nicht nur in der MFT-Gruppe hilfreich, sondern kann auch anderen Mitarbeitern helfen, den Wünschen der Eltern nach Ratschlägen mit einer sehr effektiven Alternative zu begegnen. Das betrifft Schwestern, Erzieher, Pädagogen und andere Mitarbeiter, besonders wenn die MFT in kindzentrierte Settings wie Stationen, Tageskliniken, Wochen- und Tagesgruppen integriert ist.

Sprechchöre

In der MFT-Praxis leiten Therapeuten Fragen weiter und beziehen andere Familien und Gruppenmitglieder in die Beobachtungen und die möglichen Problemlösungsversuche ein. Das kann z. B. durch zirkuläres Fragen geschehen (siehe oben).

Derartige Fragen, die in einem Gruppenkontext gestellt werden, involvieren langsam und allmählich auch die nicht betroffenen Gruppenmitglieder, die auf diese Weise aufgefordert werden, ihre eigenen Perspektiven einzubringen.

Eine Art, das zu konzeptualisieren, ist die Metapher des »griechischen Chores«, dessen Mitglieder das sich entwickelnde Drama kommentieren und die »Dramatis Personae« von diesem »Feedback« profitieren lassen. In der Tat können konkrete »Sprechchöre« (Schweitzer-Rothers 2006) auch ritualisiert in der MFT eingesetzt werden, wenn negative und einschränkende innere Sätze *(»Ich schaff das nicht«)* in einer Form von »überhöhtem« Sprechgesang ausgedrückt werden. Der Chor der anderen Familien kann dieses Mantra lauter und lauter singen, mit rhythmischen Einlagen und vielen Wiederholungen. Das führt meist zu Gegenimpulsen, sodass langsam Gegenstimmen hochkommen, die dann durch den »dirigierenden« MFT-Therapeuten verstärkt werden können. Die Dramatisierung der inneren Stimmen – oder des »üblichen inneren Radioprogramms« – im Gruppenkontext erlaubt die Entwicklung eines Alternativprogramms. Mithilfe von anderen Familien lässt sich auf diese Weise ein neuer »Hit« schreiben.

Die heilende Kraft der Großgruppe kann auch auf eine andere, mehr reflektierende Art entstehen. So lässt sich das Ritual der »outsider witness group« (»Außenzeugengruppe«) (White 1997) auch im Multifamilienkontext gut anwenden, wenn verschiedene Gruppenteilnehmer den Betroffenen ihre eigenen Reflexionen und Befindlichkeiten als Feedback geben.

Reflecting Team (Innenkreis – Außenkreis)

Viele dieser Ideen und Praktiken beruhen auf der Technik des *reflektierenden Teams* (Andersen 1996), das sich in modifizierter Form gut bei der MFT anwenden lässt. Der Ansatz beruht auf der Idee, dass ein beobachtendes Team aus einer Metaposition etwas »anderes« sieht und erfährt als die (im Therapieraum oder Innenkreis) direkt Betroffenen. Bei der MFT sind es nicht nur die Therapeuten, sondern häufiger die Familien und ihre Mitglieder, die das reflektierende Team sein können. Oft bietet sich das Setting des *goldfish bowl*, des Goldfischaquariums, an. Hier kann man einen inneren Kreis bilden, z. B. aus anorektischen Teenagern (»die Goldfische«), die ein bestimmtes Thema besprechen oder spielerisch dramatisieren. Im Außenkreis sitzen die beobachtenden Eltern, sozusagen die »Katzen«. Nach einem bestimmten Zeitraum des Zuhörens werden die Eltern gebeten, sich in den Innenkreis zu setzen, und die Jugendlichen begeben sich in den Außenkreis. Die Eltern reflektieren laut über das, was sie von ihren Kindern gehört haben, wogegen die Kinder nun in einer beobachtenden Position sind. In der nächsten Sequenz können dann die Jugendlichen wieder in den Innenkreis kommen, um dann über das, was ihre Eltern gesagt haben, zu reflektieren. Das kann weitergespielt werden, indem in der nächsten Sequenz die Eltern die Reflexionen ihrer Kinder über ihre eigenen Reflexionen reflektieren. Es ist auch möglich, nur die Väter allein in die Mitte zu setzen und anschließend die Mütter. Dieses Setting hilft nicht nur, die zirkuläre Form von Interaktionen zu erleben, sondern auch dabei, sich der Unterschiede von »Beobachtern« und »Machern« gewahr zu werden.

Blitzlicht

Das Blitzlicht ist eine spezielle Anwendungsform des reflektierenden Teams im Multifamilienkontext. *Hier* handelt es sich um eine Technik, die einen schnellen Kontextwandel anregt, sozusagen von der »Hitze der Aktion« zur »Kühle der Reflexion«.

> Therapeut: »*Hier geht es ja ziemlich heiß zu, vielleicht sollten wir mal eine ganz kurze Pause einlegen und über das, was da so vorging, nachdenken.*«

Das Blitzlicht ist also eine Art Befindlichkeitsmomentaufnahme, die ad hoc gemacht werden kann. Um das zu ermöglichen, werden alle anderen Aktionen kurz »eingefroren«, sodass ein neuer, reflektiver Kontext entstehen kann.

Mentalisieren

In den letzten Jahren hat sich die mentalisierungsbasierte Therapie (MBT) entwickelt, die auch bei der Arbeit mit Familien eingesetzt wird (Asen a. Fonagy 2011). An dieser Stelle wollen wir einige Prinzipien dieses Ansatzes vorstellen, da sie auch für die MFT relevant sind. Beim Mentalisieren sprechen wir von der Fähigkeit, das eigene Verhalten und das Verhalten anderer Menschen durch Zuschreibung mentaler Zustände zu interpretieren. Diese Fähigkeit entsteht in den ersten Lebensmonaten im Kontext der Entwicklung einer sicheren Bindungsbeziehung. Die Begriffe »Mentalisierung« und »mentalisieren« werden häufig synonym verwendet, wobei der letztere als Verb besser erfasst, dass wir es weniger mit einem festen oder fixierten Bewusstseinszustand, vielmehr mit einer Aktivität zu tun haben, die wir explizit und implizit, bewusst und »automatisch« ausüben. Mentalisieren bezieht sich auf die Fertigkeiten, die an dem Verstehen von mentalen Zuständen und ihren Verbindungen zu Gefühlen und Verhaltensweisen beteiligt sind – und zwar sowohl auf die eigene wie auch auf andere Personen bezogen (Fonagy et al. 1991). Bei mentalen Zuständen handelt es sich um Vorstellungen, Sehnsüchte, Gefühle, Ziele, Überzeugungen, Intentionen, Stimmungen, Bedürfnisse, Gedanken, Sichtweisen, Motive und Motivationen.

»Effektives« Mentalisieren beschreibt nicht nur die Fähigkeit, innere Geistes- und Gefühlszustände anderer Menschen und der eigenen Person so akkurat wie möglich zu erspüren oder zu »lesen«, sondern stellt auch eine besondere Herangehensweise an zwischenmenschliche Beziehungen dar. Wenn wir mentalisieren, sind wir auf natürliche und spontane Weise neugierig auf die mentalen Zustände von anderen Personen und auf das, was dabei in uns mitschwingt. Der Prozess des Mentalisierens ist auch für das Verständnis, die Affektregulation und die Mitteilung von Emotionen von zentraler Bedeutung, denn Emotionen stehen sehr direkt mit eigenen Bedürfnissen und Zielen in Beziehung, wie auch mit Erwartungen und ob diese erfüllt werden oder gefährdet sind.

Die Bindungstheorie und das Modell der Mentalisierung sind Konzepte, die sehr eng miteinander verbunden sind (Fonagy a. Target 1997). Frühe Verletzungen von Bindungsbeziehungen führen in der Folgezeit zu einer Verletzlichkeit der Entwicklung von komplexen metakognitiven Funktionen. Bindungsbeziehungen können durch Schwierigkeiten, die mentalen Zustände des eigenen Selbst und anderer zu erkennen, gestört werden. Dies wiederum schwächt das natürliche Entstehen der Fähigkeit zu mentalisieren und resultiert in einem zirkulären Prozess, der die enge Verwobenheit von Bindung und Mentalisierung verdeutlicht.

Mentalisierungsunterstützende und/oder mentalisierungsfördernde Arbeit soll Familienmitgliedern helfen, differenzierend mentale Zustände wahrzunehmen, zu benennen und diese für sich selbst und andere zu steuern (Asen u. Fonagy 2010). Das ist beziehungsfördernd, stärkt auch die Integrationsfähigkeit des Selbst und ist somit selbst- und beziehungsregulierend. Mentalisierungsschwierigkeiten haben einen fundamentalen Einfluss auf die Fähigkeiten einer Familie, effektiv zu funktionieren. Sie tragen dazu bei, dass sich Familienmitglieder missverstanden fühlen und es so zu Beziehungsproblematiken kommt. Diese bessern sich, wenn die Fähigkeiten der Familienmitglieder zunehmen, sich für die geistig-seelischen Verfassungen anderer zu interessieren, sie zu verstehen und sich in diese hineinzuversetzen. Das fördert Bindung und Bonding. Mentalisierungsbasierte Therapie mit Familien (MBT-F) basiert auf der Idee, dass Mentalisierungsfähigkeiten weiter gestärkt werden, wenn sie identifiziert, validiert und entwickelt werden. MBT-F hat eine breite Anwendbarkeit, ist eine Ergänzung zu bestehenden Therapieschulen und -konzepten und schulenübergreifend anwendbar. Sie kann auch im Zusammenhang mit anderen systemischen Ansätzen verwendet werden. Mit ihrem Hauptfokus auf innere Geistes- und Gefühlszustände kann sie die oft mehr am Verhalten orientierte systemische Arbeitsweise bereichern. Spezifische MBT-Techniken zielen darauf ab, Interaktionen, die im »Hier und Jetzt« der therapeutischen Sitzung aufkommen, aktuell zu mentalisieren und dadurch die Mentalisierungpotenziale aller Familienmitglieder zu fördern. MBT-F ergänzt so vorhandene systemische Ansätze. Die Förderung des Mentalisierens ist der zentrale Fokus, zum Beispiel indem Familien geholfen wird, das innere Befinden eines jeden zu berücksichtigen, um so eine Vertrauensbasis aufzubauen und die Bindung zwischen Kindern und Eltern zu stärken. Somit will MBT-F die Kompetenzen von Eltern fördern und ihren Kindern helfen, Fertigkeiten des Mentalisierens zu entwickeln. Diese Fertigkeiten werden bewusst und explizit geübt und können erweitert werden mithilfe von Übungen, die vor allem die Affekte im Fokus haben. Ein Ziel ist es, die fehlenden Sichtweisen einer Einzelperson, die dazu beitragen, dass das Verhalten anderer nicht vollständig verstanden wird, der Familie zu verdeutlichen. Aufgabe des Therapeuten ist es, jedem zu helfen, neue und unterschiedliche Perspektiven zu entwickeln, so dass die Fähigkeit zur Mentalisierung gestärkt wird, aber auch Schwierigkeiten beim Mentalisieren, die zum Entstehen und dem Aufrechterhalten von

Beziehungsproblemen beitragen, beleuchtet und behandelt werden (Asen a. Fonagy 2011).

Wie auch bei der systemischen Therapie werden unterschiedliche Perspektiven gewürdigt und positiv konnotiert. Es wird explizit geprüft, ob man richtig verstanden hat, was jemand sagen wollte (*»Lassen Sie mich einmal prüfen, ob ich das richtig verstanden habe«*). Der Therapeut vermittelt, dass er nur wissen kann, wie sich ein Familienangehöriger fühlt, indem er Fragen stellt, um dies herauszufinden. Er hilft Einzelpersonen, mitzuteilen und auszudrücken, was sie fühlen, beispielsweise indem eine Interaktion unterbrochen und eine »naive« Frage gestellt wird, was es genau ist, das die betreffende Person fühlt. Der Therapeut kann »triadische, mentalisierende, aufdeckende« Fragen stellen, indem er etwa ein Familienmitglied bittet, etwas über die Beziehung von zwei anderen Personen zu sagen. (*»Was glaubst du, wie es für deine Mutter in der Situation war, als du im Auto einen Wutanfall hattest? Was glaubst du, wie sie sich gefühlt hat?«* oder *»Was glaubst du, was deine Eltern füreinander empfunden haben, als du gebrüllt hast?«*) »Was-wäre-wenn«-Fragen werden ebenfalls eingesetzt, wie etwa *»Wie hättest du dich gefühlt, wenn sie das Auto angehalten hätte?«*, und zur Mutter *»Was glauben Sie, was er gedacht und gefühlt hätte, wenn Sie angehalten hätten?«*. MBT-F-Interventionen führen von orientierenden Fragen zum Entwickeln einer gemeinsam erarbeiteten Sprache über Affekte, sowohl die eigenen wie auch die von anderen. Der interpersonelle und emotionale Kontext von wichtigen Ereignissen wird durch Bezugnahme auf die begleitenden mentalen Zustände erkundet. Dies kann recht mühsam sein, weil Familien häufig den Ablauf der Geschehnisse und angebliche »Tatsachen« wieder und wieder äußern wollen – oder was der eine oder die andere »gemacht« hat. Das Verhalten des Therapeuten kann als Modell für effektives Mentalisieren dienen, indem wiederholt um Klärung und Reflexion gebeten wird und dabei die Schritte *Verständnis überprüfen – Affekt identifizieren – explorieren – reflektieren* verwendet werden. Wenn der Therapeut aktiv auf die »Stopptaste« drückt, um auf mentale Zustände aufmerksam zu machen, die in dem speziellen Augenblick unmittelbar vor dem Verlust oder der Hemmung der Mentalisierung aufgetreten sind, verhindert er die Verbreitung von nicht mentalisierenden Haltungen oder »konkretem Denken«. Auf diese Weise bietet der Therapeut ein Modell für eine mentalisierende Haltung an: *»Was glaubst du/glauben Sie, worum es hier geht? Was ist Ihre Vorstellung davon, was Hans fühlt* *und ihn dazu bringt, sich so zu verhalten? Und wie beeinflusst dies die anderen Personen? Herr X, wie verstehen Sie dies? Vielleicht liege ich da total falsch – was glauben Sie, Frau X? Ich frage mich, Herr X, was Sie empfinden, wenn Hans seine Mutter auf diese Weise anblickt? Was glauben Sie, wie es sich für Hans anfühlt?«* Diese Einladung zu einem »emotionalen Brainstorming« soll die Familienangehörigen ermutigen, ihre Gefühle zu äußern. Im MFT-Kontext unterstützt der Therapeut eine sich entwickelnde Diskussion zwischen den Familienmitgliedern und anderen Familien, statt sich mit einem Austausch zwischen ihm als Therapeuten und den einzelnen Mitgliedern der Familie zu begnügen: *»Lass mich sehen, ob ich das richtig verstanden habe. Du sagst, wenn dein Vater doch einmal spricht, fühlst du dich etwas verloren und schaust zu deiner Mutter, ob sie besorgt ist? Glaubst du, dass sie oder irgendjemand sonst eine andere Sichtweise hat? Können Sie all dies einmal miteinander diskutieren?«*

MBT-F verwendet eine Reihe von Techniken, um signifikante Interaktionen temporär zu beleuchten und dann »einzufrieren« und so zum Mentalisieren zu ermutigen. Wenn allerdings im Therapieraum die emotionale Temperatur zu »heiß« wird und Gefühle »hochkochen«, dann wird das Mentalisieren inhibiert. Das Frontalhirn schaltet sozusagen ab, und erst wenn der physische Erregungszustand reduziert ist, kann wieder neu mit dem Mentalisieren begonnen werden. So müssen Therapeuten Techniken benutzen wie das *Abkühlen,* bei dem der Therapeut symbolisch eine unsichtbare »Stopptaste« drückt und jeden ermuntert, den Wortschwall anzuhalten. Die Absicht besteht darin, einen wenig hilfreichen Prozess zu stoppen, der sonst zu einem Hineinsteigern und zu einer Interaktion zwischen den Familienangehörigen führen kann, die kein Verständnis für die Mentalisierung mehr aufweist. Eine andere Form, wie dies erreicht werden kann, besteht darin, einen engen Zeitrahmen abzumachen, der jeder Familie – oder deren Mitgliedern – zur Verfügung steht, um zu verdeutlichen, dass es jetzt Zeit ist, sich auszutauschen, sei es über Gedanken oder Gefühle. Die Technik *»2 Minuten für jeden«* lädt dazu ein, sich abzuwechseln, und setzt ein befristetes Zuhören durch. Das Entflechten von Gefühlszuständen hilft den Familien, eigene Emotionen und die von anderen anzuschauen und zu prüfen, wie sie sich unterscheiden oder ähneln. Einige der Übungen im Kapitel 5 zielen explizit auf die Förderung des Mentalisierens, wie z. B. die Übung »eingefrorene Gefühlsstatuen«.

Mentalisierungsfördernde Techniken haben zunehmend ihren Platz in der Multifamilientherapie. Die Interventionssequenz kann folgendermaßen beschrieben werden:

Verständnis überprüfen – Affekt identifizieren – explorieren – reflektieren
Im Detail sieht das so aus:

- **Stopp: Identifizierung** einer Unterbrechung bei fehlendem Mentalisieren *(»Können wir mal kurz hier stoppen? ... Ich glaube, ich habe den roten Faden verloren.«)*
- **Verständnisüberprüfung** *(»Versteh ich das richtig?«)*
- **Zurückspulen** zu dem Moment, bevor das Mentalisieren unterbrochen wurde *(»Können wir noch mal ein paar Schritte zurückgehen? ... Also, Paul hatte angefangen, etwas zu erklären, und dann fing der Vater an zu reden ...«)*
- **Affektidentifizierung** *(»Was fühlten Sie an diesem Punkt?« statt: »Und was ereignete sich dann?«)*
- **Exploration des emotionalen Kontexts** *(»Was für andere Situationen gibt oder gab es, in denen Sie so etwas Ähnliches erleben/erlebt haben?«)*
- **Exploration des interpersönlichen Kontexts** *(»Wie hat er wohl darauf emotional reagiert – was mag wohl in ihr vorgehen?«)*
- **Explizites Identifizieren,** wie der Therapeut selbst zur Unterbrechung des Mentalisierens beigetragen haben mag *(»Was hab ich gesagt oder getan, dass Sie jetzt so erregt sind?«)*
- **Suche nach Beispielen** von effektivem Mentalisieren und anschließende Exploration *(»Vorhin hat Bill sich vorgestellt, wie das vielleicht die Mutter berühren würde. Das fand ich sehr beeindruckend – wie ist es euch dabei ergangen?«)*
- **Provozieren von wohlwollender Neugier** bezüglich psychologischer Motive für Verhalten *(»Das ist schon faszinierend – wie mögen Sie wohl auf diese Idee gekommen sein?«)*
- **Generalisiertes Reflektieren, einschließlich Mentalisieren der therapeutischen Beziehung** *(»Das war so spannend, wie Sie alle darüber nachdachten und dazu sprachen ... Was hat hier das ermöglicht? Und wie kann man das nach Hause exportieren? Und was macht man, wenn man keinen Therapeuten zur Hand hat?«)*

Subgruppen

Die Arbeit mit der Großgruppe, also die Einbeziehung aller Teilnehmer, kann durch die zeitweilige Arbeit mit Subgruppen intensiviert werden. Das kann in unterschiedlichen Konstellationen erfolgen. Man kann Subgruppen von zwei, drei Familien bilden oder eine Kindergruppe und eine Elterngruppe zur gleichen Zeit in verschiedenen Räumen oder an verschiedenen Stellen in einem Raum arbeiten lassen. Ebenso ist das getrennte Arbeiten von Väter-, Mütter-, Kinder- oder Geschwistergruppen bei bestimmten Themen äußerst sinnvoll. Subgruppen arbeiten intensiver und spezifischer, auch wenn vorher in der Großgruppe die Diskussion nur schleppend lief. Der folgende Meinungsaustausch zwischen den Subgruppen wieder in der Großgruppe ist dann oft überraschend lebhaft. Therapeuten können sich mit dieser Technik auch das durchaus anstrengende Aktivieren von müden Großgruppen erleichtern. Schon das Aufstehen mit dem Suchen von anderen Plätzen verändert die Dynamik. Die Trennung in eine Kinder- und eine Elterngruppe ist bei vielen Übungen und Themen äußerst effektiv (z. B. bei der »Fernbedienung« oder bei der Übung »Klaps oder Schlag«). Kinder und Jugendliche, die jedoch vom Therapeuten gut moderiert werden sollten, sind unter sich offener, kreativer und finden oft überraschende Lösungen, die ihnen die Eltern nie zugetraut hätten. Interessant ist, dass Kinder und Jugendliche meist viel schneller arbeiten als die Eltern. Um diese Überraschungseffekte therapeutisch nutzen zu können, sollte man immer mit der Vorstellung der Lösungen der Kindergruppe beginnen und auf keinen Fall die Subgruppen gleich wieder auflösen. Sonst setzen sich die Kinder sofort wieder zu ihren Familien und die Stärke der Kindergruppe verpufft. Auch bei der Vorstellung sollte der die Kindergruppe begleitende Therapeut (Vorschläge sind vorher auf einer Flipchart von den Kindern aufgeschrieben worden) ihr beistehen und moderieren (er ist hier der »Advokat« der Kinder). Bevor die Elterngruppe ihre Lösungen anbietet, kann nach deren Meinung über die Vorschläge der Kinder gefragt werden: »*Was meinen Sie zu den Vorschlägen der Kinder? Hätten Sie das erwartet oder ist das für Sie selbstverständlich? Hätten Sie das Ihren Kindern zugetraut?*« Bei Antworten an den Therapeuten sehen dabei Eltern diesen gewöhnlich an und sprechen von den Kindern in der dritten Person. Antworten deshalb sofort an die Kinder umleiten und diese dabei direkt ansprechen lassen: »*Frau Müller, sagen Sie es den Kindern bitte selbst (direkt).*« Direkte Antworten sind stets emotionaler getönt und haben einen persönlicheren Duktus. Der Sprecher sieht dann nicht den Therapeuten, sondern den Adressaten an.

Nach dem Austausch der Subgruppenmeinungen kann man in der Großgruppe weitersprechen, wenn die Kinder sich wieder zu ihren Familien gesetzt haben. Spannender bleibt es allerdings, wenn die Subgruppen, sich gegenübersitzend, weiter diskutieren. Hier können die Therapeuten besser lenken. Beide verbleiben bei ihrer Subgruppe und können dann, falls nötig, besser anheizen, provozieren, glätten oder auch beschwichtigen beziehungsweise die Perspektiven variieren.

Videofeedback

Videofeedback *hilft* zur Verbesserung der Wahrnehmung und der Selbstreflexion, erleichtert die Bewertung und die Verhaltensänderung. Videoaufnahmen können von allen »relevanten« Alltagssituationen erfolgen, im Rahmen der MFT von bekannten Problembereichen oder eine Übung begleitend. Wertvoll sind Aufnahmen, die die Familien im häuslichen Bereich selbst erstellen und die von schwierigen Kindern und Jugendlichen selbst gemacht werden, allein oder mit den Eltern. Solche selbst gedrehten Filme können Kinder dann ihren Eltern oder der gesamten Gruppe zeigen. In Familientageskliniken werden zum Teil feststehende Zeiten zum täglichen Videofeedback angeboten, zu denen Familienmitglieder selbst Wünsche äußern, was sie sich mit der Gruppe ansehen möchten. Wenn schon jemand bereit ist, neues Verhalten zu versuchen und zudem noch den Mut hat, das vor der gesamten Gruppe zu zeigen, verdient er Anerkennung, die der Therapeut notfalls anregen muss.

Rollentausch

Rollentausch ist eine Technik, die sich auf verschiedenste Art und Weise nutzen lässt. Für eine begrenzte Zeit können z. B. Eltern ihre Kinder spielen und Kinder sich in die Rolle ihrer eigenen Eltern begeben. Therapeut: *»Können die Eltern jetzt für 10 Minuten ihre Kinder spielen und die Kinder ihre eigenen Eltern? Liebe Eltern, in der Rolle der Kinder können Sie sich so gut oder so schlimm benehmen, wie Sie wollen – und ihr, liebe Kinder, als Vater und Mutter (Mama und Papa), versucht mal, Kontrolle über eure Kinder zu bekommen.«* Kinder können auch in die Therapeutenrolle springen, was ihnen besonderen Spaß machen kann – vor allem, wenn sie dazu mit weißem Arztkittel und Stethoskop ausgerüstet werden. »*Wir wollen, dass ihr so tut, als ob ihr die Experten seid – Therapeuten, Ärzte oder Psychologen – und dass ihr jetzt bestimmt, was gemacht wird.*«

Adoptivverfahren

Adoptivverfahren eignen sich besonders gut für den Perspektivenwechsel. Hier wird ein Kind für eine bestimmte Zeit zu einer anderen Familie »in Pflege« gegeben. Das erlaubt es beiden Seiten, sich und seine Kompetenzen in Bezug auf das Mitglied einer anderen Familie neu zu erfahren. In anschließenden Reflexionen stellt sich oft die Frage, warum man mit seinem eigenen Kind weniger gut umgehen kann als mit dem Kind einer anderen Familie. Genauso fragen oft Kinder, warum ihre eigenen Eltern nicht so einfühlsam sein können wie die Mutter der anderen Familie. Im »neutralen« Feld mit anderen Kindern entdecken Eltern oft neue oder verschüttete Kompetenzen, die sie dann zu einem späteren Zeitpunkt auch ihren eigenen Kindern zugutekommen lassen können. Wenn alle Familien die Kinder tauschen, erleben die meisten, dass sie mit anderen Kindern bzw. mit anderen Eltern anders und oft besser zurechtgekommen sind. Hier kann die Diskussion, was einfacher gewesen ist und warum es besser war, in parallelen Eltern- und Kindergruppen erfolgen, um anschließend in der Gesamtgruppe sich darüber auszutauschen und Lösungen für den künftigen Umgang in der wirklichen Familie zu finden.

Urkunden

Urkunden, Photographien oder andere Dokumente, wie z. B. ein »Elternführerschein«, sind bleibende Erinnerungen an Erfolge. In Gruppenkontexten haben sie einen anderen Stellenwert als in Einzelfamilientherapien. Zum Ende der Gruppenarbeit kann man Erfolge öffentlich zelebrieren und sie so mit nach Hause nehmen, um sie auch dort zu zeigen.

Resümee

Im letzten Kapitel haben wir versucht, die allgemeinen Grundlagen, die Aufgaben der MFT-Therapeuten, Problemsituationen und Basistechniken zu beschreiben. Dies soll MFT-Therapeuten helfen, den vielfältigen Anforderungen gerecht zu werden. Ein wichtiges Merkmal ist wie beschrieben die Flexibilität. Das Einnehmen von wechselnden Positionen fördert die Bereitschaft der Teilnehmer, ihre Sicht der Dinge zu verändern, und signalisiert den Familien, dass sie auch auf sich selbst gestellt sein können, dass Hilfestellungen zwar gegeben werden, aber die Therapie zeitweise auch ohne die Therapeuten weitergehen kann und muss. Wenn Therapeuten, den Gruppenprozess stets im Blick behaltend, das Therapiezimmer verlassen, sind die Familien auf sich selbst gestellt, und ihre Eigenverantwortung ist gefordert.

Es kann passieren, dass Therapeuten sich von Familien – ohne es zu bemerken – in enge und komplizierte Interaktionen verwickeln lassen. Sie mögen sich dann teilweise selbst als akut gelähmt oder paralysiert erleben, ein Phänomen das man als »systemische Gegenübertragung« bezeichnen könnte. Hier sollte der andere Therapeut wachsam bleiben und sich nicht auch »einrollen« lassen, sondern mit einem gewissen Abstand zum akuten Gruppengeschehen seinem Kollegen zu Hilfe kommen (»assistere est non adstare«). Ein paralysierter Therapeut ist uneffektiv, weil er nicht mehr frei und spontan denken und handeln kann. Die Gewissheit, dass man beweglich ist – körperlich und geistig – kann helfen, eine neue Position, auch zeitweilig außerhalb des Raumes, einzunehmen und dadurch zu einer Veränderung der eigenen Haltung zu kommen. In einer Gruppe mit mehreren Familien ist es möglich, Verantwortung zu delegieren und an das Selbsthilfepotenzial der Familien zu appellieren.

Mit den folgenden spezifischen Übungen wollen wir MFT-Therapeuten Beispiele anbieten, wie in Familien Sichtweisen, emotionale Einstellungen und der Umgang miteinander verändert, wie Ressourcen entdeckt und entwickelt werden können, wie das Selbstvertrauen und die Eigenverantwortung der Eltern für ihre Kinder gestärkt werden können – und das alles zum Wohl der betroffenen Kinder, aber auch der Bezugspersonen, der Familie als Ganzes. Die Übungen stellen das Handwerkszeug dar – und der Anwender muss lernen, damit professionell umzugehen. Das setzt deren Qualifikation als MFT-Therapeuten voraus, ein Sine qua non. Ohne qualifizierte Ausbildung können die Übungen zwar auch angewendet, aber vielfach nicht tief genug ausgelotet werden. Die Wirkung kann verpuffen, sie werden zu reinen Spielchen degradiert, und wir kratzen nur an der Oberfläche. In den Händen eines Handwerkers, der sein Handwerk beherrscht, können sie jedoch sehr segensreich sein.

4. Spezifische Übungen

In diesem Kapitel beschreiben wir eine Vielzahl von Übungen, die sich in den verschiedensten MFT-Settings nutzen lassen. Ziel dieser Übungen ist es, Thematiken durch Spiel und Experimentieren anzusprechen, sodass die Familien sich nicht nur anders erleben, sondern auch durch die Mitbeteilung von anderen Familien multiple Sichtweisen entwickeln und Erfahrungen austauschen können. Ein Großteil der Übungen lässt sich gleichfalls bei der Einzelfamilientherapie anwenden. Sie sind nicht nur von uns und unseren Teams, sondern auch von anderen Kollegen entworfen und beschrieben worden (z. B. Fliegel u. Kämmerer 2006; Tsirigotis et al. 2006; Armbruster 2006; Schemmel et al. 2008; Retzlaff 2008).

In MFT-Kontexten können alle Familien eine Übung zusammen ausführen. Es ist auch möglich, dass jede Familie eine Übung erst für sich macht, um dann den anderen Familien ihre Erfahrungen mitzuteilen. Bei der Auswertung von Übungen können sich die Therapeuten jeweils auf eine Familie konzentrieren, und dann rückt die nächste Familie in den Brennpunkt. Andere Familien können dabei als reflektierendes Team angesprochen werden:

> *»Kennen Sie das Problem, Frau Schulze? Was, meinen Sie, ist der Grund, dass Familie Müller dieses Problem nicht hat?«*
>
> *»Ich weiß, das ist kein Fußballspiel, aber wenn es eins wäre, wie wäre im Augenblick der Stand? 3:0 für die Tochter oder 1:0 für die Eltern? Wer von Ihnen glaubt, dass die Eltern führen – wer findet, dass die Tochter vorne liegt? Und warum? Diejenigen unter Ihnen, die meinen, dass die Eltern führen, bitte tun Sie sich als Gruppe zusammen – und die auf der Seite der Tochter, können Sie sich bitte auch zusammentun? Können die beiden Gruppen miteinander – oder gegeneinander – aushandeln, warum Sie dieser Meinung sind?«* (Subgruppenarbeit)

Später, vielleicht wenn ein Konsensus erreicht ist:

> *»Was müsste geschehen, dass Annette sich ändert, und was müssten die Eltern dafür tun? Was wäre dazu der erste Schritt, diesen Spielstand zu verändern?«* (verkürztes 5-Schritte-Modell)

Es ist möglich, mit jeder Familie, einer nach der anderen, so eine Übung vor versammelter Mannschaft auszuwerten. Obschon so ein Vorgehen vielleicht »gerecht« ist, besteht jedoch die Gefahr von Monotonie und Wiederholungen. Oft empfiehlt es sich, beispielhaft mit einer oder zwei Familien zu arbeiten und die Großgruppe dabei intensiv einzubeziehen und über eigene Resonanzen zu sprechen. Andere Familien können befragt werden, was die Übung in ihnen ausgelöst hat und wie sie mit der angesprochenen Problemstellung in der eigenen Familie umgehen (würden). Eine andere Variante wäre, dass Familien in Paaren zusammenarbeiten und sich gegenseitig auswerten, nachdem sie beobachtet haben, wie der Therapeut Reflexionen und Resonanzen in den ersten beiden Familien stimuliert hat (Subgruppenarbeit).

> *»Sie haben gesehen, was wir Therapeuten hier zu dieser Übung mit den Familien Schulze und Meier gemacht haben. Jetzt könnten wir dasselbe mit den restlichen vier Familien machen, aber wir schlagen vor, dass Sie sich als Familienpaare organisieren und selbst Ihre Übungen gemeinsam auswerten. Die Schulzes und die Meiers können je einer Familie dabei helfen.«*

Das bringt die Therapeuten in die »kreisende« Position und überlässt es den Familien, die Übung(en) selbst allein weiterzuführen.

> *»Machen Sie das für die nächsten 20 Minuten (10 Minuten pro Familie), und Familie Schulze und Meier können dann später uns allen berichten, was sie da so beobachtet haben.«*

Wie lange sollen Übungen dauern? Das hängt vom Arbeitskontext ab, aber als allgemeine Regel sollte man zwischen 10 und 20 Minuten anberaumen, wenn jede Familie etwas für sich selbst macht (auf das Konzentrationsniveau der Kinder achten!). Die anschließende Auswertung – das Vorstellen der Teilergebnisse jeder Einzelperson oder Familie – dauert oft zwischen 20 und 60 Minuten.

Um die Anwendung so weit wie möglich zu erleichtern, werden die Übungen in diesem Kapitel jeweils nach dem gleichen Schema strukturiert beschrieben. Die *Einsatzmöglichkeiten* gehen auf störungsspezifische Anwendungen ein. Wir hoffen allerdings, dass die Leser ihre eigenen zusätzlichen Anwendungsmöglichkeiten in ihren jeweiligen Arbeitskontexten entdecken. Der *Ablauf* der spezifischen MFT-Methoden und -Übungen wird kurz geschildert, und die *Therapieziele* werden definiert. Wir beschreiben die dazu notwendigen *Materialien* stichwortartig, während die *Anweisungen* bewusst in direkter Rede gehalten sind, um Therapeuten einen pragmatischen Leitfaden in die Hand zu geben. Unter der Rubrik *Auswertungsfokus* werden spezifische Vorschläge zur therapeutischen Arbeit stichwortartig angeboten. Wir erwähnen *kritische Situationen*, die auftreten können, und geben im Telegrammstil Tipps, wie man mit diesen umgehen kann. Obendrein haben wir die Übungen in Themenbereiche geordnet:

- gruppenbezogen (gekennzeichnet mit G1, G2 ...)
- familienbezogen (F1, F2 ...)
- störungsbezogen (S1, S2 ...)

Diese Einordnung ist natürlich nicht exklusiv, sondern es gibt viele Überschneidungen. Die Übungen können auf die verschiedensten Arten durchgeführt werden – teilweise individuell, indem jede Person die anfangs gestellte Aufgabe für sich erledigt; es können Eltern und Kinder die Aufgaben getrennt oder zusammen ausführen – und es ist auch möglich, dass das öffentlich im Beisein anderer Familien geschieht. Egal, wie die Übung anfangs begonnen wird, ist es fast immer erforderlich, danach eine Diskussion in der Multifamiliengruppe anzuregen, dass ein Austausch zwischen den Familien stattfinden kann.

Die entscheidenden *drei Fragen bei der Auswahl der Übungen* sind folgende:

1. Wo steht die Gruppe im Gruppenprozess? Was ist der Stand der Gruppenkohäsion?
2. Was ist das Ziel, was wollen wir heute mit der Übung erreichen?
3. Fördert die Übung den Gruppenprozess oder hemmt sie ihn?

Auch wenn Therapeuten eine Sitzung gut vorbereitet haben, am besten mit einem Protokoll (s. auch »Das Zusammenspiel der Therapeuten« in Kapitel 2), sollten sie stets damit rechnen, dass plötzlich andere Themen oder unvorhersehbare Situationen eintreten können und der Plan an diesem Tag nun doch nicht angezeigt sein kann. Hier ist die Flexibilität der Therapeuten gefragt, der »tolle« Plan kann so derzeit unbrauchbar sein, sollte aber aufgehoben werden – vielleicht passt er beim nächsten Mal. Therapeuten sollten deshalb bei der Vorbereitung mögliche Varianten zumindest vorher andenken. Wir empfehlen, einige der Anwärm- und Lockerungsübungen immer in petto zu haben, um sie situativ ohne Vorbereitung anwenden zu können.

Gruppen-Übungen

G1 Einführungsabend und Einführung von neuen Familien

Multifamilientherapie kann in halboffenen und geschlossenen Gruppen durchgeführt werden. Geschlossene Gruppen beginnen und beenden die Therapie zum gleichen Zeitpunkt. Das ist zum Beispiel üblich bei der intensiven Arbeit mit anorektischen Jugendlichen und deren Familien. Hier ist es sinnvoll, mit einer strukturierten Einführung anzufangen. Wie bei einer Weinverkostung treffen sich Familien zu einem »Multifamilien-Tasting«, am besten am frühen Abend, damit skeptische Teilnehmer möglichst keine Arbeitspflichten als Entschuldigung für Nichtanwesenheit benutzen können. Man kann 1–2 Stunden dafür veranschlagen und sollte Imbisse und Erfrischungen reichen, um alle willkommen zu heißen. Stühle sollten reihenförmig so aufgestellt sein, dass das »Publikum« – die Familien – in eine Richtung schaut, sozusagen auf die Bühne. Das Therapeutenteam stellt sich vor und hält eine kleine Ansprache, die sich z. B. so anhören könnte:

»Willkommen – wenn Sie sich umschauen, können Sie sehen, dass Sie nicht allein sind ... Mit Ihnen haben sich heute hier auch andere Menschen und Familien eingefunden, die mit ähnlichen Krankheiten (Schwierigkeiten, Sorgen, Problemen) umgehen wie Sie. Am heutigen Abend könnten wir vielleicht beginnen, uns gegenseitig auszutauschen, was Sie bisher alles gemacht und unternommen haben, um mit diesen Schwierigkeiten zurechtzukommen. Was hat Ihnen dabei geholfen, und was hat Ihnen vielleicht nicht viel genützt? Was für Erfahrungen haben Sie damit gemacht, mit diesen Problemen (Krankheiten, Störungen) zu leben? Wir wollen auch darüber sprechen, was Sie über das Problem wissen und was Sie nicht wissen, aber wissen sollten. Wir haben Folgendes gelernt: Je mehr Familienmitglieder über die Erkrankung (Störung) Bescheid wissen, desto besser können sie damit umgehen. Wir wollen auch noch einmal betonen, dass die Erkrankung (Störung/ Problematik) viele Gründe hat – sie ist eben multifaktoriell. Es ist ein alter Mythos, dass es psychische Störungen gibt, die nur durch einen einzigen Umstand verursacht sind. Wir wollen es klipp und klar sagen: Niemals wird eine Erkrankung durch eine Mutter oder ein anderes Familienmitglied oder die Familie verursacht, obschon manche Wissenschaftler in den 1960er Jahren davon überzeugt waren. Begriffe wie eine »schizophrenogene« oder »anorexogene« Mutter haben sich wis-

senschaftlich als falsch und unhaltbar erwiesen. Solche Ideen schaffen total unangebrachte Schuldgefühle bei manchen Eltern, deren Kind eine psychische Störung hat. Andererseits wissen wir heute sehr genau, dass selbst schwere psychische Erkrankungen wie die Schizophrenie nicht allein mit Medikamenten zu heilen sind, sondern dass Hilfe durch die Familie den Heilungsprozess entscheidend verbessern kann. Was wir wissen, ist, dass ohne die intensive Mitarbeit von Ihnen, liebe Familien, die Wahrscheinlichkeit für einen Rückfall deutlich erhöht ist. Das heißt: Wir brauchen Sie! So können wir Ihnen helfen, dass Sie dem kranken (gestörten) Familienmitglied helfen können. Wir hoffen jetzt, dass Sie alle miteinander ins Gespräch kommen und sich gegenseitig zu- und anhören und beraten. Sie brauchen nicht über Sachen zu sprechen, über die Sie nicht sprechen wollen. Wir wollen aber irgendwann doch schon über typische Schwierigkeiten und Probleme sprechen und wie man diese lösen kann. Es wäre jetzt vielleicht gut, wenn wir uns gegenseitig ein bisschen kennenlernen und uns vorstellen … Später können wir dann darüber sprechen, wie die Erkrankung (Störung) unser Leben verändert hat.«

Nach dieser formalen Einführung ist es die Aufgabe der Therapeuten, einen Kontext der Begegnung und des Austauschs zu schaffen, z. B. durch die Bildung eines großen Kreises: »*Können Sie bitte alle mithelfen, einen großen Kreis zu bilden, sodass wir uns alle sehen können, ohne unsere Hälse – und was weiß Gott noch was – zu verrenken.*« Das ist der erste Schritt, mit einem Erfahrungs- und Gedankenaustausch zu beginnen. (Und bitte nicht selbst alle Stühle stellen, schon jetzt die Gruppe dabei einbeziehen – Beginn der Übernahme der Verantwortung durch die Gruppe.) Diese einführende »Kostprobe« kann die erste Phase von vielen MFT-Projekten sein, aber sie ist bei der Arbeit mit halboffenen Gruppen nicht notwendig. Hier besteht bereits ein stabiler Kern von Familien, die seit einiger Zeit zusammenarbeiten und unter denen schon eine gute Gruppenkohäsion besteht. In diesem Fall ist es die Aufgabe der Therapeuten, der neuen Familie den Start in die Gruppe zu erleichtern und sie bei den ersten Schritten wohlwollend zu begleiten, indem die Therapeuten zwischen den Neuankömmlingen und den »Alten« vermitteln. Oft ist es günstig, wenn der Therapeut anfangs eine »alte« mit einer »neuen« Familie ins Gespräch bringt. Danach kann es dann die Aufgabe der »alten« Familie sein, die »neue« der Familiengroßgruppe vorzustellen. Auf diese Weise können die

Erfahrungen und Expertisen der »alten« Familien genutzt werden. Der Therapeut kann z. B. Folgendes sagen: »*Herr und Frau Schulze, Sie gehören ja mit Ihrer Familie schon zu den alten Hasen. Können Sie der Familie Müller ein bisschen erklären, was hier so vor sich geht, und auch vielleicht etwas über Ihre bisherigen Erfahrungen, die Sie hier gemacht haben, mitteilen.*« Das hilft der Verselbstständigung der Gruppe, der Selbstermächtigung und dem Empowerment des Einzelnen.

Die folgenden Übungen fördern die Gruppenkohäsion und können speziell im Anfangsstadium der MFT durchgeführt werden. Zu späteren Zeitpunkten können einige der Übungen helfen, sich entwickelnde Konflikte und andere Thematiken zu dramatisieren, wie auch ab und zu für Entspannung sorgen, wenn Kinder oder Erwachsene besonders unruhig werden oder wenn die Energie bei allen nachgelassen hat.

G2 Kennenlernen

Einsatzmöglichkeiten: bei der ersten Sitzung oder bei einer MFT-Kostprobe

Ablauf: Alle Gruppenmitglieder sitzen im Kreis. Ein Ball wird von Person zu Person geworfen. Wer den Ball fängt, hat das Wort.

Therapieziel: gegenseitiges Vorstellen und Kennenlernen, erste Mitteilung über persönliche Dinge und Familienbeziehungen

Materialien: weicher Ball

> **Anweisung:** »*Hier ist ein Ball, und der soll von Person zu Person geworfen werden. Wer ihn fängt, soll seinen Namen sagen.*« (Therapeut fängt an) Nächste Runde: »... *Wer den Ball fängt, soll etwas über seine Lieblingsspeise sagen und was er nicht mag!*« (oder Hobby, Lieblingsmusik etc.) Nächste Runde: »... *soll zwei Sätze über ein Familienmitglied sagen.*« Später: »*Kann die Person, die den Ball fängt, sich daran erinnern, was der Ballwerfer über sich und seine Familie gesagt hat?*«

Auswertungsfokus: Gemeinsamkeiten und Unterschiede erfahren; gesunde Neugier wachrufen

Kritische Therapiesituationen: Ein Gruppenmitglied spielt nicht mit → Therapeut stützt anfänglich und konfrontiert nicht, sondern toleriert.

Ein Gruppenmitglied hat keine Hobbys, weil kein Geld, keine Zeit, alleinerziehend usw., fängt an zu lamentieren und sich darzustellen: nicht darauf einsteigen, freundlich unterbrechen und auf später verweisen, den Ball weiter werfen lassen.

G3 Speed-Dating – blitzschnell kennenlernen

Einsatzmöglichkeiten: Anfangsstadien der MFT, jedoch nicht als erste Übung; in späteren Phasen geeignet, über spezifische Themen kurz zu reflektieren

Ablauf: Gruppenteilnehmer, die in einem Innenkreis sitzen, werden jeweils von ihrem Gegenüber im Außenkreis bezüglich spezifischer Fragen oder Themen interviewt – in Zeiteinheiten von 20–30 oder 60 Sekunden – und dann umgekehrt: Innenkreis interviewt die im Außenkreis gegenüber sitzenden Personen. Danach stehen die im Außenkreis befindlichen Teilnehmer auf und gehen einen Platz nach links. Jeder beginnt dann, auf das Kommando des Therapeuten hin, sich mit seinem neuen Gegenüber auszutauschen.

Therapieziel: Eisbrecher; bringt Energie in die Runde; hilft Gruppenteilnehmern, sich schnell kennenzulernen – und auch konzentriert und fokussiert über ein bestimmtes Thema zu sprechen

Materialien: Stühle

Anweisung: *»Kennt einer von Ihnen Speed-Dating? Wir möchten so eine Art Speed-Dating mit Ihnen machen, so dass Sie sich alle ein bisschen schneller kennenlernen. Die Hälfte von Ihnen soll einen Innenkreis bilden, aber die Stühle sollen so gestellt werden, dass die darauf Sitzenden aus dem Kreis hinausblicken. Das heißt also, Sie müssen Ihre Rücken in den Kreis blicken lassen. Die andere Hälfte soll nun einen Außenkreis bilden, aber so, dass jeder ein Gegenüber im Innenkreis hat.* (Variation: Kinder können im Innenkreis sitzen, Erwachsene im Außenkreis.) *Stellen Sie also bitte Ihre Stühle so, dass jeder von Ihnen einem im Innenkreis gegenübersitzt. Jetzt wollen wir, dass jeder im Innenkreis seinen gegenübersitzenden Partner in den nächsten 20 Sekunden danach fragt, was er oder sie am liebsten isst. Auf die Plätze, fertig, los …«* (und nach 20 Sekunden:) *»Stopp – und jetzt umgekehrt, Außenkreis befragt Innenkreis – auch 20 Sekunden.«*

Variationen: Verschiedenste Fragen können gestellt werden, von nichtproblemorientierten Fragen (Hobbies, was man gestern Abend gemacht hat, Lieblingsfernsehserien) bis zu Themen, die dann 5 Minuten lang zwischen den jeweiligen Sprechpartnern diskutiert werden können (Erfahrungen mit intra- und extrafamiliärer Gewalt; Gefahren des Alkohols; was man macht, wenn man sich traurig fühlt).

Variante: Der Außenkreis kann einen Platz weiterrutschen, und die neuen Partner tauschen sich wiederum aus.

Auswertungsfokus: Was hat man über Andere herausgefunden? Was waren die populärsten Hobbies? Was wird am wenigsten gerne gegessen? Wie kommt man sonst ins Gespräch? Wie kann man das nicht sagen, was man nicht sagen will?

Kritische Situationen: Ungerade Zahlen, so dass einer keinen Ansprechpartner hat → Therapeut doppelt und spielt mit. Ein Teilnehmer will nicht aufstehen → überspringen.

G4 Seinen Platz finden

Einsatzmöglichkeiten: multikulturelle Familien, MFT-Anfangsstadien

Ablauf: Verschiedene Aufgaben werden gegeben, um die Unterschiede zwischen Gruppenteilnehmern zu beleuchten.

Therapieziel: sich Andere genau anschauen und sich demgemäß platzieren; tabuisierte Unterschiede thematisieren; Migrationsgeschichten und Wünsche austauschen

Materialien: keine, aber relativ großer Raum erforderlich

Anweisung: »*Wenn Sie sich umschauen und gegenseitig anschauen, dann werden Sie bemerken, das wir doch alle ganz unterschiedlich aussehen. Einige sind größer, andere kleiner. Vielleicht stellen Sie sich mal alle nach Ihrer Größe auf – die Längsten an der Ostseite des Raumes – und die Kleinsten auf der Westseite – bilden Sie eine Linie und messen Sie sich mit den Anderen …*« Nächste Runde: »*Und jetzt versuchen Sie, sich nach der Haarfarbe zu sortieren: die mit den hellsten Haaren an diesem Ende des Raumes – und die dunkelsten Haare hier auf den anderen Seite …*« (In weiteren Runden kann man auf Schuhgröße, Augenfarbe, Hautfarbe und andere Unterschiede fokussieren.)

»*Jetzt wollen wir, dass sich jeder von Ihnen genau da platziert, wo er oder sie geboren wurde. Nehmen wir mal an, hier in der Mitte des Raumes sind wir genau da, wo wir jetzt sind – nämlich in Stadt X. Wer ist hier oder hier ganz in der Nähe geboren? Und wer ist im Umkreis von etwa 100 km geboren? Stellen Sie sich in die richtige Himmelsrichtung – also z. B.: Das hier ist Süden, das Norden, das Westen und das Osten. Wenn Sie in Australien oder Afrika geboren wurden – dann stellen Sie sich eben ziemlich weit weg hier von der Mitte. Wenn Sie das gemacht haben, will ich dann jeden fragen, wo das war.*«

Nächste Runde: »*Jetzt wollen wir, dass Sie sich dort hinstellen, wo Ihr am weitesten von hier entfernt geborener Elternteil das Licht der Welt erblickte. Stellen Sie sich alle dementsprechend hin … und beobachten Sie, was sich hier alles im Zimmer so verändert … Und jetzt gehen wir noch eine Generation weiter zurück – denken Sie an*

Ihre Großeltern und stellen Sie sich dort hin, wo der am weitesten von hier entfernt geborene Großelternteil herkam. Gut ... und jetzt wollen wir mal eine Zeitreise machen und sehen, wo Sie alle in 30 Jahren leben – stellen Sie sich mal dahin, wo Sie dann am liebsten leben wollen ...«

Auswertungsfokus: »*Wie leicht oder schwer war es, sich gegenseitig genauestens zu beobachten, um Ihren richtigen Platz zu finden? Was haben Sie bemerkt, was sich da alles so bewegt hat – in Ihrer Generation und in denen vor Ihnen? Was wussten Sie und was nicht? Wen muss man fragen, um mehr über Familiengeschicht(ch)e(n) zu erfahren?*«

Kritische Therapiesituation: Jemand weiß nicht, wo er sich platzieren soll → Therapeut ermutigt andere Familien, ihm oder ihr zu helfen.

G5 Wie alles begann

Einsatzmöglichkeiten: bei der ersten Multifamiliensitzung

Ablauf: Eltern begeben sich gemeinsam mit einem der Therapeuten in den Innenkreis. Die Kinder (Jugendlichen) bleiben im Außenkreis. Nach der Gesprächsrunde der Eltern wechseln die Positionen. Die Kinder (Jugendlichen) kommen gemeinsam mit dem anderen Therapeuten in den Innenkreis und durchlaufen die gleiche Gesprächsrunde.

Therapieziel: Gegenseitiges Kennenlernen der störungsspezifischen Vorgeschichten – aus zwei verschiedenen Perspektiven, emotionale Entlastung durch Wahrnehmung von Gemeinsamkeiten und ähnlichen Problemen

Materialien: Stuhlkreise

Anweisung: *»Ich bitte jetzt die Eltern, mit mir in den Innenkreis zu kommen, die Kinder und mein Kollege bleiben mit im Außenkreis als stille Beobachter.«*

»Thema der Runde wird nun sein, wie aus Ihrem Erleben alles begann, was letztendlich zu der Vorstellung Ihres Kindes bei uns führte. Berichten Sie auch, wie sich das Familienleben dadurch verändert hat, wie sich Angehörige und Freunde verhalten haben und ob dies für Sie hilfreich ist. Was haben Sie bereits versucht, um das Problem in den Griff zu bekommen?«

»Ich bitte jetzt die Kinder, mit mir in den Innenkreis zu kommen, die Eltern und mein Kollege bleiben mit im Außenkreis als stille Beobachter ...«

Auswertungsfokus: Erkennen von ähnlichen Konfliktsituationen, ähnlichen Veränderungen im Familienleben; Wahrnehmung der unterschiedlichen Perspektiven (elterliches und kindliches Erleben der Problematik); Erleben von Entlastung und Entschuldung durch das Hören ähnlicher Erlebnisse

Kritische Therapiesituationen: Sehr belastete Eltern oder Kinder offenbaren sich, ohne dass die Gruppe sich kennt und diese emotional auffangen kann → Therapeut ermutigt andere Familien, ihre Geschichten zu erzählen, und sagt, dass er auf die belasteten Eltern später zurückkommt, wenn diese es möchten.

G6 Besondere Eigenschaften

Einsatzmöglichkeiten: Anfangsphase der MFT

Ablauf: Jedes Gruppenmitglied bekommt einen »Sticker«, auf den es verschiedene Eigenschaften und Charakteristika schreiben soll. Die Teilnehmer laufen dann herum und lesen, was andere geschrieben haben – und können sich darüber austauschen.

Therapieziel: zum schnellen Kennenlernen und Austausch

Materialien: »Sticker« oder kleine Zettel, die man sich leicht an die Kleidung kleben kann, Stifte (nicht zu klein schreiben lassen!)

> **Anweisung:** *»Wir möchten Sie bitten, dass jeder von Ihnen auf einen Sticker verschiedene Eigenschaften von sich schreibt. Heften Sie sich den Sticker an, laufen Sie alle dann herum und lesen Sie, was andere über sich geschrieben haben, und tauschen Sie sich bitte darüber aus.«*

Auswertungsfokus: *»Was haben Sie erfahren? Was war am überraschendsten? Wie akkurat kann man sich selbst beschreiben? Was für Eigenschaften werden Ihnen von anderen zugeschrieben, die Sie gar nicht haben? Wie kann man die Meinungen anderer ändern?«*

Kritische Therapiesituation: Teilnehmer kann nicht schreiben (Kinder, Migranten) → Eigenschaften können gemalt oder mimisch dargestellt werden.

G7 Lügendetektor

Einsatzmöglichkeiten: frühe Phase der MFT

Ablauf: Jede Person soll über sich eine Aussage machen, die wahr ist – und eine andere, die nicht wahr ist. Die Teilnehmer hören sich erst alle Aussagen an, bevor sie aufgefordert werden zu raten, was wahr und was unwahr ist.

Therapieziel: Sensibilisierung für non- oder paraverbale Signale

Materialien: keine

> **Anweisung:** »*Wir kennen uns nicht und wissen wenig voneinander. Wenn man neue Menschen kennenlernt, sagt man nicht unbedingt alles über sich und nicht immer die Wahrheit. Wir wollen Sie daher alle bitten, dass jeder jetzt eine Aussage macht, die wahr ist, und eine, die unwahr ist, ohne preiszugeben, was stimmt und was nicht stimmt. Verstellen Sie sich so, dass keiner sofort erkennt, was Wahrheit und was Lüge ist (Pokerface). Am Ende können wir dann alle herausfinden, ob wir gute Lügendetektoren sind und richtig raten, was wahr und was unwahr ist.*«

Auswertungsfokus: Wer hat das beste Pokerface? Wer kann am besten lügen? Wann soll man nicht alles über sich sagen? Soll man immer ehrlich sein? Wann sollen auch Kinder lügen?

Kritische Therapiesituationen: Jemand spielt nicht mit → tolerieren.

G8 Wer hat schon mal ...?

Einsatzmöglichkeiten: zu Anfang einer Sitzung oder als Einstieg nach einer Pause, bei Nachlassen der Konzentration

Ablauf: Alle Gruppenmitglieder stehen im Kreis. Eine Person geht in die Mitte und stellt eine Frage, die mit »*Wer hat schon mal ...*« beginnt. Die, die sich angesprochen fühlen, kommen dazu. Sie schlagen sich auf die Oberschenkel, klatschen in die Hände, deuten mit dem Zeigefinger auf die anderen im Kreis und bejubeln sich, indem sie »*super*« rufen.

Therapieziel: Abbau von Hemmungen, Mitteilungen über persönliche Dinge, Erlangen neuer Energie und Konzentration

Materialien: keine

Anweisung: »*Ich gehe jetzt in die Mitte des Kreises und stelle eine Frage. Diejenigen, die sich angesprochen fühlen und das auch schon mal getan haben, gesellen sich zu mir. Gleichzeitig schlägt sich jede/jeder zuerst auf die Oberschenkel, klatscht dann in die Hände, deutet mit dem Zeigefinger auf die anderen in der Mitte und ruft laut ›super‹.*« Beispiele für solche Sätze: »*Wer hat schon mal Spaghetti gekocht?*«, »*Wer hat schon mal eine Fünf in Mathe geschrieben?*«, »*Wer hat schon mal einen Kaugummi verschluckt?*«.

Auswertungsfokus: Lernerfahrung, dass es nicht »tragisch« ist, sich auch zu »peinlichen« Situationen zu bekennen; Übung zur Entlastung.

Kritische Therapiesituationen: Groteske oder obszöne Beispiele werden von Kindern gebracht → Therapeut fragt deren Eltern, was sie glauben, was andere Familien davon halten.

G9 Amöbenspiel

Einsatzmöglichkeiten: für Gruppen mit Vorschul- und Grundschulkindern; zu Anfang einer Sitzung oder als Einstieg nach einer Pause; bei Nachlassen der Konzentration, immer dann, wenn mit neuem Elan weitergearbeitet werden soll.

Ablauf: Alle laufen als »Ursuppe« durch den Raum. Treffen zwei Personen zusammen, spielen sie gemeinsam »Schere – Stein – Papier« (auch »Schnick – Schnack – Schnuck« genannt). Der Gewinner wird zur Amöbe und läuft *»möb, möb ...«* murmelnd durch den Raum, der Verlierer bleibt so lange »Ursuppe«, bis er bei erneutem Knobeln zur Amöbe wird. Die Amöben suchen sich, knobeln gegeneinander, und die Sieger steigen auf zu Fischen, die sich blubbernd mit Schwimmbewegungen durch den Raum schieben. Die Fische knobeln gegeneinander und entwickeln sich zu Affen, die, sich unter den Armen kratzend, fortbewegen. Nach erfolgreichem Knobeln werden die Affen zu Menschen, die sich hinsetzen und die restlichen Spieler beobachten dürfen. Das Spielende ist erreicht, wenn sich eine vorher bestimmte Anzahl von »Menschen« entwickelt hat.

Therapieziel: Abbau von Hemmungen, zusammen Spaß haben, zum Auflockern

Materialien: keine – oder aber ein »Spickzettel« für die Wand mit den Begriffen: Amöbe: möb, möb ...; Fisch: blubb, blubb ...; Affe: uh, uh ...; Mensch: setzen

> **Anweisung:** *»Wir machen jetzt einen Schnelldurchlauf durch die Evolution. Sie alle bewegen sich als ›Ursuppe‹ durch den Raum. Wenn Sie auf eine andere Person treffen, spielen Sie mit dieser ›Schnick – Schnack – Schnuck‹. Der Gewinner erreicht die nächste Stufe der Evolution, die Stufe der Amöben, die sich dann ›möb, möb‹ murmelnd durch den Raum fortbewegt. Die Amöbe muss sich wieder eine Amöbe suchen, mit der sie knobelt, um zum Fisch aufzusteigen. Die Fische werden zu Affen, die sich durch den Raum bewegen, ›uh, uh ...‹ rufen und sich dabei unter den Armen kratzen. Aus den Affen werden schließlich Menschen, die wieder ihren Platz einnehmen dürfen. Wenn 5* (vorher festlegen) *Menschen sitzen, ist das Spiel beendet.«*

Auswertungsfokus: »*Wie geht es Ihnen jetzt? War es schwer, derart albern zu sein? Hat es Ihnen Spaß gemacht? Haben sich alle an die Regeln gehalten?*«

Kritische Therapiesituationen: Teilnehmer schummelt und wird zu schnell zum Menschen → Gruppe wird gefragt, was die Vorteile sind, eine Amöbe oder ein anderes Tier zu bleiben.

G10 Rechts-links-Wechsel

Einsatzmöglichkeiten: zu Anfang einer Sitzung oder als Einstieg nach einer Pause, bei Nachlassen der Konzentration, immer dann, wenn mit neuem Elan weitergearbeitet werden soll

Ablauf: Alle sitzen im Kreis, es gibt keinen freien Stuhl. Die Namen der Anwesenden sollten (weitgehend) bekannt sein oder erfragt werden. Ein Spieler steht in der Mitte des Sitzkreises, deutet auf einen Sitzenden und sagt *»rechts«* oder *»links«*. Der Angesprochene nennt den Namen des rechten beziehungsweise linken Nachbars. Kann er nicht antworten, muss er in die Mitte gehen, und der Fragende darf sich setzen. Beim Kommando *»Wechsel«* müssen alle die Plätze tauschen. Wer übrig bleibt, muss in die Mitte.

Therapieziel: Abbau von Hemmungen, Festigung der Merkfähigkeit von Namen, zusammen Spaß haben, Erlangen neuer Energie und Konzentration

Materialien: keine

> **Anweisung:** *»Ich möchte, dass Sie im Kreis sitzen und sich die Namen Ihres direkten Nachbarn oder ihrer direkten Nachbarin einprägen. Ich stehe in der Mitte und werde immer einen/eine von Ihnen nach dem Namen des rechten oder linken Nachbarn bzw. der Nachbarin fragen. Nennen Sie mir schnell den richtigen Namen, muss ich jemand anderen fragen. Wissen Sie den Namen nicht, müssen Sie in die Mitte. Rufe ich ›Wechsel‹, müssen alle die Plätze tauschen, und derjenige/diejenige, der/die keinen Platz ergattert, muss in die Mitte.«*

Auswertungsfokus: *»Fiel es Ihnen schwer, den richtigen Namen zu erinnern? Wie war es, in der Mitte zu stehen? Waren Sie lieber im Kreis oder lieber in der Mitte?«*

Kritische Therapiesituationen: Einer ist immer zu langsam → das Ganze in Zeitlupe noch einmal.

G11 Besuch der Außerirdischen

Einsatzmöglichkeiten: zu Anfang einer Sitzung oder als Einstieg nach einer Pause, bei Nachlassen der Konzentration

Ablauf: Alle gehen durch den Raum und suchen sich ein Gegenüber, das sie persönlich begrüßen. Die Art der Begrüßung ist der Phantasie überlassen: je lustiger und/oder ausgefallener, desto besser. Es sollen möglichst viele andere »Außerirdische« begrüßt werden.

Therapieziel: Abbau von Hemmungen, zusammen Spaß haben, Erlangen neuer Energie und Konzentration

Materialien: keine

> **Anweisung:** *»Stellen Sie sich vor, Sie kommen von einem anderen Stern, wo man sich völlig anders als hier auf Erden begrüßt. Die Andersartigkeit kann durch die Geste, die Sprache, die Bewegungen ausgedrückt werden. Wie Sie die anderen ›Aliens‹ begrüßen, ist also ganz Ihnen selbst überlassen. Gehen Sie nun durch den Raum, suchen Sie sich einen anderen Außerirdischen oder eine andere Außerirdische, begrüßen Sie ihn/sie nach Ihrer Alienart, und gehen Sie dann weiter zur nächsten Person und begrüßen Sie diese.«*

Auswertungsfokus: *»Wie geht es Ihnen jetzt? War es schwer, derart albern zu sein? Hat es Ihnen Spaß gemacht? Welche Alienbegrüßung hat Ihnen am besten gefallen?«*

Kritische Therapiesituationen: Ein Teilnehmer ist zu schüchtern → lebhaftes Kind einer anderen Familie soll ihn begleiten und »doppeln«.

G12 Fallschirmspiel

Einsatzmöglichkeiten: zu Anfang einer Sitzung oder als Einstieg nach einer Pause, bei Nachlassen der Konzentration

Ablauf: Alle Gruppenmitglieder halten mit beiden Händen ein großes Schwungtuch und beginnen damit, es gemeinsam zum Schwingen zu bringen.

Nach unterschiedlichen Anweisungen wechseln die Betroffenen möglichst schnell die Plätze, indem sie unter dem schwingenden Tuch hindurchlaufen.

Therapieziel: Abbau von Hemmungen, erste Mitteilungen über persönliche Dinge, Erlangen neuer Energie und Konzentration, Spaß und gemeinsame Freude haben

Materialien: ein großes Schwungtuch mit einem Durchmesser zwischen drei und sieben Metern, je nach Gruppengröße

> **Anweisung:** Alle Anwesenden stellen sich ans Tuch, fassen es gemeinsam an und bringen es zum Schwingen. Jemand sagt einen Satz und die, die sich angesprochen fühlen, tauschen dann die Plätze, indem sie unter dem Tuch durchlaufen. Danach darf der nächste einen Satz reinrufen, z. B.: *»Alle, die im April Geburtstag haben«, »Alle, die einen großen Bruder haben«, »Alle, die einen Hund besitzen«* – wer hat weitere Ideen?

Auswertungsfokus: Gemeinsamkeiten und Unterschiede erfahren, wohlwollende Neugier wachrufen

Kritische Therapiesituationen: körperlich behinderter Teilnehmer → als Kameramann einsetzen

G13 Kreisspiel

Einsatzmöglichkeiten: unspezifisch, in der Anfangsphase

Ablauf: Alle Gruppenmitglieder haken sich zu einem engen Kreis ein. Einzeln wird jeder Teilnehmer nacheinander aufgefordert, in den Kreis einzubrechen, und die Gruppe soll das verhindern. In einer zweiten Version soll jeder Teilnehmer aus dem Kreis ausbrechen, ebenfalls gegen den Widerstand der Gruppe.

Therapieziel: Gruppenkohäsion und Selbstbehauptung; Experimentieren mit körperlicher Durchsetzungsfähigkeit

Materialien: keine

> **Anweisung:** *»Bitte stellen Sie sich alle in einen Kreis und haken sich ein, sodass keine Lücke entsteht, mit Blick nach innen. Einer von Ihnen, z. B. du, Hans, kommst aus dem Kreis jetzt heraus, der Kreis schließt sich wieder und du, Hans, versuchst jetzt, eine Lücke zu finden oder sie zu schaffen, weil du unbedingt in die Mitte reinkommen willst. Du kannst alle Tricks benutzen, aber niemandem wehtun.«*

Variante: aus dem Kreis ausbrechen

Auswertungsfokus: Kann man sich in eine Gemeinschaft eingliedern? Kann man sich untereinander festhalten? Kann ich mich gegen eine Gemeinschaft behaupten? Welche Tricks kann (und darf) man benutzen (z. B. Worte, Kitzeln, Humor), um sich durchzusetzen?

Kritische Therapiesituationen:

- Unangemessener körperlicher Krafteinsatz → Blitzlicht: was ist akzeptabel und was nicht?
- Gehemmter Teilnehmer → Unterstützung: *»Wer könnte dir jetzt dabei helfen, in den Kreis reinzukommen, dein Vater oder ein anderes Kind?«*

G14 Märchenwelt

Einsatzmöglichkeiten: alle Altersstufen und Störungsbilder

Ablauf: Gestalten einer Maske bzw. Aussuchen der Verkleidung, Entwicklung einer Geschichte/eines Märchens, in dem alle Teilnehmer vorkommen; Videoaufnahme, dann gemeinsames Ansehen und Auswerten des Videos

Therapieziele: Erfahrbarmachen der Visionen und Träume der einzelnen Familienmitglieder und deren Nutzung deren im Therapieprozess als Ressourcen. Wer übernimmt Verantwortung, dass der Zeitplan eingehalten wird, wer hält Struktur aufrecht? Fördert Gruppenzusammenhalt, zwingt Familien, gemeinsam zu arbeiten; gutes Modell für längere Zusammenarbeit an einem Projekt

Materialien:
Version 1: Verkleidungskiste
Version 2: Papier, Farben, Klebstoff, Scheren, verschiedene Materialien zum Verzieren

> **Anweisung:** »*Welche Figur wollten Sie schon immer einmal sein/spielen. Gestalten Sie eine Maske/Verkleidung, die diese Figur wiedergibt. Stellen Sie sich in der Gruppe mit Ihrer neuen Rolle kurz vor. Die Gruppe hat 45 Minuten Zeit, eine Geschichte zu erfinden, in der alle Rollen vorkommen. Dann wird das Stück aufgeführt.*«

Auswertungsfokus: Wer hat welche Rolle warum gewählt? Wie wurde das gemeinsame Entwickeln und Spielen erlebt? Was ist besonders gut gelungen, was ist schiefgegangen?

Kritische Therapiesituationen: Je nach Alter der Teilnehmer kann diese Übung über mehrere Termine aufgeteilt werden.

G15 Eingefrorene Gefühlsstatuen

Einsatzmöglichkeiten: unspezifisch

Ablauf: Jeder Teilnehmer stellt einen »Snapshot«.

Therapieziel: Darstellung und Erkennen von verschiedenen Gefühlen, in sich selbst und in anderen, Anregung zum Mentalisieren

Materialien: Flipchart, u. U. Digitalkamera

Anweisung: »*Wer hier kann ein paar Gefühle nennen ...* (Teilnehmer werden aufgefordert, Gefühle laut auszurufen, Therapeut schreibt sie an das Flipchart.) *Wie sieht das aus, wenn Sie glücklich sind, und wie, wenn man traurig ist, und wie, wenn man wütend ist und sich aggressiv fühlt? Zeigen Sie das und frieren Sie es kurz in Ihrem Gesicht und Körper ein ... Schauen Sie sich gegenseitig an – so unterschiedlich kann Traurigkeit ausschauen ...*«

Variante: »*Und ich mache ganz schnell ein Foto von jeder Statue, sodass wir uns das anschließend anschauen können.*«

Auswertungsfokus: Wie kann man unterschiedliche Gefühle ausdrücken? Wie kann man wissen, wie andere sich fühlen? Kann man Gefühle vortäuschen?

Variante: gemeinsames Anschauen der Photos; nachfragen, wann der Betroffene das letzte Mal solche Gefühle gehabt hat

Kritische Therapiesituationen: überschießende emotionale Reaktionen → Therapeut dämpft mit der Hilfe von anderen Teilnehmern

G16 Gefühlsmalerei

Einsatzmöglichkeiten: unspezifisch

Ablauf: Körperumriss von jedem Gruppenmitglied; jeder Teilnehmer malt seine Gefühle hinein und markiert, wo sie lokalisiert sind.

Therapieziel: Emotionen bewusstmachen und Gefühle visualisieren; anregen zum Mentalisieren

Materialien: Tapetenrolle, Buntstifte

> **Anweisung:** »*Wir alle haben viele Gefühle und Emotionen. Manchmal wissen wir, was wir wo fühlen – und manchmal nicht. Wir schlagen vor, dass sich jeder nacheinander auf das Tapetenpapier legt und wir dann gegenseitig die Körperumrisse malen. Dann bekommt jeder sein Bild und malt seine Gefühle in den eigenen Körper, mit unterschiedlichen Farben, Stärken und Ausmaßen und an den verschiedensten Stellen.*«

Auswertungsfokus: Vergleich der unterschiedlichen Gefühlslagen bei verschiedenen Menschen. Was macht man, um ungewollte oder unangenehme Gefühle zu verlagern? Was verstärkt und vermindert störende und angenehme Gefühle?

Kritische Therapiesituationen: Gefühlsüberflutungen → andere Familien als Experten hinzuziehen und über Resonanzen sprechen.

G17 Gruppenstärketier

Einsatzmöglichkeiten: nach den ersten MFT-Sitzungen

Ablauf: Alle Familien erstellen gemeinsam ein Riesenbild, das die besonderen Stärken der Gruppe symbolisiert.

Therapieziel: Gruppenkohäsion fördern

Materialien: großes Blatt Papier, Farbstifte

> **Anweisung:** »*Wir möchten Sie bitten, als Gruppe ein Tier zu malen, das die Stärke dieser Multifamiliengruppe zeigt. Am besten einigen Sie sich, wie das Tier aussehen soll und wer womit anfängt. Zum Beispiel: Ihr könntet mit den Füßen anfangen, ihr mit dem Schwanz und ihr mit dem Kopf.*«

Auswertungsfokus: »*Was sind die Stärken der Gruppe? Wie haben Sie sich geeinigt? Worauf konnten Sie sich nicht einigen? Was müsste geschehen, damit das Tier noch stärker wird?*«

Kritische Therapiesituationen: Meinungsverschiedenheiten → alternatives Tier malen

G18 Tierfamilien im Zauberwald

Einsatzmöglichkeiten: Multiproblemfamilien, in der Anfangsphase

Ablauf: Familien werden angehalten, sich in einem imaginären Wald spielerisch in Tiere zu verwandeln.

Therapieziel: Erfahrung von Nähe und Fürsorge im spielerischen Kontext; Förderung von intra- und interfamiliärer Kohäsion

Materialien: Topfpflanzen, Äste, Blätter, selbst gemalte Bäume, Decken

> **Anweisung:** »*Stellen Sie sich vor, dass Sie alle Tiere sind und zusammen in einem Zauberwald wohnen. Hier ist alles so friedlich, und jeder kann mit jedem gut zusammenleben. Welches Tier möchten Sie sein? Rehe, Elefanten, Maulwürfe, Mäuse, Vögel, Schlangen, Löwen? Jede Familie soll für sich selbst entscheiden, was für eine Tierfamilie sie sein möchte – oder ob jeder ein anderes Tier sein will. Bauen Sie sich Ihr Nest oder Gehege, und machen Sie es sich im Zauberwald bequem.*«
>
> Variante: Waldbrand »*Jetzt brennt der Wald ... da können sich die Tierfamilien untereinander helfen ...*«

Auswertungsfokus: »*Wie haben Sie sich in der Tierfamilie gefühlt? Was war anders als sonst? Wie sind Sie mit anderen Tierfamilien ausgekommen? Was geschah beim Waldbrand?*«

Kritische Therapiesituationen: Schwierigkeiten mit Nähe und Regression → ad hoc kurzes Einzelgespräch, um Resonanzen (mit Erlebnissen aus der Vergangenheit) zu besprechen (»*Was hat das bei Ihnen ausgelöst, was geht im Augenblick in Ihnen vor?*«)

G19 Königreich

Einsatzmöglichkeiten: Multiproblemfamilien in der Anfangsphase

Ablauf: Familien gestalten ein Königreich, in dem jeder seine eigene Rolle findet.

Therapieziel: Transparenz der Rollenverteilung; Arbeit mit Hierarchien; Anregung zur Rollenveränderung

Materialien: Pappmaschee, Hüte, Kronen, Statussymbole

> **Anweisung:** *»Stellen Sie sich vor, Sie leben in einem fernen Königreich. Besprechen Sie gemeinsam, wer wer in Ihrem Reich ist – König und Königin, Prinz und Prinzessin, Zofe, Diener, Magd, Hofnarr, Ritter, Baumeister, Bauer, Handwerker, Kaufmann etc. Wenn Sie sich geeinigt haben, malt jeder seine Figur und schmückt sie so, wie er will. Versuchen Sie, ein Königreich zu gestalten, in dem alles perfekt funktioniert und jeder seine Rolle gefunden hat.«*

Auswertungsfokus: *»Sind alle mit ihren Rollen zufrieden? Wer will eine andere Rolle haben? Wie kann man Rollen tauschen?«*

Kritische Therapiesituationen: Aufstand gegen die Mächtigen → spielen lassen. Familien sollen »Law and Order« wiederherstellen.

G20 Robinson Crusoe

Einsatzmöglichkeiten: unspezifisch, in der Anfangsphase

Ablauf: Nach Schiffbruch kommen die Familien auf einer einsamen Insel an und müssen lernen zu überleben.

Therapieziele: Experimentieren mit intra- und interfamiliärer Rollenzuteilung in Krisensituationen

Materialien: improvisiertes Rettungsboot, improvisierte menschenleere Insel

Anweisung: *»Stellen Sie sich vor, Sie sind alle auf einem Kreuzfahrtschiff unterwegs. Das Schiff läuft auf Grund, und alle Passagiere retten sich auf eine einsame Insel. Kapitän und Bordpersonal bleiben auf dem sinkenden Schiff, so müssen sich die Familien selbst helfen. Es gibt nur ein kleines Rettungsboot, in das alle Familien rein müssen, aber nicht reinpassen ... Was machen Sie? Und was machen Sie, wenn Sie auf der Insel ankommen? Bitte spielen Sie beide Situationen durch.«*

Auswertungsfokus: Wie hat sich jede Familie organisiert? Wie haben die Familien zusammengearbeitet? Wie werden Rollen zugeteilt? Wie wird in chaotischen Situationen Struktur geschaffen?

Kritische Therapiesituationen: Gruppe verliert sich im Chaos → Blitzlicht: *»Was wird passieren, wenn Sie so weitermachen? Wie viele werden noch ertrinken oder verhungern?«*

G21 Blindes Vertrauen – Blindekuh

Einsatzmöglichkeiten: Frühphase der MFT

Ablauf: Eltern verbinden zuerst ihren Kindern die Augen und führen sie dann durch ein Zimmer oder einen Garten, in dem Hindernisse aufgebaut sind, die es erforderlich machen, dass jeweils ein Elternteil das Kind sicher durch die Gefahrenzone navigiert. Dann führt der andere Elternteil das Kind, bei Alleinerziehenden gleiche Rollen beibehalten. Anschließend führen die Kinder ein Elternteil nach dem anderen. Führender lenkt hinter dem Rücken, indem er den »Blinden« an den Oberarmen, an den Schultern oder an der Taille hält (sicher oder unsicher?). Bei der Übung nicht sprechen!

Therapieziel: Themen wie »blindes Vertrauen« ansprechen

Materialien: Augenbinden, Hindernisse

> **Anweisung:** »*Wir wollen mal auskundschaften, wie das mit dem Vertrauen untereinander so ist – und auf wen man sich verlassen kann. Wir fangen so an, dass die Kinder ihren Eltern die Augen verbinden und sie dann durch den Raum oder Garten lotsen. Da sind allerdings Hindernisse aufgebaut, und das heißt, dass der/die Geführte dem ›Piloten‹ vertrauen muss. Der Führende lenkt den ›Blinden‹ mit beiden Händen am Rücken des ›Blinden‹. Ich bitte Sie, dabei nicht zu sprechen. Sie verständigen sich nur über die Hände des Führenden und den Rücken des ›Blinden‹. Später machen wir das dann umgekehrt.*«
>
> Variante: Über Kreuz arbeiten – Kind einer Familie führt Elternteil einer anderen

Auswertungsfokus: Wem kann man vertrauen und wem nicht? Fühlte man sich sicher? An die Eltern: »*Hätten Sie erwartet, dass Sie so sicher von Ihrem Kind geführt werden?*« »*Was war sicherer – vom Vater oder der Mutter geführt zu werden?*« »*War es leichter mit der eigenen Familie als mit einer anderen? Warum?*«

Kritische Therapiesituationen:

- Geführter gerät in Panik → Therapeut befragt ihn/sie nach seinen/ihren Ängsten. In solchen Fällen doch miteinander reden lassen.

- Geführter Vater stößt an und reagiert gekränkt → mit beiden reden. Meist können Kinder bei korpulenten Vätern, wenn sie direkt hinter ihnen gehen, die Hindernisse nicht richtig sehen. Wiederholen, Paar begleiten und Kind seitwärts an dem Vater vorbeisehen lassen.
- Kind lässt Elternteil absichtlich in Hindernisse rennen →
  1. Besprechen, zur erfolgreichen Wiederholung anregen und beide begleiten
  2. Kind von anderer Familie soll probieren, ob er ein sicherer Pilot für diesen Elternteil ist. Mit erstem Kind Paar begleiten und dann »supervidiert« vom zweiten Kind wiederholen lassen.

G22 Überraschungsgeburtstagsparty

Einsatzmöglichkeiten: bei unstrukturierten Familien

Ablauf: Familien sollen sich zusammentun und eine Überraschungsgeburtstagsparty für ein Kind oder einen Erwachsenen vorbereiten.

Therapieziel: Spontanes Handeln und Improvisieren fördern

Materialien: Kerzen und andere Geburtstagsutensilien, die sich Eltern und Kinder ausdenken und symbolisch repräsentieren können

> **Anweisung:** *»Nehmen Sie mal an, dass Sie gerade vor ein paar Minuten herausgefunden haben, dass eines von den Gruppenmitgliedern heute Geburtstag hat – und Sie alle wollen dem Geburtstagskind eine Überraschung machen: eine improvisierte Party. Sie haben genau 20 Minuten Zeit, sich auszudenken, wie diese nun ablaufen soll. Wer will das Geburtstagskind sein? Du? Dann musst du aber in ein anderes Zimmer gehen, so dass du nichts von den Vorbereitungen mitbekommst und dann auch so richtig überrascht bist.«*

Auswertungsfokus: Wer plant was? Wer nimmt welche Rolle ein? Wie arbeiten die Familien miteinander? Wie wichtig sind Geschenke? Wie weiß man, dass sich das Kind (der Elternteil) auch wirklich gefreut hat? Wie oft gibt es positive Überraschungen im Leben? Wie kann man kleine Überraschungen im Alltag machen?

Kritische Therapiesituationen: Familienmitglieder des »Geburtstagskinds« sind negativ und destruktiv → »Adoptiveltern« spielen deren Rollen.

G23 Dirigent im Mehrfamilienorchester

Einsatzmöglichkeiten: unspezifisch

Ablauf: Alle bis auf einen Teilnehmer bilden das Orchester und werden aufgefordert, den Anweisungen des Dirigenten zu folgen. Der Dirigent entwickelt Musik nach seinen Vorstellungen und setzt sie mit dem Orchester um. Anschließend kann die Zufriedenheit mit dem Dirigenten diskutiert werden (zirkulär), und das Orchester beschreibt, wie der Dirigent seine Musik der Gruppe vermittelt hat. Was ist ihm gut gelungen, was hätte er anders machen können? Eventuell diese Passagen wiederholen lassen mit einem Berater aus der Gruppe.

Therapieziele: Erleben von Zusammenarbeit in unterschiedlichen Rollen, führen und geführt werden; klare Absprachen und Ansagen üben

Materialien: verschiedene Instrumente

Anweisung: *»Sie alle bilden heute ein Orchester, und Sie werden unter unterschiedlichen Dirigenten arbeiten. Diese sind dafür verantwortlich, dass eine Musik nach ihren Vorstellungen entsteht. Der Dirigent verteilt die Instrumente und bestimmt, was und wie mit diesen gespielt wird.«*

Später: Diskussion; wie hoch war die Zufriendenheit mit der Musik? Und mit den Anleitungen vom Dirigenten? Wie hat das Orchester mit dem Dirigenten zusammengearbeitet? Und wie hat das Orchester überhaupt funktioniert?

Auswertungsfokus: Wie habe ich meine Wünsche vermittelt? Was hat geklappt und was nicht? Wie war der Dirigent? Hat das Orchester ihm geholfen oder hat es ihm das Leben schwer gemacht?

Kritische Therapiesituationen: Überforderung des Dirigenten, der sich als inkompetent erlebt → Hilfe durch Kinder und die Eltern anregen

G24 Holländische Nackenmassage

Einsatzmöglichkeiten: Nicht in einer sehr frühen Phase; Übung für die Eltern, Kinder werden vom anderen Therapeuten im Nebenraum beschäftigt oder beobachten still; für Familien, die erschöpft sind, aber normalerweise gut zusammenarbeiten

Ablauf: Die Hälfte der Eltern sitzt in einem Innenkreis mit dem Blick nach innen. Die anderen stellen sich hinter die im Innenkreis Sitzenden – auf diese Weise hat jeder einen »Masseur« hinter sich stehen. Die »Klienten« schließen die Augen und lassen sich ihren Nacken für 2 Minuten massieren, ohne dass miteinander geredet wird. (Wechsel genau zeitlich ansagen). Danach geht jeder Masseur nach links zum nächsten Klienten – ohne dass diese die Augen öffnen. Später werden umgekehrt die Masseure zu Klienten.

Therapieziel: Entspannung mit einfachen »Mitteln« erfahren; Vertrauen aufbauen, mit nonverbalem Feedback umgehen

Materialien: Stühle

> **Anweisung:** *»Alle haben heute hart gearbeitet – wie schön wäre es, wenn wir hier ein Wellnesszentrum aufbauen könnten. Wir schlagen vor, dass wir das hier machen – die Hälfte von Ihnen formt bitte einen Innenkreis, mit dem Blick in den Kreis hinein. Sie möchten sich vom Personal des Wellnesszentrums verwöhnen lassen – das Personal sind all diejenigen, die bisher nicht im Kreis sitzen. Jeder von Ihnen stellt sich bitte hinter einen ›Klienten‹. Diese machen die Augen zu und konzentrieren sich auf die Nackenmassage, die sie gleich bekommen werden. Bitte massieren Sie vorsichtig und mit viel Einfühlungsvermögen den Nacken Ihres Klienten. Das Ziel ist, dass Ihr Klient sich wohlfühlt – und wenn er oder sie signalisiert, dass es zu viel oder zu wenig ist, dann gehen Sie bitte darauf ein. Es sollen keine Worte gewechselt werden – und nach 2 Minuten geht's weiter, mit dem nächsten Klienten auf dem Stuhl links vom aktuellen Klienten.«*

Auswertungsfokus: Wie leicht ist es, sich »behandeln« zu lassen? Kann ich entspannen? Was waren die Unterschiede zwischen den verschiedenen Klienten und Masseuren? War es möglich, zu signalisieren, wenn man »zu viel« oder »genug« hatte? Hat der Masseur das Signal beachtet?

Multifamilientherapie ist anstrengend; Eltern sollen auch in der MFT-Zeit etwas Gutes für sich tun.

Kritische Therapiesituationen: Masseur zu grob und kann das Feedback nicht verstehen → Therapeut stoppt Massage und konsultiert andere Masseure, was sie vorschlagen würden.

G25 Tauziehen

Einsatzmöglichkeiten: bei Familien mit internen Machtkämpfen

Ablauf: Es werden 2 Teams gebildet – eine Person ist Schiedsrichter.

Therapieziel: Überschüssige Energie loswerden, zwischen Spiel und Ernst unterscheiden

Materialien: starkes Tau, etwa 10 m lang

Anweisung: *»Hier gibt es einige Kinder, die scheinen zu viel Energie zu haben. Mal sehen, was wir da machen können – wie wäre es mit Tauziehen? Alle Kinder bitte hier auf diese Seite – und die Erwachsenen auf die andere ... mal sehen, wer hier der Stärkste ist ... Und später wollen wir gemischte Teams bilden – dann können die beiden Team-Kapitäne sich ihre eigenen Teams zusammenstellen. Wir brauchen auch einen Schiedsrichter, der darauf aufpasst, dass alles gerecht zugeht.«*

Auswertungsfokus: Wo hört der Spaß auf – und wo wird es ernst? Können – sollen – Eltern auch mal verlieren? Wann soll man die Schwächeren gewinnen lassen? Wie ging die Teamarbeit vonstatten?

Kritische Therapiesituationen: Das Spiel wird zu heftig und körperlich gefährlich → Schiedsrichter wird eingeschaltet und mag sich dann Rat bei anderen Gruppenteilnehmern holen.

G26 Anonyme Briefe

Einsatzmöglichkeiten: unspezifisch, bei tragfähiger, wohlwollender Gruppenatmosphäre

Ablauf: Alle Gruppenteilnehmer schreiben auf ein Blatt Vor- und Zunamen aller Gruppenteilnehmer, einschließlich ihrer eigenen. Zur Anonymisierung sollen sie mit verstellter Schrift schreiben und hinter jedem Namen, einschließlich des eigenen, eine liebevolle, konstruktive Kritik, einen Hinweis, eine Aufforderung oder ein Lob formulieren. Die anonymen Briefe werden vom Therapeuten eingesammelt und dann »blind« verteilt. Sollte jedoch ein Gruppenmitglied seinen eigenen Brief erhalten, so soll er diesen unauffällig mit jemand anderem tauschen. Anschließend lesen alle die in ihrem Brief stehenden Eintragungen zum jeweiligen Teilnehmer vor.

Therapieziel: mit Tabus umgehen lernen

Materialien: Schreibutensilien

> **Anweisung:** *»Sie kennen sich jetzt einige Wochen. Bitte schreiben Sie hinter den Namen jedes Gruppenmitglieds, einschließlich Ihres eigenen, eine Beobachtung, eine konstruktive Kritik, ein Lob oder eine Aufmunterung. Es soll eine persönliche Äußerung von Ihnen sein, die Sie demjenigen mit auf den Weg geben möchten. Bitte denken Sie daran, Ihre Schrift so zu verstellen, dass es anonym bleibt und niemand Sie an der Schrift erkennt.«*

Auswertungsfokus: Was ist neu für wen? Was kann man offen sagen, was nicht? Warum ist das so?

Kritische Therapiesituationen:

- Teilnehmer sind des Lesens und Schreibens unkundig → Therapeuten helfen den Betroffenen beim Aufschreiben und Vorlesen.
- Bloßstellung eines Gruppenmitglieds → Therapeut sucht mit metaphorischem »Vergrößerungsglas« nach Stärken.

G27 Gemeinsame Mahlzeiten

Einsatzmöglichkeiten: unspezifisch

Ablauf: Familien bereiten gemeinschaftlich Mahlzeiten vor und nehmen sie dann ein. Alle essen an einer großen Tafel, sodass Gespräche und Beobachtungen möglich sind. Das Essen kann

a) von jeder Familie selbst mitgebracht und zubereitet werden,
b) zentral von der Institution bereitgestellt werden oder
c) von der Großgruppe geplant und zubereitet werden.

Therapieziele: gemeinschaftliche Planung und Treffen von Entscheidungen; Experimentieren mit Kontrolle und Konsequenzen; Verbesserung von Gruppenkohäsion und -atmosphäre; Überdenken von Essgewohnheiten und -interaktionen

Materialien: Essenszutaten; große Tafel

> **Anweisung:** *»Sie haben jetzt eine Stunde Zeit, das Mittagessen vorzubereiten, zu essen und dann aufzuräumen. Wir überlassen es Ihnen zu bestimmen, wie viel und was Ihre Kinder essen sollen. Bitte stellen Sie die Portionen so zusammen, wie Sie es als richtig und gesund empfinden. Wir essen nicht mit, sind aber dabei.«*

Auswertungsfokus:

- bei essgestörten Jugendlichen: *»Frau Holtz, meinen Sie, dass die Portion für Ihr Kind ausreicht, um das Gewicht zu verbessern? Was meinen die anderen Mütter? Und wie ist es mit den Vätern?*
  Was würden Sie, Frau Bach, raten, was würden Sie tun? Wie groß wäre die Portion für ein gesundes Kind?
  Ich sehe, dass Sie Ihrem Kind erlaubt haben, nur ein Viertel von der vorgegebenen Mahlzeit zu essen. Ist es o. k., dass Ihr Mann Ihrer Tochter den Rest abnimmt? Was meinen die anderen dazu?«
- bei »chaotischen« Multiproblemfamilien: *»Sie haben jetzt eine Stunde gebraucht, und das Essen steht immer noch nicht auf dem Tisch, Ihre Kinder werden zunehmend unruhig. Ist das o. k.? Wenn nicht, wie könnten Sie jetzt schnell fertig werden? Können und sollen Ihnen andere hier helfen? Was wären die Vor- und Nachteile dabei? Wer von den Anwesenden hat irgendwelche Ideen?«*

- bei multikulturellem Klientel: »*Können alle Familien hier eine Gemeinschaftsmahlzeit vorbereiten? Vielleicht am Mittwoch nächster Woche, und jede Familie bringt einen Gang oder eine spezifische Zutat mit – etwas, was Sie aus Ihrer Heimat kennen? Können Sie miteinander ins Gespräch kommen, wer was macht?*«
- Und beim Kochen: »*Einige von uns erinnern sich noch an die Zeiten, als wir mit unserer Großmutter in der Küche waren und sie beim Kochen so tolle Geschichten erzählt hat. Wem von Ihnen fällt dazu noch etwas ein – Geschichten aus Ihrer Heimat zum Beispiel?*«

Kritische Therapiesituationen: Essensverweigerung → intensivierende Gespräche über die Konsequenzen von Nichtessen

G28 Ausflüge

Einsatzmöglichkeiten: unspezifisch

Ablauf: Die Familien planen einen Ausflug (Zoo, Einkaufszentrum, Jahrmarkt, Gemäldegalerie).

Therapieziel: Gruppenkohäsion fördern; Elternkompetenzen erweitern

Materialien: Fahrscheine, Picknick

> **Anweisung:** *»Bei diesem Ausflug ist jede Familie selbstverantwortlich, d. h., die Eltern sind für ihre Kinder und deren Versorgung und Sicherheit zuständig. Bringen Sie genug Geld und auch genug zum Essen mit. Es ist auch wichtig, dass alle angemessene Kleidung tragen.«*

Auswertungsfokus: Was waren die schwierigen Situationen? Wie haben die verschiedenen Familien diese bewältigt? Wie sind die Familien miteinander ausgekommen? Wie ist man mit Meinungsverschiedenheiten umgegangen?

Kritische Therapiesituationen: Kinder begeben sich in riskante Situationen (Verkehr, zutraulich gegenüber fremden Menschen) → Eltern werden nach dem 5-Schritte-Modell auf das Risiko angesprochen und angeleitet, es sofort zu verringern.

G29 Erinnerungsbüchlein

Einsatzmöglichkeiten: Gegen Ende der MFT-Gruppe, wenn eine Familie die Gruppe verlässt.

Ablauf: Alle noch in der Gruppe verbleibenden Mitglieder bekommen ein bis zwei DIN-A4-Bögen (buntes) Papier mit nach Hause mit der Bitte, diese für die zu verabschiedende Familie zur Erinnerung an die gemeinsame MFT-Zeit zu gestalten.

Therapieziel: Jede Familie soll überlegen, was sie mit der scheidenden Familie verbunden hat, was sie an ihr geschätzt hat, was sie ihr für die Zukunft noch mitgeben will, und das aufschreiben, malen oder anderweitig gestalten.

Materialien: DIN-A4-Bögen, eventuell farbig; Sichthüllen; anschließend können alle Beiträge mithilfe einer Klemmschiene zu einem kleinen Büchlein zusammengefasst werden.

> **Anweisung:** Das Ziel erklären; die Gestaltung und den Inhalt den einzelnen Familien freistellen.

Auswertungsfokus: Kein allgemeiner Auswertungsfokus; die Familie, die die Gruppe verlässt, widmet sich erfahrungsgemäß auch erst zuhause der intensiven Lektüre des Erinnerungsbüchleins.

Kritische Therapiesituationen: Familien leisten keinen Beitrag → akzeptieren, aber fragen, wie es ihnen ginge, wenn eine Familie nichts über sie schriebe.

G30 Zeitstrahl

Einsatzmöglichkeiten: gegen Ende einer Gruppe, die über lange Zeit miteinander gearbeitet hat, oder wenn eine Familie ausscheidet

Ablauf: Ein dickes Tau wird in die Mitte der Teilnehmenden gelegt. Es symbolisiert den Zeitraum vom Beginn in der MFT-Gruppe bis zu deren Beendigung. Die Therapeuten stellen der zu verabschiedenden Familie eine Kiste mit verschiedenen Symbolen (je verschiedener, desto besser) zur Verfügung und führen und begleiten sie auf ihrem zurückgelegten Weg.

Therapieziel: Bewusste Erinnerung und Wertschätzung des Erlebten, Erlernten und Geleisteten der Familie → das alles haben wir gemeinsam als Familie »geschafft«.

Materialien: dickes Seil oder Tau als zurückgelegten Weg, verschiedene Figuren oder Dinge zur symbolhaften Darstellung von Ereignissen und wichtigen Entwicklungsschritten

> **Anweisung:** *»Sie haben hier ein Tau, das Sie für Ihren Weg, den Sie während des Hilfeangebotes zurückgelegt haben, auslegen können. Überlegen Sie, wie das letzte Jahr (halbe Jahr, die letzten Monate) für Ihre Familie war. Verlief der Weg gradlinig oder gab es Kurven? Legen Sie sich Ihren eigenen Weg zurecht! – Schauen Sie jetzt den Weg an und gehen Sie mit mir zum Anfang des Weges. Wissen Sie noch, wann genau Sie angefangen haben* (Datum nennen)*? Wissen Sie noch, wie es Ihnen ging? Finden Sie ein Symbol für den Anfang! Was war ein wichtiger nächster Schritt?* (Symbol) *Was kam dann?* (Symbol) ... *Wenn Sie jetzt hier und heute am Ende Ihrer MFT-Gruppenzeit angekommen sind, wie geht es Ihnen da, wenn Sie sehen, was Sie alles bewältigt haben?* (Symbol) ... *Was brauchen Sie noch für die Zukunft? Gibt es auch dafür ein Symbol?«*

Auswertungsfokus: Die Auswertung findet einerseits beim Abgehen des Zeitstrahls statt: Es wird die gesamte Familie angesprochen, es werden aber auch die Leistungen Einzelner hervorgehoben (z. B. Arbeit gefunden, Schule gewechselt, Kind geboren ...). Andererseits werden nach der Ausgestaltung des Zeitstrahls und der Symbole die anderen Familien einbezogen *(»Frau X, können Sie sich noch daran* *erinnern? Was sehen Sie? Wie sehen Sie den Weg der Familie? Denken Sie, dass Familie Y den Weg weitergehen kann? Wie geht es Ihnen, wenn Sie die Entwicklung von Familie Y sehen?«).*

Kritische Therapiesituationen: Der Familie fällt wenig zu ihrem Weg ein oder die ganze Familie bzw. ein einzelnes Familienmitglied hat den Blick auf viele negative Erinnerungen → Therapeut sollte darauf vorbereitet sein und eigene Überlegungen zum Weg der Familie präsent haben, positive Ereignisse und (kleine) Erfolge im Blick haben.

G31 Komplimenterunde

Einsatzmöglichkeiten: zum Abschied, wenn eine Gruppe schon eine Zeit gemeinsam gearbeitet hat

Ablauf: Alle stehen im Kreis. Eine Person hat einen Ball und beginnt damit, einem anderen aus der Runde ein Kompliment zu machen oder etwas zu sagen, was sie gut an ihr/ihm findet, was sie schätzt oder was sie erfreut hat. Dabei wirft sie dieser Person den Ball zu. So geht es immer weiter: Der Ball wird mit einem Kompliment weitergegeben ...

Therapieziel: Geben und Empfangen von positiven Rückmeldungen, Einüben einer wertschätzenden Haltung, auch kleine positive Veränderungen an anderen wahrnehmen üben.

Materialien: Ball (Softball)

> **Anweisung:** *»Sie kennen sich jetzt schon ziemlich gut und haben bei den anderen Gruppenmitgliedern viele Verhaltensweisen und Dinge festgestellt, die Ihnen gefallen und die Sie wertschätzen. Überlegen Sie, welche positive Rückmeldung Sie den anderen Gruppenmitgliedern geben wollen. Wenn Sie selbst ein positives Feedback bekommen, versuchen Sie, dieses bewusst anzunehmen und ›sacken‹ zu lassen.«*

Auswertungsfokus: *»War es schwer, Komplimente für die anderen zu finden? Wie war es, den anderen Positives rückzumelden? Wie ging es Ihnen, wenn Sie ein Kompliment bekommen haben? War es leichter, Komplimente zu geben oder Komplimente zu bekommen?«*

Kritische Therapiesituationen: Ein Gruppenmitglied bekommt keine positiven Rückmeldungen → Therapeut sagt dieser Person etwas Positives und/oder bringt »einfache« Beispiele für positive Rückmeldungen immer mal wieder ein.

Anmerkung: Wir haben die Erfahrung gemacht, dass dies eine sehr beliebte Übung ist, dass sowohl Kindern als auch Erwachsenen viele Komplimente einfallen und die »kritischste« Therapiesituation die war, ein Ende zu finden!

G32 Verabschiedung

Einsatzmöglichkeiten: am Ende der MFT-Arbeit

Ablauf: Man teilt allen Familien beim vorletzten Gruppentreffen mit, dass die Verantwortung für die Gestaltung der letzten MFT-Gruppe (oder des Tages) der Gruppe zugewiesen wird. Die Planung ist den Gruppenmitgliedern überlassen.

Therapieziel: die Familien voll verantwortlich für die Gruppendynamiken und sich selbst zu machen

Materialien: Gruppenmitglieder planen und bringen Materialien.

Anweisung: *keine*

Auswertungsfokus: Familien machen die Auswertung.

Kritische Therapiesituationen: Familien verhalten sich passiv → Therapeuten verhalten sich noch passiver.

Familien-Übungen

Diese Übungen befassen sich vor allem mit familiären Belangen und Problemen.

F1 Familienwappen

Einsatzmöglichkeiten: unspezifisch, zum Anfang einer MFT

Ablauf: Familien erarbeiten sich ein Wappen, das ihre Stärken und Besonderheiten wiedergibt. Sie gestalten es auf Papier und stellen dieses in der Runde vor.

Therapieziele: Erhöhung der Familienkohäsion durch Stärkung der familiären Identität

Materialien: Papier, Farben

Anweisung: »*Früher hatten Familien ihre Wappen, die etwas über die Herkunft und den Beruf des Namensträgers aussagten. Wir möchten Sie einladen, für Ihre Familie ein eigenes Wappen zu gestalten. Überlegen Sie gemeinsam, was Ihre Familie ausmacht, welche Stärken und besonderen Fähigkeiten Sie haben, und berücksichtigen Sie diese bei der Wappengestaltung.* (Später, wenn die Wappen fertig sind:) *Und vielleicht können Sie auch noch ein Familienmotto finden und zu dem Wappen schreiben.*«

Anweisungsvariante bei der Arbeit mit Vorschulkindern: Kinder im Innenkreis allein und kindgemäß instruieren. Eltern hören im Außenkreis zu. Rückfragen, ob allen Eltern die Aufgabe klar ist. Anschließend die Eltern bitten, eventuell ihren Kindern die Anweisung noch einmal zu erklären.

Auswertungsfokus: »*Was sind die besonderen Stärken Ihrer Familie? Was hat den anderen an dieser Familie hier besonders gefallen?*« Zirkulär zwischen den Familien einen Austausch anregen, erste Familie hört zu; falls das Zuhören schwerfällt, auf später vertrösten: »*Ich würde Sie bitten, sich die Diskussion der anderen in Ruhe anzuhören, danach werde ich mich mit Ihnen darüber unterhalten.*« Nach der Diskussion an die erste Familie gewandt: »*Was hat Ihnen von den Äußerungen der anderen* *am besten gefallen?... Haben Sie das eigentlich gewusst, dass andere eine solch gute Meinung von Ihnen haben?«* – Ziel: Selbstwert und Zusammengehörigkeit der Familie, falls möglich, stärken; auch Leistungen von Einzelnen würdigen.

Kritische Therapiesituationen: Ideenarmut oder Negativismus der Familie → andere Gruppenteilnehmer werden nach positiven Eigenschaften dieser Familie gefragt.

F2 Zehn Familiengebote – die Familienverfassung

Einsatzmöglichkeiten: alle Störungsbilder und Altersstufen, besonders gut bei strukturschwachen Multiproblemfamilien, in der Anfangsphase

Ablauf: Familien arbeiten die bisher gültigen und auch die ungeschriebenen Regeln der Familie aus und halten diese schriftlich fest.

Variante: »Familiengesetzbuch« oder »Familienverfassung«

Therapieziele: Stärkung der elterlichen Autorität durch klare Festlegung von Regelungen, die aber gemeinsam erarbeitet werden

Materialien: Papier, Farben

> **Anweisung:** *»In jeder Familie gibt es Regeln und Vereinbarungen, die das Zusammenleben leichter machen sollen. Manche dieser Regeln sind ausgesprochen oder sogar manchmal schriftlich festgehalten, andere sind unausgesprochene Erwartungen, die dann leider auch oft nicht erfüllt werden. Welche Regeln und Erwartungen gibt es bei Ihnen? Tragen Sie bitte alle diese Regeln zusammen und stellen Sie dann gemeinsam eine Familienverfassung oder die ›zehn Gebote Ihrer Familie‹ auf, die in Zukunft gelten sollen.«*

Auswertungsfokus: Falls möglich, alle Arbeiten an den Wänden anheften; in der Pause alle zu einem Rundgang und zum Austausch anregen *(»Rundgang wie in einer Bildergalerie mit einem Gespräch mit den jeweiligen ›Verfassungsgebern‹«)*. Danach zur Diskussion anregen: Welche Strukturen und Vorgaben gibt es in der Familie? Wie werden Regeln aufgestellt, erarbeitet und eingehalten? Gibt es auch einen »Strafgesetzbuchteil«, in dem Konsequenzen für die Nichteinhaltung der Regeln festgehalten werden? Haben wir es mit Monarchie, Demokratie, Anarchie oder Diktatur zu tun? Wie werden Regeln aktualisiert und an die Entwicklung der Kinder angepasst?

Kritische Therapiesituationen: Autoritär geführte Familien, in denen das bestimmende Familienmitglied alles festsetzt und diktiert → Gruppendiskussion über Vor- und Nachteile von autoritären Systemen anregen.

F3 Magische Fernbedienung

Einsatzmöglichkeiten: Multiproblemfamilien, in der Anfangsphase

Ablauf: Eine Fernbedienung wird symbolisch verwendet. Eltern steuern ihre Kinder, und die Kinder steuern ihre Eltern.

Therapieziel: spielerische Verdeutlichung, wie gegenseitige Kontrolle ausgeübt und akzeptiert werden kann

Materialien: gewöhnliche alte Fernbedienung (z. B. vom Fernseher)

> **Anweisung:** *»Wir finden das immer toll, wie ein Fernseher oder ein DVD-Gerät auf die Fernbedienung anspringt. Ein Knopfdruck – und schon ändert sich was. Wenn es so etwas auch im wirklichen Leben gäbe! Dann könnten die Kinder ihre Eltern dazu kriegen, genau das zu machen, was sie wollen. Ein Knopfdruck – und die Eltern springen, ein Knopfdruck – und die Kinder tun genau das, was die Eltern wollen. Wir haben so eine Fernbedienung erfunden – hier ist sie. Probiert mal – haltet diese Fernbedienung und sagt mir, was ich tun soll.* (Therapeut gibt Fernbedienung einem Kind und folgt den Instruktionen des Kindes.) *Wer will die Fernbedienung zuerst haben – und wer will sich hier offiziell von seinem Kind steuern lassen?«*

Auswertungsfokus: Kinder und Eltern arbeiten anfangs in getrennten Gruppen.

Aufgabe: Was sollte man alles programmieren? Was wünschen sich die Kinder von den Eltern? Was möchten die Eltern von den Kindern? Besonders in der Kindergruppe moderieren, reframen, um passende Formulierungen zu finden und den Konsens zu fördern. Bei Kindern zwei »Schreiber« am Flipchart; Wiederholungen durch Striche verdeutlichen; dann in der Großgruppe vorstellen lassen. Immer mit Kindergruppe beginnen; erste Überraschungen der Eltern über die Vorschläge der Kinder nach deren Vorstellung von den Eltern kommentieren lassen: *»Wie finden Sie die Vorschläge Ihrer Kinder? Hätten Sie das erwartet?«* Z. B. vorlesen, zusammen essen, gemeinsam spielen; Süßigkeitenwünsche nicht überbewerten lassen; dann Elternvorschläge vorstellen; gleiches Vorgehen: Kindergruppe fragen: *»Wie findet ihr die Vorschläge eurer Eltern?«*

Auflösung: »*Wie wir soeben erfahren haben, sind die bereits bewilligten Forschungsgelder für eine weitere Programmierung gestrichen worden. Es wird also eine praktische Fernbedienung für die Familien in nächster Zeit doch nicht geben. Wir möchten Sie deshalb bitten, gemeinsam als Familie (oder in Kleingruppen) zu diskutieren, was Sie ohne Fernbedienung von den vielen Vorschlägen trotzdem zu Hause probieren möchten!*« Aufschreiben lassen, was sich jede Familie vornimmt! Können Eltern und Kinder aufeinander zugehen und Kompromisse finden?

Varianten: Wie kann man (symbolische) Fernbedienungen für die Familie bauen? Braucht man eine Art Führerschein, um die Fernsteuerung richtig zu bedienen? Wie kann man andere ohne Fernbedienung steuern und gleichzeitig respektiert werden?

Kritische Therapiesituationen: Der Fernsteuerer will den Gesteuerten in unmögliche Positionen bringen → Gruppendiskussion, ob »Führerschein« entzogen werden soll und über die Folgen von Respekt- und Autoritätsverlust. → Unterbrechung durch den Therapeuten: »Das ist und wird auch nicht programmiert!«

F4 Zielebäume

Einsatzmöglichkeiten: unspezifisch, zu Beginn einer MFT-Gruppe

Ablauf: Jede Familie erstellt für sich ein Plakat, auf dem die nahen und fernen Lebensziele der einzelnen Familienmitglieder oder der ganzen Familie eingezeichnet werden (bildliche Darstellung als Baum).

Therapieziel: Durch die gedankliche Auseinandersetzung mit einer möglichen Zeit »nach der Krankheit« wird Hoffnung injiziert und individuelle Autonomie ausprobiert.

Materialien: Große Plakate, dicke Farbstifte (rot: Mutter; blau: Vater; grün: erstes Kind »Indexpatient«; braun: 2. Kind; unterschiedliche Farben erleichtern die spätere Auswertung und lassen die Aktivitäten erkennen.

Anweisung: »*Dies ist eine Aufgabe für jede Familie gemeinsam. Bitte malen Sie auf das vor Ihnen liegende Plakat einen großen Baum. Wir nennen ihn einen Zielebaum. Jeder in der Familie erhält einen oder mehrere Äste dieses Baumes, in die Äste werden wichtige Ziele der nahen oder ferneren Zukunft eingetragen. In den feinen Ästen haben kleine Ziele und in den dicken Ästen haben große Ziele Platz. Vielleicht gibt es auch Familien- oder Paar-Äste, auf denen gemeinsame Ziele mehrerer Personen eingezeichnet werden können. Bitte schreiben Sie in den Stamm den Familiennamen und malen Sie neben den Baum noch einen großen Korb.*« Alle Plakate werden an die Wand gehängt, alle sehen sich dic Bäume an. »*Bitte nehmen Sie einen Stift und schreiben Sie bei jedem Familienbaum ein Kompliment für diese Familie in den Korb. Wir nennen diese Körbe ›Düngerkörbe‹, um die Kraft zu kennzeichnen, die es braucht, um diese Ziele auch erreichen zu können.*«

Auswertungsfokus: Austausch über die momentanen Störungen und eine nicht von diesen Störungen geprägte Zukunft

Kritische Therapiesituationen:

- Teilnehmer haften sehr an der jetzigen Problemsituation → Einführung der Übung mit einer kurzen Entspannungsübung oder Phantasiereise.

- Bei geschiedenen Eltern → keine sie belastende Pseudoharmonie provozieren; entweder die Eltern teilen sich das Wappen (Größe der Teile eventuell angelehnt an die Umgangsregelungen in einem Wappen, aber mit klarer Trennlinie oder Gestaltung von zwei Wappen).
- Bei weiteren Schwierigkeiten → Eltern loben, dass sie trotz der Trennung hier beide erschienen sind und somit ihre gemeinsame Verantwortung für ihr gemeinsames Kind demonstrieren; nur das sollte sich in dem Wappen auch widerspiegeln.
- Bei großen unrealistischen Zielen → 5-Schritte-Modell – »*Was wäre der 1. Schritt, um das einmal zu erreichen? Was müsste Ihr Mann* (Vorsicht bei der Wortwahl: der Kindesvater) *tun? Wer könnte dabei noch helfen?*« (Familie, soziales Netzwerk)

F5 Familienbilder und -collagen

Einsatzmöglichkeiten: unspezifisch

Ablauf: Jede Familie malt für sich ein Bild, wie sie sich jetzt als Familie sieht. Nach der Vorstellung des Bildes und dem Feedback der anderen Familien malen sie ein Bild, wie sie in 6 Monaten sein wollen.

Variante: Aus Zeitschriften werden Familiencollagen gestaltet.

Therapieziel: Bestandsaufnahme der gegenwärtigen Familiensituation und Veränderungswünsche; Organisations- und Strukturierungsfähigkeit der Familien; gegenseitige Sensitivität und Einbeziehen von allen Familienmitgliedern

Materialien: Papier, Malutensilien, Schere, Kleber, Magazine und Illustrierte

> **Anweisung:** »*Jede Familie soll mal bitte zusammen ein Bild von der eigenen Familie, wie sie sich im Augenblick sieht, malen und gestalten.*«
>
> Anschließend, nach der Vorstellung: »*Malen Sie sich jetzt als die Familie, die Sie in 6 Monaten sein möchten.*«

Auswertungsfokus: Was sieht man auf diesem Bild? Was sagt das über die intrafamiliären Beziehungen aus? Wer hat Initiative gezeigt – wer nicht?

Kritische Therapiesituationen: Eine Person dominiert das Geschehen und setzt nur ihre eigene Sichtweise durch → Blitzlicht.

F6 Familienvehikel

Einsatzmöglichkeiten: unspezifisch

Ablauf: Jede Familie malt ein »Vehikel« (Fortbewegungsmittel), mithilfe dessen sie sich durchs Leben bewegt. Die Familien überlegen gemeinsam, welche Aufgaben es in ihrem Vehikel gibt und wer welche Position übernehmen will. Dann platziert sich jedes Familienmitglied dorthin, wo es denkt, hinzuzugehören.

Therapieziel: Bewusstmachung von Rollen und Funktionen in der Familie. Hat jede/jeder in der Familie den passenden Platz im Vehikel? Frage nach Veränderungswünschen.

Materialien: große Papierbögen, Bunt-, Filz- oder Wachsmalstifte

> **Anweisung:** *»Stellen Sie sich vor, für Ihre ›Fahrt durchs Leben‹ dürften Sie sich ein Fortbewegungsmittel auswählen – das kann ein Bus, ein Flugzeug, eine Rakete oder Ähnliches sein. So ein Transportmittel braucht natürlich auch die entsprechende ›Besatzung‹ – wer also übernimmt welche Aufgabe, wer hat was zu tun? Gibt es einen Maschinenraum? Wer reinigt das Vehikel? Gibt es vielleicht einen Lagerraum, eine Kombüse ...? Jedes Familienmitglied sollte sich eine Aufgabe und/oder eine Position im Vehikel suchen.«*

Auswertungsfokus: *»Wer hat welche Funktion inne? Denken Sie, das ist der richtige Platz für denjenigen/diejenige? Sind Sie zufrieden mit Ihrem Platz? Wo gibt es Veränderungswünsche? Müssen einige Plätze neu verteilt werden? Gibt es Plätze oder Aufgaben, die nicht besetzt sind oder nicht wahrgenommen werden? Haben Kinder vielleicht Aufgaben übernommen oder zugeteilt bekommen, denen sie noch nicht gewachsen sind oder durch die sie überfordert werden? Muss ein Familienmitglied zu viele Aufgaben abdecken, darf ein anderes vielleicht gar nichts tun?«*

Kritische Therapiesituationen: Streit über die Rollenverteilung: oft wollen Kinder der Kapitän sein. Bei mehreren Kindern kann es zu Problemen kommen, wer welche Aufgabe innehaben darf → Eltern weisen sich gegenseitig Aufgaben zu.

F7 Familie in Tieren

Einsatzmöglichkeiten: unspezifisch

Ablauf: Jedes Familienmitglied sucht sich ein anderes anwesendes Mitglied seiner Familie aus, das es als Tier darstellen will. Es soll darauf geachtet werden, dass jeder/jede dargestellt wird.

Therapieziel: Charaktereigenschaften und besondere Merkmale der einzelnen Familienmitglieder sollen beschrieben und den anderen vorgestellt werden. Was macht für mich die Person meiner Mutter, meines Vaters, Bruders, meiner Schwester, meines Sohnes, meiner Tochter aus, was ist mir wichtig bei ihr/ihm?

Materialien: Papier, Filz- Bunt- oder Wachsmalstifte

Anweisung: »*Suchen Sie sich ein anwesendes Mitglied Ihrer Familie aus, das Sie als Tier darstellen wollen. Wir möchten, dass jeder aus der Familie dargestellt wird, Sie müssen sich also einigen, wer wen malt. Überlegen Sie, welche Eigenschaften zu der zu malenden Person passen und ob Ihnen ein Tier einfällt, das möglichst viele dieser Eigenschaften besitzt. Dann malen Sie das Tier.*«

Auswertungsfokus: »*Warum haben Sie gerade dieses Tier ausgesucht? Was hat es mit der gemalten Person gemeinsam? Welche Charaktereigenschaft dieses Tieres ist typisch für Ihre Mutter, Ihren Vater etc.? Was verbinden Sie mit dem Tier? Warum dachten Sie, dass es gut zu … passt? Was kann das Tier gut? Hätten Sie gedacht, dass Ihr Sohn Sie so sieht?*«

Kritische Therapiesituationen: Groteske Tiere werden ausgesucht, wodurch sich die Betroffenen verletzt fühlen → die Betroffenen fragen, was für ein Tier sie selbst am liebsten wären.

F8 Erinnerungströdelmarkt
Einsatzmöglichkeiten: unspezifisch

Ablauf: Familien werden angehalten, emotional besetzte Objekte aus dem Familienleben wiederzuentdecken und diese zur Gruppe mitzubringen. Sie werden ermutigt, über die Erinnerungen, die in diesen Objekten stecken, zu sprechen.

Therapieziel: Einbringen von vergessenen oder nicht mehr als wichtig erachteten Erinnerungen; Suche nach nichtdominanten Narrativen

Materialien: Familienmemorabilien, alte Photos, Objekte aus der Kindheit – aber bewusst eine ganz begrenzte Zahl (nicht mehr als 7), sodass die Auswahl schwerfallen muss.

> **Anweisung:** »*Je älter man wird, desto mehr vergisst man. Oft stecken Erinnerungen in Objekten, z. B. einem Schnuller, den ersten Schuhen, in Zeugnissen aus der Grundschule, in Geschenken von Großeltern oder Photos. Wir möchten, dass jede Familie 5 (oder 7) persönliche ›Reliquien‹ oder Erinnerungsobjekte, meist vielleicht wertlose Gegenstände, an denen Sie aber sehr hängen, zu der Gruppe am nächsten Montag mitbringt. Dann wollen wir etwas über die Geschichten hören, die sich darin verstecken.*«

Auswertungsfokus: »*Was für Erinnerungen löst das bei Ihnen aus? Wie wäre das Leben anders, wenn dieses Erinnerungsobjekt verloren ginge? Welche Dinge wollten Sie noch mitbringen, aber konnten Sie nicht?*«

Variante: »*Photos, die etwas über Ihre Familie sagen*« (nicht mehr als sieben, damit die Auswahl auch zum Thema wird – nämlich, was nicht mitgebracht wurde).

Kritische Therapiesituationen: Extreme emotionale Reaktionen → andere Familien ermutigen, zu erzählen, wie sie selbst mit eigenen Verlusterlebnissen (z. B.) umgehen und Hoffnung schöpfen.

F9 Familienbeziehungs-Landkarte

Einsatzmöglichkeiten: unspezifisch

Ablauf: Jede Familie konstruiert ihre eigene Familienstrukturkarte, in der Familienkonstellationen und -beziehungen grafisch dargestellt sind.

Therapieziel: Bewusstmachen von Hierarchien, Grenzen, Konflikten, Koalitionen, Überfürsorglichkeit, Bindung, Distanz und Nähe in Familien; Frage nach Veränderungswünschen

Materialien: Papier, Stifte

> **Anweisung:** »*Jede Familie hat ihre eigene Struktur, und da gibt es die verschiedensten Beziehungen zwischen den Familienmitgliedern. Wir wollen Sie bitten, dass jede Familie für sich ihre eigene Familienbeziehungslandkarte aufstellt. Kreise stehen für weibliche und Quadrate für männliche Angehörige. Beziehungen können mit Verbindungslinien gekennzeichnet werden. Enge Beziehungen können mit einer Doppellinie markiert werden und lose durch unterbrochene Striche. Konflikte zwischen zwei Personen können als ein Blitz gekennzeichnet werden. Denken Sie daran, alle lebenden wichtigen Familienmitglieder einzuzeichnen, einschließlich Großeltern, Onkel und Tanten, und zeichnen Sie die Beziehungen ein – oder spekulieren Sie wenigstens über diese, wenn Sie es nicht genau wissen. Wenn es Beziehungen gibt, in denen man ganz eng verbunden ist, wie in einer Koalition, erfinden Sie dafür ein Symbol, auch für starre oder durchlässige Grenzen zwischen Generationen oder verschiedenen Zweigen der Familie.*« Später: »*Welche von den Beziehungen auf Ihrer Landkarte würden Sie als Erste ändern wollen? Wie könnten Sie das machen? Und wenn sich diese ändert, welche andere Beziehung würde sich dann automatisch ändern?*«

Auswertungsfokus: Was sind die besten und was die schmerzhaftesten Beziehungen? Wie sähe die Landkarte aus, wenn man sie vor einem Jahr angefertigt hätte? Wie sollte sie nach der Therapie aussehen?

Kritische Therapiesituationen: Ein Familienmitglied (z. B. Vater) dominiert diese Übung → Therapeut: »*Wohin auf dieser Landkarte würdet* *ihr euren Vater setzen? Ganz oben? Und riesengroß? Fühlt sich das jetzt so richtig an – ist euch das recht?«*

F10 Beziehungsweberei

Einsatzmöglichkeiten: Darstellung von Familienbeziehungen

Ablauf: Wollfäden mit unterschiedlichen Farben werden an jedes Familienmitglied verteilt. Familienmitglieder stellen sich zueinander in der gewohnten Distanz auf – und dann so, wie sie es vielleicht lieber hätten in der Zukunft. Später kann man sich mit elastischen Bändern verbinden und dann sehen, inwieweit wer nachgibt – und wer zieht.

Therapieziel: Darstellen von Beziehungsnähe und Experimentieren mit neuen Distanzen

Materialien: Wollfäden, elastische Plastikbänder

> **Anweisung:** *»Heute wollen wir Wollfäden so benutzen, dass jede Familie darstellen kann, wie eng zueinander oder wie entfernt voneinander die einzelnen Familienmitglieder stehen. Sie können sich Wollfäden aussuchen und sich mit jedem Mitglied der Familie so verknüpfen, wie es Ihnen im Moment entspricht. Und später können Sie versuchen, ob Sie mit anderen Entfernungen experimentieren können. Wollfäden können manchmal reißen – wie das auch bei Beziehungen der Fall sein kann. Sehen Sie zu, was Sie dann machen ... Wer ein unzerreißbares Familienband will, der kann sich dann eins von diesen elastischen Plastikbändern borgen, aber damit kann man auch so seine Probleme haben – nämlich wer zieht und wer gibt nach ...?«*

Auswertungsfokus: Sind einige Fäden gerissen? Wie war das – beängstigend, befreiend? Wer kommt sich zu verstrickt vor? Was müsste sich ändern, dass der Indexpatient eine Chance hat? Was müsste sich ändern, damit es allen besser geht oder einem? Was wäre der erste Schritt? (Verkürztes 5-Schritte-Modell mit zirkulärem Fragen in der Gruppe, Betroffene erst zuhören lassen, anschließend mit ihnen die Gruppenvorschläge besprechen.)

Kritische Therapiesituationen: Familienmitglieder verknoten sich in ein heilloses Wollknäuel → Therapeut kann eine Schere anbieten und dann fragen, was das Äquivalent für eine Schere im richtigen Leben wäre.

F11 Familienstammbaum

Anwendungsmöglichkeiten: unspezifisch

Ablauf: Jede Familie erstellt für sich einen Familienstammbaum nach den Symbolregeln eines Genogramms, das aus Sicht der Patienten bis zur Urgroßelterngeneration reicht.

Therapieziel: Das Genogramm ermöglicht Familien, beim Betrachten der Herkunftsfamilie überlieferte Normen, Werte, Mythen, Tabus zu hinterfragen und einen Bezug zum aktuellen Problem herzustellen. Es ermöglicht den Familien, Familienskripte zu erkennen und zu verändern.

Materialien: ein sehr großes Blatt Papier, Stifte

> **Anweisung:** »*Zeichnen Sie bitte einen Stammbaum Ihrer Familie. Verwenden Sie dazu folgende Symbole ...* (die in der Genogrammarbeit üblichen Symbole werden der Gruppe dargestellt). *Schreiben Sie zu jeder Person Folgendes auf: Vor- und Nachname, Alter und Beruf und eine Charaktereigenschaft sowie schwere Krankheiten oder Probleme. Besonders intensive oder auch spannungsreiche Beziehungen in Ihrer Familie kennzeichnen Sie bitte.*«

Auswertungsfokus: Suche nach dem Zusammenhang zwischen dem aktuellen Problem und verschiedenen Familienthemen in unterschiedlichen Generationen; Suche nach Familienmustern und -narrativen. Suche nach positiven intergenerationellen Lösungsverhalten: »*Was würde Ihnen Ihr Großvater, Ihre Großmutter jetzt raten? Welche Strategien würde sie, er Ihnen empfehlen?*«

Kritische Therapiesituationen: Ineffizientes familiäres Lösungsverhalten wie tradiertes Vermeiden, Leugnen, Sichzurückziehen, Passivität, Resignation → Anregung zum Schreiben von neuen »Drehbüchern«, um alte Skripte zu »überholen«.

F12 Lebenskreise

Einsatzmöglichkeiten: unspezifisch

Ablauf: Jedes Familienmitglied malt seinen eigenen Lebenskreis, in dem Familienkonstellationen wie auch das soziale Feld grafisch dargestellt sind.

Therapieziel: Bewusstmachen von Beziehungen innerhalb und außerhalb der Familie und wie diese und persönliche Interessen und Hobbys alle miteinander in Beziehung stehen und sich ändern könnten

Materialien: Papier (DIN-A4), Stifte

> **Anweisung:** *»Hier ist für jeden ein großes Blatt Papier. Bitte zeichnen Sie einen großen Kreis, der das Papier mehr oder weniger ganz bedeckt. Sagen wir mal, dass das Ihr Leben, wie Sie es jetzt so sehen, repräsentiert. Jetzt zeichnen Sie bitte alle Familienmitglieder da hinein, in Form von kleinen Kreisen, und dann zeichnen Sie bitte auch Ihre Freunde – und Feinde –, wichtige Personen wie Ihre Nachbarn und Kollegen. All die Menschen, die Sie da (in Form von Kreisen) zeichnen, können sich innerhalb des großen Kreises befinden, aber auch außerhalb oder am Rand, sie können nah beieinander oder weit weg sein oder sich überlappen. Die Kreise können größer oder kleiner sein – je nachdem, wie bedeutsam diese Menschen für Sie sind. Jeder kann dabei sein, egal ob er lebt oder nicht mehr lebt – und vergessen Sie nicht, sich selbst dazuzuzeichnen. Fügen Sie am Schluss auch noch einige wichtige Lebensbereiche ein wie Ihre Arbeit, Ihre Schule, Ihren Glauben, Hobbys, Haustiere, Krankheit, Garten. Und beschriften Sie bitte alles, damit Sie die einzelnen Anteile gut identifizieren können.«*

Auswertungsfokus: Jeder Teilnehmer wird aufgefordert, kurz seinen Kreis zu erklären. Fragen: *»Gibt es etwas, was Ihnen besonders auffällt oder Sie überrascht? Die Kreise X und Y sind sehr weit voneinander entfernt – hat das etwas zu bedeuten? Was gibt es für Veränderungsmöglichkeiten – z. B., wenn der Kreis kleiner würde (keine Krankheit, Kinder aus dem Haus)? Welcher Kreis würde dann größer werden?*

Wenn ich Sie gebeten hätte, diesen Kreis vor 6 Monaten zu zeichnen (z. B. vor einer kritischen Situation wie Erkrankung, Scheidung o. Ä.) – wie hätte das ausgesehen? Und wie – würden Sie denken – sieht der Kreis in 6 Monaten aus? Und was müsste geschehen, dass es so wird?«

Variante: Anschließend kann der Therapeut die Person anregen, die Beziehungen zwischen den Kreisen (Personen) grafisch zu markieren (z. B. sehr gute und enge Beziehung: dicker Strich, gute und normale Beziehung: normaler Strich, schlechte Beziehung: gestrichelt). Darüber kann dann gesprochen werden.

Kritische Therapiesituationen: Erwachsene bitten Therapeuten um Interpretation oder Erklärung → nicht helfen, sondern zum »Brainstorming« an andere Familien weitergeben.

F13 Traumhaus

Einsatzmöglichkeiten: alle Altersstufen und Störungsbilder

Ablauf: Erstellung einer gemeinsamen Collage über das Traumhaus

Variante: den Traumurlaub der Familien gestalten

Therapieziel: Austausch über Visionen, Träume, Lebensvorstellungen der einzelnen Familienmitglieder

Materialien: große Papierbögen, Wohnzeitschriften, Scheren, Klebstoff

> **Anweisung:** *»Wir möchten Sie einladen, gemeinsam als Familie Ihr Traumhaus zu gestalten, was gehört dazu, welche Räumlichkeiten, wie soll es eingerichtet sein, wo soll es stehen?«*

Auswertungsfokus: Was ist für die einzelnen Familien wichtig (Privatsphäre, Rückzugsmöglichkeiten, gemeinsame Räume, Luxus etc.)? Ist die Familie sich einig über die Ausgestaltung, welche Kompromisse werden gefunden? Welche Einstellung haben die Familien? »Träume dein Leben oder lebe deinen Traum?« Welche dieser Wünsche sind schon realisiert, lassen sich realisieren, welche sind und bleiben nur Träume?

Kritische Therapiesituationen: Es werden nur Albträume präsentiert → Frage nach Zeiten (in der Vergangenheit), als es noch wirkliche Träume gab – wie sahen die aus? Und was spräche dagegen, sie wiederzuerwecken?

F14 Familienkoffer

Einsatzmöglichkeiten: unspezifisch, Migrationsfamilien

Ablauf: Jede Familie packt ihren Koffer zur plötzlichen Abreise und kann nur ganz wenig mitnehme. So muss sie diskutieren und entscheiden, was wichtig ist und worauf verzichtet werden muss.

Therapieziel: intrafamiliäre Zusammenarbeit; Reflexionen über Werte in Familien und verschiedenen Kulturen

Materialien: Koffer für jede Familie oder als Koffer bemalte Pappkartons; Papier und Stifte

> **Anweisung:** *»Stellen Sie sich vor, dass Sie plötzlich aus Ihrem Haus, Ihrem Land vertrieben werden. Sie haben nur einen kleinen Koffer für die ganze Familie, in dem Sie nur ein paar wichtige Sachen mitnehmen können, fünf Sachen für die ganze Familie. Kann jede Familie für sich darüber reden, was sie mitnehmen will? Schreiben Sie bitte jede Sache auf ein Extrablatt.«*

Auswertungsfokus: Wie sind Entscheidungen darüber getroffen worden, was essenziell ist? Wer hat das Sagen? Was kann man nicht in Koffer tun? Lassen sich Werte von einer Kultur in eine andere transportieren?

Kritische Therapiesituationen: Familien, die alles auf der Flucht verloren haben → Was würden Sie in einen Koffer tun, wenn Sie jetzt plötzlich fliehen müssten? Was ist jetzt für die Zukunft wichtig?

F15 Konsequenzenkiller
Einsatzmöglichkeiten: unspezifisch

Ablauf: Es werden zwei »Arbeitskreise« im selben Raum gebildet: Elternkreis und Kinderkreis. In jeder Gruppe werden Schreibutensilien verteilt und ein Schreiber gewählt. Nach der Erarbeitung der Aufgabe (s. u.) kommt die Gruppe wieder zusammen und jede Gruppe stellt ihre Ergebnisse mittels eines Sprechers vor und diskutiert diese.

Therapieziel: Aufdecken von Verhaltensweisen, die die erforderliche Konsequenz untergraben

Materialien: Stifte und Papier

Anweisung: Elternkreis: »*Bitte schreiben Sie alle Verhaltensweisen oder Ansagen auf, die Sie von Ihren Kindern kennen, mit denen diese versuchen, Ihre elterliche Konsequenz zu unterlaufen. Sie alle kennen solche Sätze wie ›dann habe ich dich nicht mehr lieb‹, was kennen Sie noch?*«

Kinderkreis: »*Bitte sammelt alle Verhaltensweisen oder Sätze, mit denen ihr es schafft, eure Eltern oder Betreuer um den Finger zu wickeln. Den allerbesten Trick dürft ihr selbstverständlich für euch behalten!*«

Auswertungsfokus: Transparenz der Schwachstellen und kritischen Situationen bei der Durchsetzung unpopulärer Erziehungsmaßnahmen oder Konsequenzen; erkennen, dass das Austesten und Infragestellen von Grenzen zum normalen kindlichen Verhaltensrepertoire gehört

Kritische Therapiesituationen: Eltern pathologisieren das Verhalten des Kindes → Therapeut hält sie dazu an, mit positiven Konnotationen des kindlichen Verhaltens zu experimentieren.

F16 Alters- und störungsspezifische Grenzen

Einsatzmöglichkeiten: unspezifisch

Ablauf: Es werden eine Elterngruppe und eine Kindergruppe mit Aufgaben (s. u.) gebildet, wenn möglich in verschiedenen Räumen.

Therapieziel: Herausarbeiten von nötigen Grenzen, die für das jeweilige Alter erforderlich sind, und Herausarbeiten von nötigen Grenzen, die für das jeweilige Störungsbild erforderlich sind

Materialien: Papier und Stift, Auszug aus dem aktuellen Jugendschutzgesetz

> **Anweisung:** »*Bitte stellt/stellen Sie gemeinsam zusammen, welche Familienregeln für euch/Ihre Kinder in welchem Alter gelten, z. B. Bettgehzeiten, Ausgehzeiten, Fernsehzeiten ... Was sagt das Jugendschutzgesetz?*
>
> *Bitte stellt/stellen Sie gemeinsam zusammen, welche speziellen Regeln für euch/Ihre Kinder bezogen auf das Störungsbild gelten müssen, z. B. nur gemeinsame Mahlzeiten oder das Durchsetzen des Essensplanes* (bei Anorexia nervosa)!«

Auswertungsfokus: Würdigung der elterlichen und kindlichen Perspektiven; Kenntlichmachen, dass es für dieses Kind störungsspezifische Grenzen zusätzlich zu altersspezifischen Familienregeln gibt

Kritische Therapiesituationen: heftige Auseinandersetzungen über die erlaubten Methoden der Grenzdurchsetzung → Einbeziehung von anderen Familien und deren Normen –inwieweit sind diese gesetzlich akzeptabel?

F17 Tonskulpturen

Einsatzmöglichkeiten: unspezifisch

Ablauf: Alle Familien sitzen an Tischen und erhalten die Instruktion zur Erstellung einer Familienskulptur aus Ton (Dauer ca. 30 min). Anschließend werden die Tische weggeräumt, und alle setzen sich in einen großen Kreis, in dessen Mitte jeweils eine der Skulpturen zur Auswertung gebracht wird. Eine Familie stellt ihre Skulptur kurz vor.

Therapieziel: Intrafamiliäre Therapieziele: Die Familienmitglieder kommen bereits bei der Erstellung der Skulptur miteinander ins Gespräch und tauschen ihre Erlebens- und Sichtweisen aus. Es soll eine von allen gemeinsam erdachte und gestaltete Figurenkonstellation entstehen. Zudem erfahren sie externe Sichtweisen zu der Familienstruktur durch die Rückmeldung der Gruppe.

Materialien: Ton, Wasser, Unterlagen (ca. 15 x 15 cm)

> **Anweisung:** Erstellung der Tonskulptur: »*Für die Erstellung Ihrer Familienskulptur fertigen Sie bitte zuerst eine Platte aus Ton. Stellen Sie darauf alle Mitglieder Ihrer Familie so zueinander, wie Sie sie erleben, bezogen auf die Krankheit/Störung. Diskutieren Sie bitte, wer welche Figur fertigt, und geben Sie Ihrer Skulptur einen Titel oder Namen.*«

Auswertungsfokus: Jede Familie stellt ihre eigene Skulptur vor und berichtet über den Erstellungsprozess, den Titel und seine Begründung. Anschließend arbeiten die anderen Familien und deuten und hinterfragen die Skulptur.
Zur Auswertung der Skulptur: »*Die Künstler können sich zunächst etwas zurücklehnen und den Experten für Familienskulpturen zuhören. Die anderen möchte ich auffordern, ins Blaue hinein diese Skulptur zu interpretieren. Was sind Ihre Hypothesen, warum wer auf dieser Platte wie steht?*«

Im Verlauf des Auswertungsprozesses:

> »*Um wen auf der Platte machen Sie sich am meisten Sorgen? Wenn Sie etwas verändern dürften, bei welcher Figur oder Stellung würden*

Sie ansetzen? Erkennen Sie dort irgendwo die Krankheit? Wie könnten diese Figuren stehen, wenn das Problem mit ... gelöst ist?« usw.

Die Großgruppe spekuliert: »*Wie sieht die nächste kleine Veränderung aus? Wer bewegt sich zuerst, und was würde daraufhin in der bildlichen Tonfamilie passieren?«* Die Therapeuten fokussieren: Wo gibt es Veränderungsbedarf? Wer könnte aktiv werden? In welchen Beziehungen wird die Störung sichtbar? Wer verhindert Veränderungen? Welche Ressourcen werden deutlich?

Kritische Therapiesituationen: Großgruppe verhält sich anfangs lethargisch → Therapeuten sind insbesondere bei der ersten Skulptur aktiv und stellen wohlwollende oder provokante Fragen.

F18 Konfliktlandschaft

Einsatzmöglichkeiten: alle Störungsbilder und Altersstufen

Variante: Konflikte in der Schule, am Arbeitsplatz etc.

Ablauf: Familien zeichnen den Wohnungsgrundriss und tragen Konfliktorte und -inhalte ein.

Therapieziele: Herausarbeitung der Muster familiärer Konflikte im Alltag und Entwicklung alternativer Lösungsstrategien

Materialien: Papier, Stifte, Lineal

> **Anweisung:** *»Zeichnen Sie gemeinsam den Grundriss Ihrer Wohnung/Ihres Hauses auf und vermerken Sie, wo es vor allem zu Konflikten zwischen welchen Familienmitgliedern kommt und worum es dabei geht.«*

Auswertungsfokus: Entstehung und Austragung von vorhersehbaren Konflikten und in welchen Kontexten sie stattfinden; wie kann man diese vermeiden? Was wäre, wenn man den »Tatort« verlagern und die Konflikte woanders austragen würde? Würde das reichen? Wäre es ein Anfang? Was könnte man noch anders machen? (Gruppe intensiv einbeziehen, Ideen sammeln)

Kritische Therapiesituationen: »In-vivo«-Eskalation → Eskalationsuhr-Übung

F19 Gehirn-Scanning

Einsatzmöglichkeiten: unspezifisch

Ablauf: Die Familienmitglieder werden aufgefordert, jeweils für sich selbst die vorgegebenen Gehirne auszumalen und die verschiedenen Hirnareale ihrer Größe entsprechend der Wichtigkeit der Dinge zuzuordnen, die sie in ihrem Leben beschäftigen. In einer von vielen möglichen Varianten kann man die Teilnehmer auffordern, das Gehirn auch für die anderen Familienmitglieder auszufüllen.

Therapieziele: Perspektivenwechsel, Austausch über Prioritäten

Materialien: Papierkopien von adaptierten »Gehirnschnitten« mit unterschiedlich großen Hohlräumen, Stifte

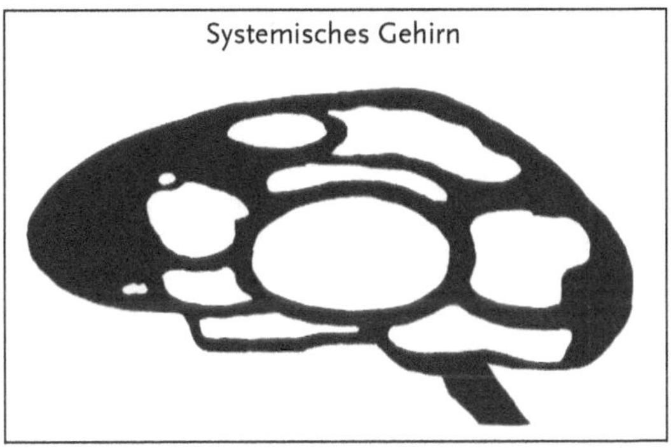

Abb. 9: Der »Gehirnschnitt«

Anweisung: *»Hier haben Sie eine Aufnahme/einen Schnitt des Gehirns mit seinen verschiedenen Hohlräumen und Gebieten, die unterschiedlich groß sind. Bitte ordnen Sie diesen Gebieten die Bereiche in Ihrem Leben zu, die für Sie wichtig sind. Sie können sie der Größe nach ordnen und die wichtigeren Bereiche dementsprechend eintragen, wie z. B. Arbeit, Freunde, Autos, Liebe etc. Geheimnisse oder eher private Ideen können in die kleineren Gebiete gesetzt werden. Später schauen wir uns dann zusammen an, was so in unseren Köpfen vorgeht.«*

Variante: *»Stellen Sie sich vor, dass es sich hier um das Gehirn Ihrer Tochter handelt. Wie sieht es darin aus? Bitte malen Sie das.«*

Variante: »*Was glaubst du: Wie würde dein Vater das Gehirn deiner Mutter malen?*«

Auswertungsfokus: Wie gut kennen Familienmitglieder gegenseitig ihre Prioritäten im Leben? Welche altersspezifischen Gemeinsamkeiten ergeben sich bei den verschiedenen Teilnehmern? Wie sah das Gehirn vor 6 Monaten aus? Welche Hohlräume sollten sich verändern? Wie kann das geschehen – und wenn, was sind die Konsequenzen für andere Hohlräume?

Kritische Therapiesituationen: Teilnehmer verstehen die Instruktionen nicht → ermutigen, erst bei anderen zuzuschauen, bevor sie selbst anfangen.

F20 Lebensfluss

Einsatzmöglichkeiten: unspezifisch

Ablauf: Die Metapher eines Flusses leitet Familien dazu an, ihr Leben aus anderen Perspektiven anzuschauen.

Therapieziel: Reflexion über Familiengeschichte und Akzentuierung von erfolgreich bewältigten Schwierigkeiten; Exploration von möglichen künftigen Problemen und deren Lösung

Materialien: Papierrolle (Tapeten), Farbstifte

Anweisung: *»Oft kommt es uns so vor, als ob unser Leben eine Art Fluss ist, vielleicht sogar ein Strom, von dem wir einfach mitgerissen werden, durch Höhen und Tiefen, durch Stromschnellen und über Klippen – und manchmal fließt er auch ganz langsam ... Schauen Sie sich Ihr Leben, diese Flusslandschaft, von außen an – aus der Vogelperspektive, am Flussufer sitzend, vom Boot aus. Dieser Fluss hat verschiedene Abschnitte, von der Quelle (Geburt) und den kleinen Windungen, den blinden Flussarmen, bis zu den wilden Gewässern, die vielleicht sogar eine Wassermühle antreiben. Wie wäre es, wenn Sie hier ganz links mit der Quelle anfangen und Sie dann zusammen malen, wie sich nach und nach andere Bäche in die Quelle ergießen (Beziehungen), langsam der Fluss entsteht und wo er mit der Familie hintreibt.«*

Auswertungsfokus: Wie hat sich der Fluss durch äußere Einflüsse verändert? Wie kann man den Fluss in die richtige Bahn lenken? Was sind die wahrscheinlichen Klippen, die noch bevorstehen – und welche sind schon bewältigt worden – und wie?

Kritische Therapiesituationen: Familie fokussiert auf negative Erlebnisse → Therapeut und andere Familien helfen auf der Suche nach kleinen positiven Ereignissen.

Verwandte Techniken: Lebenslinie, Zeitlinien, Familienchroniken

F21 Live-Skulptur

Einsatzmöglichkeiten: unspezifisch

Ablauf: Eine Familie agiert im Innenkreis, im Außenkreis sind alle anderen. Der »Indexpatient« stellt Familienskulpturen und wird zum »Bildhauer«. Zuerst positioniert er seine Angehörigen, wie er die Familie im Augenblick erlebt, und anschließend an anderer Stelle im Raum, wie er sich aus guten Zeiten an sie erinnert. Aus der Differenz der beiden Skulpturen werden durch die Familienmitglieder und den »Bildhauer« unter Einbeziehung der Gruppe Möglichkeiten gesucht und diskutiert, wie die Protagonistenfamilie sich in kleinen Schritten positiv verändern kann.

Therapieziele: Experimentieren mit neuen Sichtweisen und Vorstellungen, wie sich eingefahrene Positionen ändern können

Materialien: rotes und grünes Seil, je 5–6 m lang

Anweisung und Auswertungsfokus: Der Therapeut nimmt den »Bildhauer«, z. B. eines der Kinder, an der Hand: *»Steh bitte auf und komm mit mir.«* Mit ihm wird die Skulpturarbeit begonnen: *»Du hast die einmalige Chance, deine Familie, deine Eltern, deine Geschwister, vielleicht auch andere Personen, die zu deiner Familie gehören und die dir wichtig sind, in einer Skulptur aufzustellen. Du kannst sie bewegen, als wären sie Gummifiguren oder Schaufensterpuppen. Sie sind sehr beweglich, aber sie dürfen nicht reden. Such dir eine ganz typische Haltung für jeden aus. Nicht anwesende, aber für dich wichtige Personen kannst du beliebig durch Gruppenmitglieder ersetzen, notfalls auch durch Plüschtiere. Ich werde dich jetzt bauen lassen und ab und zu nachfragen, wenn ich etwas nicht verstehe.«*

Um das aktuelle Bild legt der Therapeut dann ein rotes Seil, das das Problemfeld aus der Sicht des »Bildhauers« unterstreichen soll.

»Um eure Familienskulptur lege ich jetzt noch ein rotes Seil, weil hier momentan ein Problem besteht. Nun bitte ich auch dich, für dich selbst eine Stelle in dieser Skulptur zu finden. Beachte dabei auch die Blickrichtung und finde eine für dich ganz typische Geste.«

Alle werden dann gebeten, zunächst 1 bis 2 Minuten schweigend so zu stehen, um die Situation in sich spüren zu lassen. Jetzt wird der »Bildhauer« aus dem Kreis herausgenommen. Er kann sich jemanden aus der Gruppe auswählen, der ihn in seiner Position in der Skulptur vertritt. Der Therapeut geht jetzt mit dem »Bildhauer« um die Familie herum und lässt sich jede einzelne Position erklären, mit sparsamem Nachfragen, ohne zu kommentieren oder zu interpretieren. Der »Bildhauer« nimmt dann seine eigene Position wieder ein.

Der Therapeut geht zu jedem Familienmitglied und fragt nach: *»Wie geht es Ihnen? Wie empfinden Sie diese Position? Ist es sehr anstrengend? Haben Sie Schmerzen?«* Sollte jemand hier aufgeben wollen, wird er gebeten, diese Situation unbedingt auszuhalten. *»Haben Sie überhaupt Blickkontakt zu Ihrer Frau? Müssen Sie sich sehr verbiegen, wenn Sie Ihren Sohn (Tochter/Frau/Mann) sehen wollen? Sehen Sie, wie es Ihrer Frau geht?«* Bei sehr ausdrucksstarken Skulpturen kann eine einzelne Person herausgenommen werden und durch ein Gruppenmitglied ersetzt werden. Dabei bleibt der »Bildhauer« in seiner Position. Die herausgenommene Person wird durch den Therapeuten zum Reflektieren angeregt. Falls Familienmitglieder das vom Indexpatienten aufgestellte Bild korrigieren wollen, weist der Therapeut sie darauf hin, dass sie zu einem späteren Zeitpunkt die Möglichkeit erhalten. Auch können alle Familienmitglieder motiviert werden, von »außen« die Skulptur des Indexpatienten zu betrachten, um die Situation, die in der Skulptur herrscht, nachzuempfinden. Der Therapeut betrachtet die Familie aus verschiedenen Perspektiven, indem er die Familie umkreist und damit – auch verbal unterstützend – die Familienmitglieder anregt, Gleiches zu tun.

Der Therapeut entlässt nun die Familie aus der Skulptur (durchatmen, sich ausschütteln, im Raum bewegen). Das rote Seil bleibt an der bisherigen Stelle liegen. Der Therapeut legt an einer anderen Stelle des Raumes (günstig an einem Fenster mit Ausblick) ein grünes Seil zu einem Kreis. Er fordert den »Bildhauer« auf, zurückzublicken:

»Wann ging es euch mal besser, wann ging es euch allen gut? War es im Urlaub? Bei einem Fest? Einem gemeinsamen Erlebnis?

Stelle jetzt bitte eine Situation, in der du dich mit deiner Familie sehr wohlgefühlt hast, in der du das Gefühl hattest, dass es allen sehr gut ging.«

Diese zweite Skulptur aus guten Zeiten ist hilfreich, wenn aus der Sicht des Indexpatienten scheinbar keine Lösung innerhalb der Familie zu finden ist. Gerade diese Skulptur weckt Erinnerungen an gute Zeiten und kann für die restlichen Familienmitglieder sehr bedrückend sein. Oft sind es kleine Erlebnisse, die für den Indexpatienten sehr stimmig waren (z. B. Kartenspiel vor 2 Jahren, gemeinsames Anschauen von Fernsehserien, Pflegen eines gemeinsamen Hobbys). Was auch immer der »Bildhauer« anbietet, wird angenommen. Er wird gebeten, im grünen Kreis (d. h. Hoffnung, Ausblick) die einzelnen Familienmitglieder so zu stellen, wie sie sich in der geschilderten Ausnahmesituation zueinander verhalten haben. Auch hier empfiehlt sich nur sparsames Nachfragen: *»Wer kann wen ansehen? Wer berührt jetzt wen in diesem Kreis? Ist das angenehm?«* Die oft entstehende gelöste Stimmung sollte durch den Therapeuten noch verstärkt werden.

An dieser Stelle kann die Gruppe aufgefordert werden, sich zu äußern, welche Veränderung sie in der Familie vom roten zu dem grünen Kreis beobachtet hat. Dabei sollen sich die Außenmitglieder lediglich auf das Beobachten und Beschreiben von einzelnen Positionen beschränken, ohne eigene persönliche Wertungen einfließen zu lassen. Danach lässt man die Familie in dieser guten Stimmung verharren, lässt die Stimmung einwirken (1 bis 2 Minuten Ruhe). Nach dieser Pause holt der Therapeut die Familie aus dieser gelösten Stimmung in die Realität zurück:

»Aber so ist es leider derzeit noch nicht ... Ich würde Sie bitten, in Ihre alten Positionen in den roten Problemkreis zu gehen.«

Gegebenenfalls muss der Therapeut etwas nachbessern, um das alte Bild wiederherzustellen, besonders wenn jemand vermeiden will, in die ihn anstrengende, belastende Position hineinzugehen. Jetzt erfolgt die Intervention zur Veränderung. Therapeut: *»Was müsste passieren, wer müsste zuerst etwas tun,*

dass Sie sich in Richtung des grünen Kreises bewegen könnten?«
Erst sollten die Familienmitglieder befragt werden, dann auch der »Bildhauer« und schließlich die restliche Außengruppe. Danach folgt ein Plenum, an dem alle teilnehmen.

Kritische Therapiesituationen:

- Jemand verweigert sich → Therapeut fragt, ob er sich von jemandem aus der Gruppe vertreten lassen kann.
- Wenn alle Familienmitglieder nicht mitmachen wollen → Therapeut baut sehr vorsichtig und sparsam allein und holt sich wiederholt Rückmeldungen aus der Gruppe.

F22 Reibung erzeugt Wärme

Einsatzmöglichkeiten: Familie mit Jugendlichen

Ablauf: In zwei getrennten Gesprächsgruppen (Dauer: ca. 45 Minuten) diskutieren Eltern bzw. Kinder das vorgegebene Thema »Reibung erzeugt Wärme« – bezogen auf zwischenmenschliche und insbesondere familiäre Beziehungen. Die Therapeuten moderieren das Gespräch. Die Teilnehmer werden gebeten, das Ergebnis der Diskussion in Form eines Plakats, Rollenspiels o. Ä. der jeweils anderen Gruppe zu präsentieren.

Therapieziel: Die Gruppenteilnehmer können gemeinsam erarbeiten, inwieweit in Familien mit einem Jugendlichen Reibung im Sinne von Auseinandersetzungen und Konflikten notwendigerweise zum Alltag gehört. Es soll eine positive Konnotation vermittelt werden, dass innerfamiliäre Reibung nicht nur negative Gefühle verursacht, sondern auch als »Interesse füreinander« oder »Akzeptanz des anderen als Diskussionspartner« gedeutet werden kann.

Materialien: Utensilien zur Ergebnispräsentation

> **Anweisung:** *»Bitte diskutieren Sie die These aus der Physik ›Reibung erzeugt Wärme‹. Übertragen Sie diese These auf den zwischenmenschlichen Bereich. Wie ist dieser Satz auf die Beziehungen innerhalb einer Familie zu übertragen? Sie erleben mit Ihrer Tochter eine sehr konfliktreiche und spannungsgeladene Zeit – wieso kann das zu einem ›Wärmegefühl‹ führen? Bringen Sie bitte das Ergebnis Ihrer Diskussion in eine ›Präsentationsform‹ für die andere Gruppe (Plakat, Rollenspiel etc.)«* (entsprechend für die Kinder abwandeln).

Auswertungsfokus: Die Auswertung konzentriert sich auf die gedankliche Umorientierung und Neurahmung der momentan erlebten Krisenzeit der Krankheit als Chance. Können Kontrolle und Auseinandersetzungen auch Verbundenheit und Liebe ausdrücken? Brauchen gesunde Jugendliche die Eltern als Reibungsfläche, z. B. für Auseinandersetzungen, um zu lernen, Konflikte auszutragen und sich wieder zu versöhnen?

Kritische Therapiesituationen: Positive Konnotation von Streit gelingt aufgrund einer akuten Krisensituation nicht → andere Eltern miteinbeziehen, um andere Narrative zu hören.

F23 Versöhnung

Einsatzmöglichkeiten: dyadische Konflikte

Ablauf: Bei wiederkehrenden Streitmustern werden die Streitenden (Paare, Elternteil und Kind, Geschwister) gebeten, sich einander gegenüberzusetzen. Sie werden dazu angehalten, die Formulierungen des Therapeuten zu benutzen und die vorgegebenen Satzanfänge zu vollenden. Je ein Therapeut kniet jeweils neben einem Protagonisten, um in Augenhöhe zu bleiben. Nach Beendigung kehren die Versöhnten in den Außenkreis zurück. Die Gruppe hört zunächst zu, kann aber im Anschluss an die Übung über eigene Streitkultur berichten.

Therapieziel: In hochstrittigen Situationen zwischen Familienmitgliedern kann man die perpetuierenden Kommunikationsmuster unterbrechen und Alternativen finden. Durch die knappen Formulierungsvorgaben der Therapeuten werden die Protagonisten dazu angehalten, sich auf das Wesentliche zu beschränken, um verbale Entgleisungen oder emotionale Weitschweifigkeiten so weit wie möglich zu vermeiden.

Materialien: zwei Stühle, eventuell Kissen für die Therapeuten zum Knien;

Anweisung: »*Herr Schmidt, Frau Schmidt, ich bitte Sie, auf den Stühlen in der Mitte Platz zu nehmen. Ihre Hände sollten sich leicht berühren* (in Trennungssituationen weglassen oder die Hände zueinander strecken und die Nähe suchen, die beide gerade noch ertragen können). *Ich werde jetzt versuchen, Sie durch Auflegen meiner Hand zu stützen*« (flache Hand leicht in den Lendenwirbelbereich auflegen). Die Therapeuten knien sich neben jeweils eine Person und sehen in die gleiche Richtung wie diese. »*Ich beginne jetzt einen Satz und möchte Sie, Herr Schmidt, bitten, diesen Satz in mindestens drei Versionen zu vollenden und dabei Ihre Frau anzusehen. Wichtig dabei ist, dass Sie sich genau an die Formulierung halten und nicht ausweichen. Bitte wiederholen Sie den Satz und vollenden Sie ihn* (mit ruhiger ›hypnotischer‹ Stimme): *›Mir missfällt an dir ... Mir missfällt an dir ... Mir missfällt an dir ...‹ Sie, Frau Schmidt, bitte ich, ohne Kommentar zuzuhören.*« Der gleiche Ablauf mit den gleichen Instruktionen erfolgt jetzt durch den Therapeuten des Partners: »*Ich beginne jetzt einen Satz und möchte Sie, Frau Schmidt, bitten, diesen Satz in mindestens drei Versionen zu vollenden ...*« usw.

Anschließend: »*Und jetzt, Herr Schmidt, sagen Sie bitte dreimal: ›Mir gefällt an dir ...‹*« (drei Eigenschaften)

Danach: »*Und nun Frau Schmidt: ›Mir gefällt an dir ...‹*« (ebenfalls drei Eigenschaften)

An beide Partner: »*Zum Abschluss formulieren Sie, Herr Schmidt, und Sie, Frau Schmidt, noch* einen *Wunsch für Sie beide: ›Ich wünsche mir für uns ...‹*«

Auswertungsfokus: Kanalisieren und Komprimieren von Erwartungen und Wünschen; Deeskalation von Konflikten; Möglichkeit, auch in angespannten Situationen Wertschätzung zu äußern. Den beiden danach möglichst eine Pause gönnen; spazieren gehen lassen; sie können über alles reden, aber nicht über ihr Problem! Auch der Gruppe eine Pause gönnen, in der in der Regel ohne Zutun der Therapeuten viel über das eben Erlebte gesprochen wird: Therapeuten sollten die Gruppe in der Pause alleinlassen.

Kritische Therapiesituationen:

- Streit eskaliert → sehr konsequent auf Einhaltung des ritualisierten Ablaufs bestehen.
- Betroffene sind sprachlos → Therapeuten doppeln (durch präzises, einfühlendes Verstehen sich in die Person hineinversetzen; dabei kann der Therapeut mit seiner flachen Hand die Person im Lendenwirbelbereich leicht berühren).
- Z. B.: »*Ich versuche jetzt, mich in Sie hineinzuversetzen, und bitte Sie, mich zu korrigieren, wenn ich Ihre Empfindungen nicht ganz treffe: – ›Ich fühle mich meinem Mann gegenüber weit entfernt, ich kann ihn gar nicht sehen, mir geht es damit nicht gut ...‹*«

F24 Stellenanzeige

Einsatzmöglichkeiten: bei negativistisch eingestellten Eltern und Jugendlichen (eventuell auch Kindern), die nur die Fehler des anderen sehen; für Gruppen geeignet, die sich schon besser kennen

Ablauf: Familienmitglieder schreiben einzeln oder zusammen für ein anderes Familienmitglied eine Stellensuchanzeige.

Therapieziele: Wertschätzung der Familienmitglieder untereinander; Stärkung des Selbstvertrauens; Verbesserung des familiären Zusammenhalts; Förderung einer akzeptierenden, wertschätzenden und differenzierten Gruppenatmosphäre

Materialien: Papier, Stifte

> **Anweisung:** *»Bitte schreiben Sie für ein anderes Familienmitglied eine Stellenanzeige, in der Sie alle positiven Eigenschaften dieser Person, die eine neue Stelle sucht, beschreiben. Es sind nur Komplimente und positive Eigenschaften erlaubt. Bei dieser Übung ist es ausdrücklich gestattet, sich bei seinen Nachbarn einzumischen und positive Eigenschaften zu benennen.«*
>
> Variante: »Steckbrief« *(»Gesucht wird ein Idealvater … was sind seine besonderen Kennzeichen?«)*

Auswertungsfokus: Wie geht man mit Lob und Kritik um? Wann soll gelobt werden, wann nicht? Was sind die Vor- und Nachteile von Kritik an anderen? Wenn es keine Bewerber gibt: Sollte man die Stelle ändern, oder soll die Person sich ändern?

Kritische Therapiesituationen: Wenn die negative Einstellung beharrlich verteidigt wird und jedes Kompliment eigentlich eine Kritik ist → Versöhnungsritual.

F25 Reframing – nicht kränkende Sätze bilden

Einsatzmöglichkeiten: unspezifisch

Ablauf: Die Gruppe (Eltern und Kinder) sammelt gemeinsam Sätze, die in Streitsituationen häufig gebraucht werden und den anderen verletzen und kränken. Ein Teilnehmer der Gruppe notiert alle Sätze am Flipchart. Anschließend werden Arbeitsgruppen gebildet, am günstigsten »Adoptivfamilien«. In diesen Arbeitsgruppen werden die Sätze »übersetzt«, d. h., sie werden in vom Gegenüber annehmbare und nicht verletzende Formulierungen umgewandelt. Die neuen Formulierungen werden in der Großgruppe anschließend auf ihre Wirksamkeit überprüft.

Therapieziel: Deeskalation und zu lernen, konstruktive Kritik zu üben

Materialien: Flipchart, Stifte

Anweisung: An die Großgruppe: »*Rufen Sie bitte dem Hannes alle Sätze zu, die Ihnen spontan einfallen, die Sie selbst gebrauchen oder zu hören bekommen, die sicher zu Streit und Auseinandersetzungen führen.*«

An die Arbeitsgruppen: »*Bitte versuchen Sie, die Sätze so umzuformulieren, dass sie den anderen nicht verletzen, aber trotzdem Ihr Anliegen erkennbar ist.*«

Auswertungsfokus: Auf Formulierungen, die durch Akzeptanz und Respekt gekennzeichnet sind, achten!

Kritische Therapiesituationen: Wenn negative Sätze zu ausfallend und kränkend werden → Therapeuten weisen auf Gruppenregeln hin.

F26 Masken

Einsatzmöglichkeiten: unspezifisch

Ablauf: Den Jugendlichen stellt man in Abwesenheit der Eltern Papiermasken zur Verfügung, die Erwachsene darstellen. Sie absolvieren mit dem Therapeuten einen gedanklichen Zeitsprung von ca. 30 Jahren und werden aufgefordert, sich mit ihrem neuen Alter und der neuen Identität auseinanderzusetzen. Dazu gehört eventuell ein neuer Familienname oder eine neue Staatsbürgerschaft. Nun werden die Eltern hinzugezogen und nehmen im Außenkreis Platz. Die Jugendlichen spielen sich selbst in 30 Jahren, wie sie sich bei einem Kaffeekränzchen wiederbegegnen und über ihr Leben berichten. Der Therapeut, selbst auch 30 Jahre älter, aber ohne Maske, moderiert das Gespräch, fragt nach Angehörigen, Krankheiten, Lebensumständen, Beziehungen, etwaigen Kindern und Enkeln und allgemeinen Veränderungen in den vergangenen 30 Jahren. Die Eltern beobachten das Rollenspiel aus dem Außenkreis und reflektieren später – mittels der Goldfischaquariums-Technik – über ihre Eindrücke, während die Kinder im Außenkreis zuhören.

Therapieziele: Jugendliche werden in eine hypothetische Zukunft geschickt, aus der sich »rückblickend« spezifische Entwicklungsmöglichkeiten schaffen lassen. Durch das Rollenspiel sollen Zukunftsängste antizipiert, aber auch Hoffnungen initiiert werden, dass ein Leben nach der Krankheit/Störung möglich ist. Die Übung ist besonders dann geeignet, wenn Familien resignieren (Eltern: *»Es wird sowieso nicht mehr anders.«*; Jugendliche: *»Die Zukunft ist mir egal … Ich brauche keinen Mann … Ich will keine Kinder.«*).

Materialien: gedeckter Kaffeetisch mit Stühlen, Masken

> **Anweisung:** In Abwesenheit der Eltern werden die Patienten an einen gedeckten Kaffeetisch platziert und gebeten, die Masken aufzusetzen. Die Eltern werden danach ohne Erklärung hereingebeten und nehmen schweigend im Außenkreis Platz. Die »um 30 Jahre älter gewordenen Jugendlichen« werden freundlich begrüßt:
>
> *»Ich freue mich, dass Sie nach 30 Jahren erneut hergekommen sind. Ich habe viel vergessen. Wir haben uns 2012 in der Klinik das letzte*

Mal gesehen. Wie heißen Sie jetzt? Ich kannte ja Ihren ersten Mann. Wie viele Kinder haben Sie jetzt, mehr als 5? Die wievielte Ehe ist das jetzt bei Ihnen? Haben Sie noch eine Ess-Störung (Angststörung, ADHS o. Ä.)*? Wie ist das eigentlich damals nach der Multifamilientherapie (nach dem Abi, nach der Berufsausbildung) weitergegangen? Haben Sie studiert? Ich habe gehört, Sie haben eine Professur in Philadelphia (eine Stelle in Hollywood)?«*

An die Gruppe gewandt: »*Lebt von Ihnen überhaupt noch jemand in Deutschland?*

Gab es Rückfälle und wenn ja, warum? Wann haben Sie sich endlich frei gefühlt?

Wie geht es eigentlich Ihren Eltern? Leben sie noch? Wie ist denn jetzt Ihr Verhältnis zu ihnen? Können Sie jetzt gut miteinander?

Was hat Ihnen eigentlich damals am meisten geholfen und was nicht? Was denken Sie, was Ihren Eltern damals geholfen hat?«

Auswertungsfokus: Patienten spekulieren über die Zukunft, sind überrascht über eigene Ideen, über vielfältige Möglichkeiten der Lebensgestaltung; Eltern erleben erleichtert, dass Zukunft denkbar ist.

Kritische Therapiesituationen: Ein Jugendlicher spielt nicht mit, will keine Maske aufsetzen → akzeptieren, Jugendlicher bleibt stiller Teilnehmer – später kann ein anderer Jugendlicher ihn/sie spielen.

F27 Tiefgefrorene Konflikte

Einsatzmöglichkeiten: Multiproblemfamilien

Ablauf: Die Therapeuten erklären, dass jede Familie sich einen typischen intrafamiliären Konflikt ausdenken sollen und diesen dann in Form einer tiefgefrorenen Skulptur kurz darstellen kann. Die Familie soll dann auch zeigen, wie sie am liebsten selbst »anders« wäre. Andere Familien sollen sich das anschauen und kommentieren – und dann an dem eingefrorenen Konflikt herumbasteln und versuchen ihn zu verändern, wie auch den ersten Schritt identifizieren, um eventuell zu einer Lösung zu finden.

Therapieziel: offene Darstellung und Bearbeitung von typischen Konflikten

Materialien: keine

> **Anweisung:** »*Wir wollen, dass sich jede Familie einen typischen Konflikt, der in der Familie vorkommt, vorstellt. Das kann z. B. so sein:* (die beiden Therapeuten demonstrieren einen malignen Partnerclinch). *Einigen Sie sich auf einen Konflikt, und wir schauen uns diesen von jeder Familie an – wir spekulieren dann, was für ein Konflikt gemeint ist und auch, wie man ihn lösen kann. Wir wollen auch, dass jede Familie* mehrere *Ideen liefert, wie sie denn aussehen möchte, wenn der Konflikt weg ist.*«

Auswertungsfokus: »*Was ereignet sich hier? Was ist hier total unbeweglich? Angenommen, eine Person könnte sich ein bisschen anders verhalten – wie würde sich das auf die Skulptur auswirken? Wie hätten Sie es denn gerne? Was wäre der erste Schritt, den Sie machen müssten, damit es so wird, wie Sie es sich wünschen?*«

Kritische Therapiesituationen: Keine Einigung unter Familienmitgliedern, welchen Konflikt sie darstellen wollen → alle Konflikte können nacheinander dargestellt werden, und eine Münze entscheidet, wer zuerst drankommt.

F28 Stimmungsbarometer – Gefühlsskalen

Einsatzmöglichkeiten: unspezifisch

Ablauf: Die gesamte Gruppe sitzt an einem großen Tisch, jede Familie legt ein großes Blatt Papier vor sich und zeichnet eine vertikale Linie (Befindlichkeits- oder Stimmungsachse) ein. Diese Vertikale hat mittig einen Nullpunkt und nach unten die Skalierung -1 bis -10, nach oben die Skalierung +1 bis +10. Vom Nullpunkt wird eine waagerechte Linie als Zeitstrahl gezeichnet. Diese wird durch senkrechte Linien in 3 Felder eingeteilt. Das linke steht für die Vergangenheit, das mittlere für den jetzigen Zustand und das rechte Feld für die Zukunft. In diese Skala tragen die Familienmitglieder mit verschiedenen Farbstiften oder Symbolen ihre Befindlichkeiten zu bestimmten Zeitpunkten der Störung ein: in das linke Feld den Zeitpunkt und den Grad der Befindlichkeit, als die Stimmung am schlechtesten war, in das mittlere Feld die Stimmung am heutigen Tag und in das rechte Feld den Zustand, den sich die einzelnen Familienmitglieder wünschen (Dauer: ca. 25 Minuten). Anschließend werden die Skalen in Kleingruppen zu je 2 bis 3 Familien erklärt und ausgewertet (Dauer: ca. 1 Stunde). In der Kleingruppe wird zusätzlich die Frage diskutiert, wie der nächste kleine Schritt aussehen könnte, um das heutige Befinden um einen halben Punkt zu heben. Diese Skalen werden von den Therapeuten aufbewahrt und können im weiteren Verlauf zu einem späteren Rückblick wiederverwendet werden.

Therapieziele: Die Familienmitglieder lernen die Gefühle und Befindlichkeiten der anderen Familienmitglieder kennen, können Ähnlichkeiten, aber auch Unterschiede im Erleben wahrnehmen. Den Eltern und Patienten soll es möglich werden, kleine, realistische und konkrete Ziele für die nahe Zukunft zu erkennen und diese Ziele durch eigene oder familiäre Verhaltensweisen beschreiben zu können.

Materialien: große Papierbögen, Stifte

> **Anweisung:** *»Dieses Papier wird ein Familienbogen zur Erfassung der Stimmung jedes Einzelnen Ihrer Familien zu verschiedenen Zeitpunkten oder Zeiträumen der Krankheit. Bitte zeichnen Sie eine Skala, die auf der vertikalen Achse in der Mitte einen Nullpunkt hat und nach unten die Einteilung von -1 bis -10, nach oben die Eintei-*

lung von +1 bis +10. Der Punkt -10 bedeutet ganz besonders schlechtes Befinden (Gefühle, Stimmung) und +10 ein absolutes Hochgefühl – die Krankheit Ihres Kindes betreffend. Jedes Familienmitglied denkt sich ein eigenes Symbol aus (Kreis, Kreuz, Punkt) oder benutzt einen eigenen Farbstift. Die waagerechte Linie, die bei der Null der Befindlichkeitsskala beginnt, ist die Zeitstrecke. Diese teilen Sie mit senkrechten Linien in 3 Abschnitte. Der linke Abschnitt steht für die Vergangenheit. Bitte tragen Sie in diesen linken Abschnitt mit einem Symbol (Kreis, Dreieck etc.) den tiefsten gefühlten Punkt ein, den Sie, bezogen auf die Krankheit Ihres Kindes, je hatten. Schreiben Sie ein Datum und drei Wörter dazu, die diesen Tiefpunkt charakterisieren. (An das Kind:) *Und du malst an die Stelle der Skala von -10 bis +10 dein Symbol, als es dir am schlechtesten ging, die Krankheit oder dein Problem betreffend. Im mittleren Abschnitt des Blattes tragen Sie bitte den Wert ein, wie Sie sich – die Krankheit des Kindes betreffend – heute fühlen.* (An das Kind:) *Bitte trage du dein Symbol im mittleren Teil des Blattes ein, so wie es dir heute – dein Problem betreffend – geht. Zum Schluss tragen alle den Skalenwert ein, den sie erreicht haben möchten, wenn die Therapie hier zu Ende geht und Sie die Therapeuten aus Ihrem Leben entlassen können.*

Bitte suchen Sie sich eine andere Familie als Diskussionspartner und erklären Sie Ihren Angehörigen und der anderen Familie Ihre Wertungen. Eine besondere Frage sollten Sie den jeweils anderen Ihrer Gruppe stellen: Was wäre der nächste kleine Schritt, um auf dem Barometer von heute eine positive Veränderung von einem halben Punkt zu erreichen? Wer müsste was wann tun oder nicht tun, denken oder sagen, damit dieser kleine Schritt möglich wird?«

Auswertungsfokus: Während der Erstellung der Skala können die Familienmitglieder bereits ihre unterschiedlichen Wahrnehmungen bezüglich der schlimmsten Zeit, des heutigen Tages sowie ihre Wunschvorstellungen besprechen. Wer hat was wahrgenommen? Wer hat als Erster, wer als Letzter etwas wahrgenommen? Wie wurde in der schlimmsten Zeit geholfen? Was hat geholfen? In der Auswertungsrunde mit einer anderen Familie kann eine Person der jeweils anderen Familie die Rolle des therapeutischen Moderators übernehmen.

Kritische Therapiesituationen:

- Zu unkonkrete, zu große Veränderungsschritte → Gruppe nutzen, um Ziele und Wünsche realistischer und in kleinen Schritten zu formulieren.
- Zu hohe Erwartungen an die familiäre und eigene Befindlichkeit am Therapieende → Frage: »*Was ist realistisch mit einem Teenager, mit einem Achtjährigen, mit einem Zwölfjährigen ...?*«

F29 Alltag nach Unfall

Einsatzmöglichkeiten: unspezifisch

Ablauf: In einer Elterngruppe werden diese mit der Vorstellung konfrontiert, dass das eigene Kind in einen schweren Unfall verwickelt wurde und von einem Tag auf den anderen schwerstpflegebedürftig ist. Die Situation wird durchaus realistisch und angsteinflößend, aber immer als hypothetisch dargestellt. Die Eltern erarbeiten als Gruppe einen Notfallplan, der alle kurz- und langfristigen Maßnahmen und insbesondere familiäre Veränderungen beinhalten sollte, die zur Bewältigung einer solchen Katastrophe notwendig wären. Anschließend wird der Notfallplan besprochen und erklärt. Die Therapeuten übertragen den Notfallplan auf die Situation der anwesenden Familien mit einem psychisch kranken Kind. Anhand dieser allgemeinen Richtlinien erarbeitet die Gruppe gemeinsam Pläne, die für jede Familie maßgeschneidert sind.

In einer parallel laufenden Kindergruppe werden diese mit der Vorstellung konfrontiert, dass eine Großmutter sich die Hüfte gebrochen hat und von einem Tag auf den anderen schwerstpflegebedürftig ist. Beide Gruppen stellen sich anschließend ihre Notfallpläne gegenseitig vor. Anschließend wird darüber diskutiert, ob psychische Erkrankungen auch eine besondere Betreuung, die der bei organischen Erkrankungen vergleichbar ist, erfordern.

Therapieziele: Ressourcenaktivierung in Krisensituationen

Materialien: Papier, Stifte

Anweisung »*Wir möchten Sie in der folgenden Stunde sehr erschrecken. Wir werden nun ein Thema ansprechen, das alle Eltern in Angst versetzt, das aber viele von Ihnen sicherlich schon einmal für sich oder in der Familie angedacht haben. Stellen Sie sich vor, Ihr Kind wurde in einen schweren Unfall verwickelt und ist von heute an pflegebedürftig. Die Krankenhäuser sind überfüllt und die Ärzte trauen Ihnen zu, dass Sie Ihr Kind zu Hause versorgen können. Die einzige Hoffnung, die Ihnen die Ärzte machen können, ist, dass sich Ihr Kind innerhalb der nächsten 2 Jahre wieder vollständig erholen wird. Zunächst aber ist es auf Ihre Hilfe angewiesen. Bitte erarbeiten Sie in der Gruppe einen ›Notfallplan‹, den Sie und Ihre Familie er-*

stellen würden, um diese schreckliche Situation zu meistern. Welche kleinen und großen Veränderungen gäbe es in Ihrem Leben, familiär, beruflich, in der Verteilung der bisherigen Pflichten und neuen Aufgaben? Was für Hilfe würden Sie sich suchen, wer könnte welche Aufgabe übernehmen, welche persönlichen Lebenspläne müssten Sie für die nächste Zeit über Bord werfen? ...« (vergleichbare Anweisung in der Kindergruppe)

Nach der Auswertung aller erarbeiteten Notfallpläne:

»In dieser Runde möchten wir Sie bitten, aufbauend auf den erarbeiteten Plänen einen allgemeinen Notfallplan für psychisch kranke Kinder zu erstellen. Welche Bereiche sind betroffen, wie viel Pflege- und Betreuungsaufwand braucht ein solches Kind? Welche familiären Veränderungen im Alltag sind dafür notwendig? Wer in Ihrem Umfeld ist zur Hilfestellung geeignet?«

Nach Fertigstellung des allgemeinen Plans:

»Bitte beraten Sie sich gegenseitig, welche spezifischen Maßnahmen Sie in nächster Zeit ergreifen müssen, um Ihrem eigenen Kind zu helfen. Ihre Pläne sollten jetzt spezifisch sein, sozusagen maßgeschneidert für jede Familie.«

Auswertungsfokus: Ähnlichkeiten der Hilfe- und Pflegebedürftigkeit organisch und psychisch kranker Kinder (oder Erwachsener); in Bezug auf die Kinder notwendige persönliche, familiäre, organisatorisch-alltagspraktische Veränderungen, z. B.: *»Wer betreut wann das Kind bei den Mahlzeiten (z. B. bei Anorexie), wer in der Familie hat wie viel Zeit, wer aus dem Umfeld kann helfen?«*, Überdenken des eigenen Lebensplans; Thema »Dankbarkeit« (kindlicher Ärger und Ablehnung statt Dank für elterliche Bemühungen); Thema »Reaktionen der Umwelt«

Kritische Therapiesituationen: Vorstellung lähmt Familien, Betroffene steigern sich in das Szenario hinein und können keine kreativen Modelle durchdenken → Therapeut aktiviert die Gruppe, über die Folgen einer Naturkatastrophe nachzudenken und wie Familien mit Krisen umgehen.

Störungsbezogene (problemfokussierte, symptomspezifische) Übungen

Hier handelt es sich um Übungen, die die Störung bzw. die Krankheit des Kindes oder das Problem der Eltern im Umgang mit dem Kind fokussieren.

S1 Briefe an das Problem

Einsatzmöglichkeiten: Anorexia nervosa, Asperger-Syndrom, ADHS und andere spezifische Störungen

Ablauf: Alle Gruppenmitglieder entwerfen einen negativen und einen positiven Brief an das Problem. Alle Briefe werden gemischt und wieder so verteilt, dass jeder Teilnehmer einen negativen und einen positiven Brief in Händen hält. Reihum werden zunächst die negativen und dann die positiven Briefe vorgelesen.

Therapieziele: negative Gefühle durch die Personifizierung des Problems direkt formulieren können und Wahrnehmung auch der positiven Veränderungen, die das Problem angestoßen hat

Materialien: Papier, Schreibutensilien

> **Anweisung:** »*Wir möchten Sie und euch bitten, zwei Briefe zu schreiben. Der erste Brief beginnt (am Beispiel der Anorexia nervosa) mit den Worten: ›Magersucht, ich hasse dich, weil …‹. Anschließend listen Sie mindestens 10 Punkte auf, warum Sie diese Krankheit hassen. Eltern schreiben bitte aus der eigenen Sicht, warum sie die Krankheit des Kindes hassen. Jugendliche schreiben bitte das eigene negative Erleben bezüglich der Krankheit auf.*
>
> *Der zweite Brief beginnt mit den Worten: ›Magersucht, ich danke dir für …‹. Dieser Brief soll bitte nicht ironisch oder sarkastisch werden, sondern eine Liste von mindestens 10 Punkten enthalten, die ehrlich die positiven Veränderungen oder Momente aufzeigen, die durch die Krankheit in Ihrem/eurem Leben passiert sind.*«

Auswertungsfokus: Was sind die vielfältigen Sorgen und Nöte, die das Problem verursacht? Was sind die positiven Veränderungen, die das Problem (Krankheit) anstößt?

Kritische Therapiesituationen: Patienten glorifizieren die eigenen Probleme oder Teilnehmer verharren im negativistischen Erleben; es gelingt kein positives Reframing → Transparenz; Therapeuten sprechen es offen an.

S2 Tricks und Kniffe

Einsatzmöglichkeiten: Suchterkrankungen, Ess-Störungen

Ablauf: Informationsaustausch zwischen Eltern über die »Schattenseite« der jeweiligen Störung, über die »Streiche«, die die Störung den Leidenden spielt

Therapieziele: Eltern erkennen diese Handlungen als Teil der Störung, um die Verhaltensweisen nicht zu negieren *(»Meine Tochter/mein Sohn macht so etwas nicht«)* oder als persönliche Kränkung zu interpretieren. Die Hilflosigkeit der Eltern, bedingt durch Ahnungslosigkeit oder Verdrängung, soll abgebaut werden. Differenzierte Wahrnehmung der Eltern von gesunden und kranken Anteilen bei der Patientin *(»Ist das die Krankheit/Sucht oder ist das Ihre eigene Tochter?«)* wird möglich.

Materialien: gesammeltes Wissen

> **Anweisung:** *»Diese Stunde dient der Information über die dunklen, tabuisierten und hässlichen Seiten der Störung Ihres Kindes. Wenn Sie als Eltern etwas gegen die Krankheit/Sucht unternehmen möchten, müssen Sie gut informiert sein! Was ist Ihnen im Alltag mit Ihrem Kind aufgefallen, das Ihnen seltsam vorkam und etwas mit der Krankheit/Sucht zu tun haben könnte?«*

Auswertungsfokus: Jugendliche und Eltern zunächst in getrennten Gruppen arbeiten lassen

- bei Suchterkrankungen: Spezifische »Tricks und Kniffe« der Sucht im familiären Umfeld werden zusammengetragen, d. h., es werden Möglichkeiten der Geldbeschaffung (Klauen von Geld, Wertgegenständen, der Spardosen der Geschwister etc.), das Verstecken von Substanzen im familiären Umfeld oder Verleugnungsstrategien und die Vertuschung von Rauschzuständen usw. thematisiert.
- bei Anorexia nervosa: Spezifische »Tricks und Kniffe der Anorexie« werden zusammengefasst, d. h., es werden Manipulationen, Betrugsstrategien und Tricks der Patientinnen dargestellt, die sie anwenden, um Eltern, Therapeuten und Personal über das tatsächliche Gewicht zu täuschen. Maßnahmen der Ge-

wichtsmanipulationen (z. B. Wasser trinken, mit nassen Haaren wiegen, unter der Kleidung versteckte Gewichte) und Erscheinungen wie Hyperaktivität und Gewichtsreduktion (Sport, kalt duschen etc.), Erbrechen, Nahrungszusammensetzung (»verbotene« Lebensmittel etc.), Betrügereien (Essen verschwinden lassen etc.) werden zusammengetragen.

Variante: Die Beteiligten können einen kleinen Film drehen, um die Tricks und Kniffe visuell zu illustrieren.

Kritische Therapiesituationen: Überreaktion der Eltern → Hinweis, dass es vor allem eine vorsorgliche Information ist.

S3 Klaps oder Schlag?

Einsatzmöglichkeiten: Multiproblemfamilien

Ablauf: An einer Puppe demonstrieren Eltern und Kinder, ob und wie hart man Kinder oder Eltern schlagen kann und darf.

Therapieziel: Darstellung, wie Gewalt eskalieren kann, und Suche nach Alternativen

Materialien: große Puppe aus weichem Material

> **Anweisung:** »*Viele Eltern glauben, dass es Kindern nicht schadet, wenn sie mal einen Klaps für schlechtes Verhalten bekommen. Andererseits werden auch viele Eltern von ihren Kindern geschlagen, bespuckt und beschimpft. Oft wird darüber diskutiert, ob man* überhaupt *schlagen darf oder wie hart ein Klaps sein kann und ob er wehtun muss. Hier ist eine große Puppe und ich würde jeden bitten, an ihr zu demonstrieren, wie weit man mit einem Klaps gehen darf und wann ein Klaps zu einem Schlag wird.*«

Auswertungsfokus: Was ist »zu viel« und was ist »zu wenig«? Was lernen Kinder von ihren Eltern durch körperliche Strafen? Woran erinnern sich die Eltern diesbezüglich aus ihrer Kindheit? Was sind die Vor- und Nachteile von alternativen disziplinarischen Maßnahmen?

Mit Kindern und Eltern in getrennten Gruppen arbeiten und dann Ergebnisse getrennt auf Flipcharts notieren, bei Erwachsenen von Sprechern – Kinder fühlen sich sicherer, wenn sie zu zweit die Gruppe vertreten. Anschließend Austausch in der Großgruppe oder in den Familien unter sich (Therapeuten kreisen und unterstützen).

Kritische Therapiesituationen: Bagatellisierung → Therapeut fragt andere Familien nach persönlichen Erfahrungen mit Gewalt.

Eltern fühlen sich nach dieser Übung oft schlecht. Das Problem ist natürlich durch die Übung nicht gelöst, aber die Teilnehmer werden sensibilisiert und werden nachdenklich und angeregt, etwas zu verändern.

S4 Fußabtreter

Einsatzmöglichkeiten: Multiproblemfamilien

Ablauf: Die Eltern legen sich auf den Boden und die Kinder laufen über sie hinweg; anschließend Rollentausch.

Therapieziel: Darstellung der Gefühle von Demütigung und Missachtung und anschließende Suche nach gegenseitiger Akzeptanz

Materialien: Decken, Kissen (nicht geeignet für sehr kleine Räume); Flipchart

> **Anweisung:** *»Oft kommen sich Eltern vor, als ob ihre Kinder sie als Fußabtreter benutzen und auf ihnen nur herumtrampeln. Wir wollen das mal spielerisch verdeutlichen und allen zeigen, wie es einem dabei geht. Wir schlagen vor, dass sich alle Eltern auf den Boden legen und dass ihre Kinder barfuß über sie laufen oder springen. Natürlich soll sich dabei niemand verletzen und deshalb sollen alle vorsichtig sein. Liebe Eltern, merken Sie sich, wie Sie sich fühlen ...* (und danach:) *... jetzt wollen wir mal den Spieß umdrehen – und die Eltern tun so, als ob sie auf ihren Kindern herumlaufen ... Liebe Kinder, merkt euch, wie es euch dabei geht ...«*

Auswertungsfokus: Wie ist es beiden Seiten als Fußabtreter ergangen – und wie war's beim Herumtrampeln? In Eltern- und Kindergruppen zunächst getrennt diskutieren; jeder Therapeut kümmert sich um eine Gruppe. Die Therapeuten aktivieren, moderieren, verbinden und unterstützen besonders die Kinder. Wie geht es einem bei Demütigungen und bei Missachtung? Wie kann man zu gegenseitiger Akzeptanz kommen? Vorschläge am Flipchart aufschreiben lassen, Wiederholungen auflisten, Vorschläge eventuell umformulieren, reframen, um Gruppenkonsens zu fördern; Vorschläge in der Großgruppe diskutieren; dazu zunächst in Elterngruppe und Kindergruppe sitzen lassen (Kinder sind in der Familie sitzend oft gehemmt, unter sich dagegen viel offener). Schließlich in Kleingruppen (zwei bis drei Familien) oder jede Familie für sich. *»Was wäre für Sie/euch geeignet von den Ideen, die wir gesammelt haben? Was könnten Sie als Familie ausprobieren? Wir sind ganz gespannt, was Sie in der nächsten Gruppe berichten werden! Was geklappt hat und was nicht funktioniert* *hat!«* Zum Schluss: Austausch in er Großgruppe über zirkuläres Arbeiten anregen.

Kritische Therapiesituationen: Spiel wird aggressiv übertrieben mit Verletzungsgefahr → Therapeut bremst sofort und macht die »Eskalationsuhr«

S5 Eskalationsuhr

Einsatzmöglichkeiten: unspezifisch, aber wichtig bei Gewaltfamilien

Ablauf: Jedes Gruppenmitglied soll sich an ein persönliches Beispiel erinnern, an dem es zu einer massiven Eskalation kam. Eine Eskalationsuhr wird gemalt und der Prozess der Eskalation rekonstruiert. Man diskutiert die Möglichkeiten, was man tun kann, um die Eskalation rechtzeitig aufzuhalten.

Therapieziel: Kontextuelle Rekonstruktion von familiären Eskalationen und deren künftige Vermeidung

Materialien: Papier, Farbstifte; Flipchart

Anweisung: »*Ab und zu kommen wir alle in einen Zustand, wo etwas eskaliert und wir den Überblick verlieren. Dann verstehen wir die anderen überhaupt nicht mehr und werden immer ärgerlicher und wütender, dass wir fast platzen könnten – und den anderen geht es genauso. Es ist dann fast unmöglich, aus so einem Teufelskreis herauszukommen. Wir möchten, dass sich hier jede Familie an die letzte Situation erinnert, bei der so etwas passiert ist. Diese Auseinandersetzungen haben immer eine Entwicklung. Man schaukelt sich gegenseitig auf und kommt dann nicht mehr aus diesem Teufelskreis heraus. Wir möchten Sie als Familie bitten, dass Sie diese Entwicklung zurückverfolgen, und das anhand einer Uhr, die man zurückdrehen kann* (Therapeut malt großes Zifferblatt auf Flipchart). »*Nehmen wir an, dass 5 nach 12 alles zu spät war und es zu einem schlimmen Streit oder Schlagabtausch gekommen ist. Schreiben Sie das bitte mit wenigen Stichpunkten an diese Stelle, also 5 nach 12, außen an das Zifferblatt.*« (Therapeut erklärt das am Zifferblatt und auch die folgenden Schritte einen nach dem anderen) *Als erstes, was ist 5 nach 12 passiert, als alles zu spät war, als das Porzellan kaputt ging? Und dann drehen Sie die Uhr langsam zurück: Wer hätte 5 vor 12 noch eine Chance und die Kraft gehabt, sich anders zu verhalten, etwas anderes zu sagen oder etwas nicht zu sagen? Wer in der Familie hätte dann auch noch anders reagieren können? Manchmal ist das 5 vor 12 aber nicht mehr möglich. Dann drehen Sie die Uhr weiter zurück. Was wäre um 11 Uhr noch möglich gewesen? Schreiben Sie diese Ideen alle an den Rand an die Uhr-*

zeit, zur der Sie als Familie noch hätten anders reagieren können. Drehen Sie die Uhr immer schrittweise zurück und überlegen Sie gemeinsam, wer zu den unterschiedlichen Zeitpunkten noch hätte anders reagieren können! Manche Familien bekommen die Kurve tatsächlich noch 5 vor 12, manche brauchen länger. Wir kennen auch Familien, da bahnt sich so ein Streit schon früh am Tag oder sogar am Vorabend und manchmal noch früher an. Wichtig ist, dass Sie die Zeit zurückspulend schrittweise überlegen, was Sie noch hätten machen können, um die Katastrophe zu vermeiden.«

Auswertungsfokus: Diese Übung ist immer sehr belastend, deshalb schon bei der Ausarbeitung der Uhren unterstützen – beide Therapeuten kreisen und jeder wendet sich einzelnen Familien zu. Danken für die Offenheit, ein solch heikles Thema hier vorgestellt zu haben, oder auch zu Beginn der Vorstellung. Offenheit bei diesem Thema spricht für gute Gruppenkohäsion, das kann man auch vor der Gruppe als ihre Leistung erwähnen. Wer hat was gemacht und wie hat sie/er darauf reagiert, bevor es 12 Uhr schlug? Was für alternative Handlungsweisen gab es um 10 Uhr? Bei der Suche nach Lösungen im Anschluss an die Vorstellung von 2 oder 3 Familien (es brauchen nicht immer alle ihre Uhren vorzustellen, es geht schließlich um Alternativen) Gruppen trennen in Kindergruppe und Elterngruppe, und in diesen Gruppen nach Lösungen suchen lassen; dann deren Vorschläge vorstellen und diskutieren. Schließlich: *»Was wäre für Sie als Familie etwas, was Sie beim nächsten Streit ausprobieren könnten?* (Mut machen, aktivieren, möglichst an jede Familie wenden) *Ich bin gespannt, was Sie alle beim nächsten Mal hier berichten werden. Damit Sie viel ausprobieren können, wünsche ich Ihnen viel Streit!«*

Kritische Therapiesituationen: Eskalation zwischen Familienmitgliedern, da es unterschiedliche Rekonstruktionen derselben Krisensituation gibt → Therapeut benutzt das im »Hier und Jetzt«, um eine Eskalationsuhr mit allen Beteiligten zu konstruieren.

S6 Sketche

Einsatzmöglichkeiten: Multiproblemfamilien, multikulturelle Familiengruppen, Ess-Störungen, sinnvoll nach der Teufelsspirale

Ablauf: »Spielgruppen« aus Eltern und einem Kind einer anderen Familie erstellen, zwei Sketche einer typischen familiären Streitsituation, einmal mit »typischem« Ausgang und einmal mit einem neuen, möglichst konstruktiven oder überraschenden Ausgang

Therapieziel: Durch Perspektivenwechsel können Streitkultur und festgefahrene Verhaltensweisen überdacht werden. Neue Lösungen können spielerisch ausprobiert und erlebt werden.

Materialien: Requisiten für die jeweiligen Szenen

> **Anweisung:** *»Bitte produzieren Sie in relativ kurzer Zeit in Ihrer Spielgruppe eine typische Streitsituation in Ihrer Familie, die immer wiederkehrt, immer gleich abläuft, allen auf die Nerven geht und für die Sie sich in Zukunft einen anderen Ausgang wünschen. Bitte denken Sie sich in einer zweiten Szene anschließend ein neues, besseres Ende für diese Streitsituation aus. Dazu tauschen die Familien ihre Kinder. Also jede Familie sucht sich ein anderes Kind und adoptiert es für dieses Spiel.«*

Auswertungsfokus: Bühne improvisieren; Zuschauer sitzen in Sitzreihen; nach jedem Akt applaudieren. Festgefahrene Situationen durch die Verpackung in einen Sketch von einer anderen, auch humorvolleren Seite erleben, erleichtert Zugang zu neuen Lösungen. Besetzung der Kleingruppe aus Eltern und »Adoptivkind« ist hilfreich, da die nicht in den Streit involvierten Personen schneller kreative Lösungen entwickeln können. In der Großgruppe fokussieren die Therapeuten während der Vorführung auf »schlummernde Talente«. Warum ging es mit einem »Adoptivkind« leichter als mit dem eigenen? Wem ging es noch so? Austausch dazu anregen; ermuntern, diese Lösungen als Anregung aufzufassen, selbst eingefahrene Streitmuster zu verlassen und andere Lösungen zu probieren. *»Wir sind gespannt, was Sie uns beim nächsten Mal berichten werden, was Sie alles probiert haben. Was geklappt hat und was nicht geklappt hat.«*

Kritische Therapiesituationen: Zögerliche Teilnehmer, denen es unangenehm ist, vor anderen zu schauspielern → andere Rollenbesetzung, Teilnehmer wird »Regisseur«.

S7 »Super Nanny« oder Superkumpel

Einsatzmöglichkeiten: Familien mit verhaltensgestörten Kindern

Ablauf: Mutter (Vater) bildet ein Paar mit anderer Mutter (Vater) – in der Superkumpel-Variante: Kind bildet ein Paar mit anderem Kind.

Jeder identifiziert eine spezifische Problematik, die behandelt werden soll. »Super Nanny« hinter einem Einwegspiegel hat ein Mikrofon und kann Mutter oder Vater einer anderen Familie Instruktionen geben, die diese per Kopfhörer übermittelt bekommen.

Vorher und nachher Diskussion, wie man von der »Super Nanny« supervidiert werden will – oder supervidiert wurde.

Wechsel: »Super Nanny« wird zur Klientin – und vorheriger Klient (Vater oder Mutter) zur »Super Nanny«. Ein Therapeut sitzt mit der »Super Nanny« hinter dem Einwegspiegel, um beim Abwägen von Inputs behilflich zu sein.

Therapieziel: Entdeckung/Nutzung eigener Kompetenzen und Ressourcen beim Helfen; Mentalisierung von Anderen und sich selbst.

Materialien: Einwegspiegel (oder Kameraverbindung zu einem TV-Monitor in einem anderen Raum), Mikrofon, Kopfhörer, etc.

Anweisung: *»Wer von Ihnen weiß nicht, was eine ›Super Nanny‹ ist? Kann das hier jemand erklären? – Wir wollen jetzt die Mutter von einer Familie mit der Mutter (bzw. dem Vater) einer anderen Familie zusammebringen. Beide Elternteile werden einmal ›Super Nanny‹ sein, aber einer nach dem anderen. Suchen Sie sich einen Partner aus einer Familie, die mit ihren Kindern ähnliche Probleme hat wie Sie. Einer von Ihnen geht dann mit einem von uns Therapeuten hinter den Einwegspiegel und wird dann die andere Mutter beim Umgang mit ihren Kindern supervidieren. Suchen Sie sich eine typische Problemsituation aus. Sie können miteinander mit einer Art Walkie-Talkie kommunizieren – die Mutter hört die Stimme und die Ideen der ›Super Nanny‹ durch den Kopfhörer, die Kinder allerdings nicht. Vielleicht sollten Sie sich erst einmal absprechen, wie Sie am liebsten von der ›Super Nanny‹ supervidiert werden möchten. Später werden dann die Rollen getauscht, und anschließend denken wir darüber nach, wie es für alle Beteiligten gelaufen ist.«*

Auswertungsfokus: Diskussion, wie man supervidiert werden will, auch wie man signalisiert, dass man mit dem Input nicht umgehen kann. *»›Super Nanny‹, was geht jetzt in den Köpfen des Vaters und der Kinder im Nebenzimmer so vor sich? Raten Sie! Ist das o. k., was die Mutter da macht – oder sollte man das zu ändern versuchen? Wie kann man das veranlassen? Was müssten Sie ihr jetzt sozusagen ins Ohr flüstern? Glauben Sie, dass die Mutter es so annehmen kann? Was sind die Vor- und Nachteile, wenn Sie jetzt nicht intervenieren? Wie hat der Vater Ihren Input verdaut? Was mag sich der Vater vorstellen, wie Sie als ›Super Nanny‹ zu diesen Ideen kamen?«*

Kritische Therapiesituationen: »Super Nanny« ist zu kritisch und supervidierter Vater/supervidierte Mutter gibt auf → Therapeut hilft »Super Nanny«, über den Effekt ihrer Intervention zu reflektieren und sie zu modifizieren.

S8 Plakate oder Videofilme

Einsatzmöglichkeiten: unspezifisch

Ablauf: Die Familien erstellen in ca. 60 Minuten ein Wandplakat oder einen selbstgedrehten Videofilm zu einem von den Therapeuten vorgegebenen Thema. In der gesamten Gruppe werden die verschiedenen Plakate (bzw. der Film) gezeigt. Typische Themen:

- Gesund – krank
- Vor- und Nachteile der Anorexie, des »Zappelphilipps«, meiner Angst, meines Problems, meiner Krankheit
- Ausnahmen von der Anorexie, vom »Zappelphilipp«, von meiner Angst
- Wann bin ich glücklich und froh?
- Wann bin ich traurig?
- Was mich an anderen fasziniert
- Was ich in der Krankheit vermisse
- Sätze, die verletzen, und Sätze, die gut tun
- etc.

Therapieziele: Jugendliche haben hier Gelegenheit, ihre Empfindungen, Sichtweisen und Nöte darzustellen. Dabei dienen die Plakate und Videofilme initial als Brücke. Wenn Jugendliche das allein machen, können die Eltern anschließend einen Einblick in die Ängste, Befürchtungen und krankheitsbedingten Ansichten bekommen, aber auch gesunde Anteile der Patienten würdigen (hohe Kreativität, Ehrgeiz, künstlerische Fähigkeiten, Witz, Ausdruckskraft).

Materialien: Plakate und Stifte, Videokamera

> **Anweisung:** *»Bitte erstellt in der nächsten Stunde ein Plakat oder dreht einen Film zu folgendem Thema (s. o.). Berücksichtigt, dass viele Eltern eure inneren Empfindungen und Gedanken nicht kennen. Wenn ihr versucht, eure Ansichten zu diesem Thema ansprechend und kreativ darzustellen, können die Eltern euch vielleicht besser verstehen und treten nicht unentwegt in für euch schmerzliche Fettnäpfchen ...«*

Auswertungsfokus: Die Therapeuten fokussieren darauf, wie das Bemühen der Patienten, ihre Sicht des Themas darzustellen, gewürdigt wird; Diskussion, wie Eltern mit diesen neuen Erfahrungen umgehen (was ist hilfreich, was nicht).

Kritische Therapiesituationen: Kinder kaschieren und bagatellisieren → Patienten ausreichend Zeit geben oder Übung zu einem späteren Zeitpunkt wiederholen.

S9 Pressekonferenz

Einsatzmöglichkeiten: unspezifisch – bei jeder Form von Problemen

Ablauf: Patienten werden in eine »Expertenrolle für die Krankheit« versetzt. Inszenierung einer TV-Show durch Therapeuten. Eltern als Publikum stellen konkrete Fragen, die sie bezüglich der Krankheit/ Störung haben.

Therapieziele: Kinder und Eltern erfahren eine Aufwertung, wenn sie in den Expertenstatus versetzt werden. Aus dieser Perspektive heraus ist es möglich, auf Fragen mit mehr emotionalem Abstand und trotzdem aus der eigenen Kenntnis des Krankheitszusammenhangs zu antworten. Eltern erleben ihre Kinder als kompetent und erfahren Wichtiges über die Krankheit.

Materialien: Tische, Stühle, Wassergläser und Namensschilder für die Redner, eventuell Spiel-Mikrophon

Anweisung: Für die Patienten, während die Eltern vor der Tür warten: »*Wir möchten mit eurer Hilfe eine TV-Sendung moderieren, ein Nachmittagsmagazin im Fernsehen mit dem Titel ›Hilfe, mein Kind hat ....‹. Ihr seid die Experten zu diesem Thema und sitzt vor dem Publikum, das euch Fragen stellen wird. Denkt euch bitte kurz etwas zu eurem Leben als Experte aus, zum Beispiel könnt ihr ein Chefarzt einer großen Klinik sein, von euren Erfahrungen mit euren Patienten berichten, auf euer neuestes Buch verweisen etc. Auf diese Namensschilder schreibt ihr euren Namen und Titel, zum Beispiel ›Prof. Dr. Dr. Butterblume‹. Bitte antwortet ehrlich und konstruktiv auf die Fragen des Publikums oder gebt die Frage weiter, wenn ihr sie nicht beantworten könnt.*«

Für die Eltern, die auf den Stühlen Platz nehmen: »*Sie sind jetzt in der Nachmittagssendung ›Hilfe, mein Kind hat ...‹, ich bin der Moderator und dort sitzen die Experten zu dem Thema. Sie haben als Publikum nun die einmalige Gelegenheit, an kompetente und erfahrene Experten Fragen zu diesem Thema zu richten, die Sie schon lange beschäftigen. Bitte, Frau Meier, hier ist das Mikrophon, beginnen Sie mit der ersten Frage ...*«

Auswertungsfokus: Was wissen Experten? Braucht man Experten? Wozu? Wie haben die Eltern die Kinder erfahren?

Kritische Therapiesituationen: Kinder und Jugendliche können sich nicht von der Patientenrolle lösen → akzeptieren, allein die Teilnahme ist wichtig; vielleicht paradoxe Ermutigung, sich als wirklich nichtswissender und unmündiger chronischer Patient aufzuführen.

S10 Adoptionsessen

Einsatzmöglichkeiten: Anorexie-Familien, Multiproblemfamilien

Ablauf: Zu einer Mahlzeit werden die Eltern und Patienten in »neuen« Familienkonstellationen zusammen an den Tisch gesetzt.

Therapieziele: Für die Eltern wird die eigene Fähigkeit erlebbar, ein anorektisches Kind zum Essen einer angemessenen Portion zu bewegen. Sie können so häufig erkennen, dass eine partielle Distanz in der Beziehung und eine hinreichende Selbstsicherheit in dieser Situation hilfreich sind, da sie dann selbst weniger verletzlich und angreifbar sind. Die »Adoptivkinder« erleben Unterschiede, aber auch Ähnlichkeiten zu den eigenen Eltern. Sie können im Vergleich das Verhalten und die Meinung dieser »Elternsurrogate« erleben.

Materialien: keine

> **Anweisung:** *»Heute wird es einige Veränderungen bei dieser Mahlzeit geben. Sie als Eltern werden für die Zeit des zweiten Frühstücks ein Kind ›adoptieren‹ und Ihr eigenes Kind an sehr verantwortungsbewusste Eltern abgeben. Bitte suchen Sie sich aus der Gruppe eine neue Tochter aus und sorgen Sie fürsorglich und verantwortlich für sie. Falls Sie unsicher sind, was das Kind zur Sicherung der Gesundung zu sich nehmen sollte, oder andere Fragen haben, wenden Sie sich an die leiblichen Eltern. Aber sorgen Sie bitte dafür, dass heute keine leiblichen Verwandten nebeneinander sitzen, sodass alle Mitglieder der neuen Familie miteinander ins Gespräch kommen können.«*

Auswertungsfokus: Die Therapeuten fokussieren: auf die Fähigkeiten der Eltern, verantwortlich für das Adoptivkind zu sorgen (elterliche Kompetenz); auf die Anteile der Kinder/Jugendlichen, die sich gegenüber Adoptiveltern anders verhalten als gegenüber den leiblichen Eltern; auf die Gefühle der leiblichen Eltern, das eigene Kind mit anderen Personen zu erleben (Gefühle der Kränkung, des Verlusts oder des Loslassenkönnens); auf die Gefühle der Kinder, die eigenen Eltern im Umgang mit einer anderen Patientin als kompetent zu erleben (Gefühle der Besorgnis oder des Stolzes).

Kritische Therapiesituationen: Patientin verweigert Essen und Adoptiveltern sind hilflos → Mitpatienten als Experten einbeziehen.

S11 Essenscollagen

Einsatzmöglichkeiten: Anorexia nervosa, Multiproblemfamilien

Ablauf: Die individuellen Mitglieder aller Familien werden aufgefordert, symbolische Mahlzeiten aus Buntpapier oder aus Essensillustrierten auszuschneiden.

Therapieziel: Reflexion über familienspezifische Essensgewohnheiten und die daraus entstehenden Konflikte; Offenbarung von essensbezogenen Ängsten und Fantasien; Bearbeitung der Pseudoharmonie bei elterlicher Konfliktvermeidung

Materialien: buntes Papier, Essensillustrierte, Scheren, Tesafilm, Teller, Kompottschalen, Gläser

> **Anweisung:** Eltern und Jugendliche sitzen in zwei getrennten Zimmern.
>
> Anweisung für die Eltern: »*Liebe Eltern, erstellen Sie bitte mithilfe der bereitgestellten Bastelutensilien eine Mahlzeit für Ihre Tochter, so wie sie bei Ihnen zu Hause nächsten Sonntag möglich wäre. Bitte schneiden Sie die Zutaten in realer Größe aus und kleben Sie die auf den Teller.*
>
> Anweisung für die Jugendlichen: »*Liebe Jugendliche, ihr stellt bitte jeder für sich mithilfe der bereitgestellten Bastelutensilien ein Essen zusammen, so wie ihr es euch für nächsten Sonntag wünschen würdet.*«

Auswertungsfokus: Die Eltern und Kinder beschreiben jeweils ausführlich die von ihnen zusammengestellte Mahlzeit und die Größe der Portionen. Die Therapeuten fokussieren auf die Zubereitungsweise der Mahlzeiten, die Zusammensetzung der Zutaten und befragen die restliche Gruppe, ob diese Art der Zubereitung ihrer Meinung nach momentan für diesen Jugendlichen geeignet erscheint (diesen Fokus bei Essstörungen vertiefen).

Fragen: »*Wie wird es mit diesem Teller am nächsten Sonntag bei Ihnen zu Hause sein, gibt es Streit, kann die Tochter diese Portion problemlos essen?*« Eltern und Kinder werden zu Auseinandersetzung, Diskussion und

Verhandlung bezüglich dieser Collagen-Portion angehalten. Die Therapeuten fokussieren vor allem, ob die Eltern konsequent sind oder auf Kompromisse eingehen, Zugeständnisse machen oder nachgeben.

Kritische Therapiesituationen: Familienmitglied spielt nicht mit → *»Spricht jetzt aus Ihrer Tochter Ihr gesundes Kind, oder ist das jetzt die Anorexie? Wenn Sie das … zulassen würden – welche Seite Ihres Kindes würden Sie damit unterstützen, die gesunde oder die anorektische?«*

S12 Drittes Frühstück

Einsatzmöglichkeiten: Anorexie, Multiproblemfamilien

Ablauf: Die Therapeuten initiieren einen Rollentausch zwischen einem Elternteil und dem Kind und stimmen die Teilnehmer in ihre neue Position ein. Einige aus der Gruppe werden zu Beobachtern. Nach Beendigung des Rollenspiels werden alle Teilnehmer wieder aus der Rolle entlassen. In der Auswertungsrunde kann man Videoaufnahmen hinzuziehen und gemeinsam besprechen.

Therapieziele: Durch Rollentausch sollen die Gefühle der Eltern und der Patienten in der jeweils unterschiedlichen Position erlebbar gemacht werden. Dieser Perspektivenwechsel initiiert ein besseres Verständnis für den anderen.

Materialien: pro Familie ein belegtes Brot und ein Getränk, Servietten

Anweisung: Drei Familien werden zu Beobachtern der Situation ernannt. *»Bitte beobachten Sie aufmerksam die folgende Situation und registrieren Sie die besten Argumente und Handlungen der Familie, die Ihnen gegenübersitzt. Du, Hanna, sollst deine Mutter spielen und sie dich.«*

Variante 1 (bei Anorexia nervosa):

Instruktion für die Mutter in der Rolle der Tochter: *»Du bist Susanna und 16 Jahre alt* (kurze individuelle Beschreibung der Person). *Du bist seit vielen Jahren krank und derzeit in ambulanter Behandlung und findest ein drittes Frühstück inakzeptabel. Du als Essgestörte wirst nun alles tun, um deiner ›Mutter‹ zu beweisen, dass du dieses Frühstück nicht essen wirst. Tu alles Mögliche und Unmögliche, um zu verhindern, dass deine Mutter in Zukunft glauben könnte, sie könne dir nun jeden Tag ein drittes Frühstück servieren.«*

Instruktion für die Tochter in der Rolle der Mutter: *»Sie sind Frau Meier, 39 Jahre alt* (kurze individuelle Beschreibung der Person). *Ihre Tochter ist seit vielen Jahren krank. Seit mehreren Tagen kommen Sie nun bereits in die Klinik, haben viele interessante, aber auch erschreckende Dinge gesehen und gehört. Nun haben* *sich die Therapeuten eine kleine Prüfung für Sie ausgedacht. Ihre Aufgabe wird in den folgenden Minuten sein, Ihre ›Tochter‹ dazu zu bewegen, dieses dritte Frühstück zu essen. Setzen Sie all Ihre mütterlichen Fähigkeiten bei der Bewältigung dieser schweren Aufgabe ein, eventuell greifen Sie auch zu unkonventionellen oder überraschenden Methoden … Falls Sie es nicht schaffen, Ihre ›Tochter‹ zum Essen zu bewegen, müssen Sie dieses Frühstück selbst essen.«*

Variante 2 (bei Multiproblemfamilien):

An ein Elternteil: »*Stell dir vor, du bist ein 9-jähriger Junge, willst dich zum Essen nicht an den Tisch setzen, spielst mit dem Essen, schmatzt und machst auch sonst alles, was deine Eltern nicht gern an dir sehen möchten, wenn ihr zusammen esst. Du benimmst dich am Tisch ganz und gar unmöglich und bringst deinen Vater allmählich zur Weißglut. Der wird gleich platzen.«*

An das Kind in der Elternrolle: »*Sie sind der Vater von Ihrem Alexander. Der macht im Augenblick beim Essen, was er will. Sie denken schon, er macht das alles, um Sie zu ärgern. Ihre Aufgabe ist es jetzt, Alexander zum richtigen Essen zu bringen, ohne dass Sie brüllen oder Alexander schlagen. Eigentlich wollen Sie nur, dass alle gemeinsam in Ruhe ihr Essen genießen können.«*

Auswertungsfokus: Zunächst erfolgt eine Auswertungsrunde in der gespielten Rolle, d.h., die Eltern berichten, wie sie das Spiel aus der Sicht der eingenommenen Position des Kindes gesehen haben, und umgekehrt. Die Therapeuten erfragen angenehme und unangenehme Seiten der jeweiligen Rolle sowie Gefühle, Empfindungen und Gedanken. Die Beobachter berichten über Besonderheiten, die ihnen aufgefallen sind. Anschließend werden die Teilnehmer aus ihrer Rolle entlassen, und es folgt in der großen Gruppe eine Diskussion über das Geschehene. Die Therapeuten fokussieren insgesamt auf die krankheitsspezifische Dynamik und Interaktion.

Kritische Therapiesituationen: Eltern überziehen in ihrer Rolle als krankes Kind, Kinder in der Elternrolle werden aggressiv → Therapeuten aktivieren die Beobachter, ins Spiel einzugreifen.

S13 Visualisierung der Körperschemastörung

Einsatzmöglichkeiten: Anorexia nervosa, Bulimia nervosa

Ablauf: Es werden subjektive und objektive Körperbilder auf großen Plakaten erstellt (Dauer ca. 30 Minuten, nur Mütter und Töchter bzw. Väter und Söhne).

Therapieziel: Das subjektive Körpererleben der Patienten kann sichtbar gemacht werden. Das objektive Körperbild kann bei den Eltern angstinduzierend und handlungsanstoßend wirken, weil es die Bedrohlichkeit des körperlichen Zustands zeigt. Die Körperschemastörung wird für die Eltern als unkorrigierbar demonstriert und in einen thematischen Zusammenhang analog zum psychotischen Wahn gestellt. Diese Verknüpfung soll ebenfalls spannungsinduzierend wirken und elterliche Lethargie, Bagatellisierung oder Unverständnis abbauen. Den Eltern soll bewusst werden, dass sie bei einer fixierten, unkorrigierbaren Körperwahrnehmungsstörung die Verantwortung für ihr Kind übernehmen müssen, da dieses krankheitsbedingt nicht selbst entscheiden kann.

Materialien: pro Patientin zwei 2m lange, 60 cm breite Papierrollen, dicke Stifte, Beckenzirkel, Maßband

Anweisung: Für die Erstellung der Plakate verbleiben nur gleichgeschlechtliche Elternteile und Kinder im Raum. Für das erste Plakat werden die Patienten aufgefordert – nach Markierung der realen Körperlänge –, den eigenen Körper aufzuzeichnen: »*Bitte zeichnet euren Körper auf dieses Plakat, so wie ihr ihn derzeit fühlt und erlebt. Es soll eine gefühlte Abbildung eures Erscheinungsbildes sein, ohne Bekleidung.*«

Für das zweite Plakat werden die Patienten gebeten, sich bis auf die Unterwäsche auszuziehen und sich auf das zweite Plakat zu legen. Instruktion für die Mütter: »*Bitte zeichnen Sie den Umriss Ihrer Tochter nach, dicht entlang am Körper. Halten Sie den Stift ganz gerade.*«

Auswertungsfokus: Die beiden Plakate der Patientin werden dicht nebeneinander an die Wand gehängt. Alle Gruppenteilnehmer gehen durch den Raum und betrachten die Bilder (»Vernissage«). Anschließend erfolgt die Auswertung im großen Kreis. Eltern und Patienten schildern ihre Eindrücke, Gedanken und Gefühle, die die Bilder in ihnen auslösen. Eine Patientin (eventuell mehrere) wird gebeten, sich vor ihre Bilder zu stellen und mithilfe des Therapeuten der Gruppe zu erläutern, wie die Bilder zustande gekommen sind, welche Meinung und Empfindungen sie zu beiden Bildern hat und insbesondere welches Plakat der Realität entspricht. Der Therapeut befragt die Patientin – Bezug nehmend auf die Darstellung – detailliert zu ihrem Körperbild, Problemzonen und Körperstellen, die die Patientin akzeptieren bzw. nicht akzeptieren kann. Die Unterschiede zwischen dem subjektiven und dem objektiven Bild können abgemessen, die Maße auf dem Bild vermerkt werden. Zu Hilfe genommen werden Maßband und Beckenzirkel. Die Patientin bestimmt aus der Gruppe eine oder mehrere Personen ihres Vertrauens, die die Bilder und auch den Körper der Patientin »vermessen« dürfen. Die Therapeuten fokussieren auf

- die zentrale Bedeutung der Körperwahrnehmungsstörung als »treibende« Kraft der Essstörung,
- die Unkorrigierbarkeit des subjektiven Erlebens trotz objektiver Messdaten,
- das Ausmaß und die krankheitsimmanent-logischen Folgen einer solchen Wahrnehmungsstörung *(»Wer sich so dick fühlt, muss sich beim Essen zurücknehmen«)*,
- das Wahnhafte dieses Symptoms und
- die Dringlichkeit der Verantwortungsübernahme bezüglich Essen, Gewicht und Aktivitäten durch die Eltern *(»nicht zurechnungsfähig«)*.

Kritische Therapiesituationen: Patientin bagatellisiert → Therapeut hinterfragt hartnäckig die geäußerten Empfindungen.

S14 Psycho-Selbstedukation

Einsatzmöglichkeiten: bei diagnostizierten Erkrankungen, z. B. Schizophrenie, Anorexia nervosa, ADHS, Asperger-Syndrom, Diabetes, Alkohol- und Drogenabhängigkeit etc.

Ablauf: Die Therapeuten als »Experten« halten keine formalen Vorträge über spezifische Erkrankungsbilder, Behandlungsmöglichkeiten und Konsequenzen. Stattdessen werden Familien angehalten, kollektiv ihr eigenes Wissen einzubringen und/oder eigene Ideen zu entwickeln, wie sie an relevante Informationen herankommen.

Therapieziel: Befähigung der Familien, selbstverantwortlich für ihr eigenes Wissen bezüglich der Erkrankung zu werden

Materialien: weißer Kittel, Internetzugang, Flipchart

Anweisung: »*Liebe Familien, Sie sind alle hier, da Sie mit den gleichen Erkrankungen umgehen müssen (z. B. Anorexie, Schizophrenie etc.). Wenn man eine schwere Krankheit hat, dann muss man selbst – und auch die Familie muss – einige wichtige Fakten wissen: z. B., was alles zur Krankheit gehört, die Symptome, ob und wie lange man Medikamente nehmen muss, was die Nebenwirkungen sind, wie der Körper auf die Krankheit reagiert, Zeichen für den Rückfall usw. Da es sich um Krankheiten handelt, glauben viele, dass nur Ärzte darüber sprechen können, aber das stimmt nicht. Sie, liebe Familien, wissen viel – denn Sie sind schon lange dabei –, und wenn Sie alle Ihre Köpfe zusammentun, dann wetten wir, dass wir Experten nur noch ganz wenig Zusätzliches dazu beitragen können. Wer hier weiß etwas über Anorexie (Schizophrenie, Asperger etc.)? Was wissen Sie über Ursachen und Behandlung? Ich schreibe das, was Sie uns hier so zurufen, auf dieses Flipchart.*«

Später: »*Da haben wir ja schon eine Menge Ideen gesammelt – wer will dazu einen Vortrag halten? Wir haben hier einen weißen Kittel, und den kann der Vortragende tragen – im weißen Kittel kommt man sich ja wirklich mehr als Experte vor.*«

Später: »*Welche Fragen haben Sie noch und können Sie nicht beantworten? Wie können Sie an diese Informationen herankommen? Wir haben hier einen Zugang zum Internet ...*«

Auswertungsfokus: Die Therapeuten halten sich mit ihrem eigenen Wissen zurück und animieren die Teilnehmer, selbst relevante Informationen zu finden und auszutauschen: »*Wer von Ihnen weiß dazu noch etwas?*«

Kritische Therapiesituationen: Familien haben Fehlinformationen über medizinische Zusammenhänge und Fakten → Therapeuten bringen ihr Wissen ein.

5. Spezielle Anwendungsgebiete

In diesem Kapitel werden verschiedene Projekte vorgestellt, die wir selbst zusammen mit unseren Teams in England und Deutschland entwickelt haben und die so auf unseren eigenen klinischen Erfahrungen beruhen. Dabei handelt es sich um MFT sowohl im tagesklinischen wie auch im ambulanten Bereich. Frequenz und Dauer von MFT-Sitzungen hängen von vielen Faktoren ab – wie z. B. Form, Schweregrad und Chronizität der Störungen. Tagesklinische MFT ist intensiver als ambulante MFT, aber wenn keine tagesklinische Einrichtung verfügbar ist, bedeutet das nicht, dass man deshalb nicht mit schwierigen und komplexen Familien arbeiten kann. Wir wissen inzwischen sicher, dass MFT-Gruppen mit diagnosen-, störungs- oder entwicklungshomogenen Indikationen effektiver zusammenarbeiten. MFT-Gruppen brauchen einen gemeinsamen Nenner. Das spiegelt sich auch in den folgenden Anwendungsbereichen wieder.

Es gibt Anwendungsgebiete, die primär die nachhaltige Beseitigung des Symptoms oder der Erkrankung fokussieren. Wir wissen jedoch, dass das mit Veränderungen in der Familiendynamik, in den familiären Beziehungen und mit der Entwicklung von störungsspezifischen Kompetenzen korreliert, vor allem, wenn der Effekt nachhaltig sein soll. Die klassischen Beispiele dafür sind die MFT-Konzepte für anorektische Jugendliche und für Kinder mit emotionalen und psychosozialen Störungen. Auf der anderen Seite gibt es Konzepte, die weniger die Störung des Indexpatienten verändern wollen (oder können) und mehr die Familiendynamik und den störungsspezifischen Umgang mit dem Indexpatienten fokussieren. Beispiele sind hier die MFT-Angebote für Patienten mit chronischen Erkrankungen. Das bedeutet, dass – bei den Gemeinsamkeiten aller MFT-Projekte – sich störungsspezifische Besonderheiten entwickelt haben und sich noch weiter herausbilden werden, die hier nicht in allen Einzelheiten dargestellt werden können. Wir verweisen hier auf die bereits vorhandenen und gerade entstehenden störungsspezifischen MFT-Konzepte und -Manuale.

Arbeit mit Multiproblemfamilien

Die »Multiproblemfamilie« ist keine klinische Kategorie, sondern es handelt sich um sozial benachteiligte Familien in schwierigen

Lebenssituationen und mit problematischen Beziehungs- und Interaktionsdynamiken (Asen 2005). Armut, Arbeitslosigkeit, soziale Isolation und Ausgrenzung, Drogen- und Alkoholabhängigkeit, Erziehungsschwierigkeiten und intra- und extrafamiliäre Gewalt sind oft begleitende, erschwerende Umstände. In den 1970er Jahren experimentierten erstmalig Alan Cooklin und sein Team im Londoner Marlborough Family Service mit einem MFT-Ansatz bei der Behandlung von solchen Familien (Cooklin et al. 1983), bei denen oft mehr als ein Familienmitglied eine psychische Erkrankung hatte und die Zuweisungsgründe meist Kindesmissbrauch und -vernachlässigung waren. Die Anfälligkeit für psychische, somatische und psychosomatische Symptome und Erkrankungen ist in dieser Gruppe von Familien signifikant höher als in anderen Bevölkerungsgruppen. Meist sind es die Kinder, die symptomatisch auffällig werden und die Aufmerksamkeit der Erziehungsbehörden, des Jugendamts und der kinder- und jugendpsychiatrischen Dienste auf sich ziehen. So ist es für solche »Multi-Institutionsfamilien« nur eine Frage der Zeit, bis diese vielschichtigen Gemengelagen dazu führen, dass sich mehr und mehr Helfer zum System »Familie« dazugesellen. Intensive Hilfsangebote, bestehend aus einer Kombination von vollstationärer oder tagesklinischer Behandlung für das »Problemkind«, Einschaltung des Jugendamts, medikamentöse Behandlungen und Psychotherapie bringen bei diesen Familien oft nicht die erwünschten Resultate. Obendrein erhöht sich die Wahrscheinlichkeit von Meinungsverschiedenheiten zwischen den unterschiedlichen Helfern enorm, wer nun eigentlich der »Patient« ist und was die »beste« Behandlungsmöglichkeit sein mag: Ist das Kind der Patient oder sind es die Eltern, die Familie, das Netzwerk der Helfer oder das System – die Gesellschaft, in der sich solche Probleme manifestieren? Das häufige Resultat solch einer »Helferschwemme« ist, dass statt der erwünschten Verbesserung der Störungen wir nur eine ständige Zunahme von helfenden Experten und deren Institutionen beobachten können. Ohne es zu beabsichtigen, verstärkt das Helfersystem die Hilflosigkeit der Kinder, Eltern und Familien und trägt obendrein noch zur allgemeinen Konfusion bei.

So fand das Londoner Team in den 1970er Jahren, dass solche Familien selten auf die traditionellen Interventionen ansprachen, und es begann, mit dem Multifamilientherapieansatz zu experimentieren. Damals schien es sehr innovativ, wenn nicht sogar riskant, solche Familien zusammen – sozusagen »im selben Boot« – zu behandeln, und das für ganze Tage über viele Monate. Bald erfuhr das Londoner Team, dass – entgegen der anfänglichen Vorbehalte – die Familien schnell miteinander Kontakte knüpften, dass sie sich gegenseitig beobachteten und zu kommentieren begannen, was sie in anderen Familien sahen. Einige dieser sowohl positiven wie auch kritischen und negativen Kommentare schienen besser gehört und verstanden zu werden als ähnliche Bemerkungen, wenn diese von den Therapeuten geäußert wurden – sogar, wenn ihre eigene Elternfähigkeit infrage gestellt wurde. Das Londoner Team fand auch, dass der MFT-Ansatz ökonomisch günstiger war, da 2 oder 3 Therapeuten gleichzeitig mit 6 bis 8 Familien, die oft mehr als nur einen »Indexpatienten« hatten, arbeiten konnten. Das Team beobachtete auch, dass diese Art von Familienarbeit einen anderen Typus von Familientherapeut benötigte – nämlich jemanden, der innovative Kontexte für einen therapeutischen Wandel schaffen und managen konnte, mit dem Hauptfokus auf den Interaktionen zwischen und in den Familien und nicht so sehr zwischen Therapeuten und Familie. Da die Familien in den Prozess ihrer eigenen Gesundung eingebunden wurden, mussten und konnten sich die Therapeuten mehr und mehr als »Kopiloten« verstehen, also nicht mehr nur als Experten, die Interventionen initiieren und die Initiative für den Wandel in den Familien übernehmen, sondern als »Kontext-Manager«, die ein Milieu für den Wandel schaffen. Das erlaubte es den Familien, zunehmend Eigeninitiative zu entwickeln, sich gegenseitig zu helfen und zu »behandeln«, während die Therapeuten sich immer mehr an die Peripherie des (therapeutischen) Geschehens begeben konnten. Anfangs war das nicht leicht, da viele der Multiproblemfamilien eine Art »Konsumhaltung« hatten und so die Therapeuten herausforderten, »hilfreich« gegenüber den »hilflosen« Klienten zu werden. So war die Arbeit mit diesen Familien sehr intensiv und zog sich anfangs über viele Monate hin, in einem tagesklinischen Setting, 8 Stunden pro Tag. Es dauerte einige Zeit, bis das Londoner Team verstand, dass dieses Engagement auch Abhängigkeiten schafft, da man indirekt signalisierte, dass ein Wandel ein langwieriger Prozess sei und die Familien dabei von den Helfern intensiv begleitet werden müssten, statt mehr den Ressourcen der Familien zu vertrauen. Die tagesklinische Verweildauer wurde von maximal 18 Monaten auf 3 Monate verkürzt (Asen et al. 1982), und es zeigte sich, dass der Wechsel von einem überbehütenden »Sanatorium« zu einem aktivierenden »Treibhaus« den Familien durchaus nicht schadete.

Intensive Multifamilientherapie ist eine Herausforderung – nicht nur für Familien, sondern auch für das Personal. Multifamilienprogramme im tagesklinischen Bereich sind meist sehr strukturiert (Asen 1992), mit genauen Zeitplänen und häufigen Übergängen von einer Aktivität zur anderen, von einem Kontext zum nächsten (Abb. 10). Das führt dazu, dass Familienmitglieder innerhalb ganz kurzer Zeiträume ständig ihre Rollen und Aufgaben ändern müssen – und natürlich auch die Therapeuten. Der resultierende Druck und der Treibhauseffekt bringen es mit sich, dass alle unentwegt neue und andere Standpunkte und Perspektiven ein- und annehmen müssen. So entwickeln Familien neue Sichtweisen in Bezug auf ihre Probleme und Beziehungen.

Familien treffen ein

Wenn Familien in der Tagesklinik eintreffen, haben sie erst einmal Zeit für sich selbst. Es ist ein unstrukturierter Kontext, und Eltern sind für ihre Kinder verantwortlich. Das ist durchaus nicht selbstverständlich, da viele der Kinder bei Pflegeeltern untergebracht sind und von diesen jeden Morgen gebracht und am Nachmittag wieder abgeholt werden. So kommt es oft zu emotionsgeladenen Begegnungen, nicht nur zwischen den Kindern und ihren Eltern, sondern auch zwischen Eltern und Pflegeeltern. Hier kann man »in vivo« beobachten, wie Eltern in diesen oft schwierigen Situationen mit ihren Kindern umgehen, ob sie sich selbst oder ihre Kinder priorisieren, ob sie die Kinder vor ihren eigenen oft überschäumenden Emotionen schützen können und ob sie in der Lage sind, ihre Kinder zu mentalisieren und gleichzeitig sich ihrer eigenen Erregungszustände gewahr zu werden, wie diese sich auf die Kinder auswirken mögen.

In einem morgendlichen **Planungstreffen** (um 9:30 Uhr), an dem alle Familien teilnehmen, erarbeitet jede Familie für sich, wie sie den Tag gestalten will, um ihre eigenen spezifischen Schwierigkeiten anzugehen. Das ist oft nicht einfach, da viele Eltern anfangs nur widerwillig über intrafamiliäre Schwierigkeiten sprechen wollen und behaupten, dass alles bei ihnen zu Hause perfekt lief, bevor das Jugendamt in ihr Leben einstieg. Wenn Familien durch Jugendämter in die Familientagesklinik geschickt werden, stellen sie sich anfangs oft als Opfer der Jugendämter dar und vertreten die Meinung, dass die Arbeit in einem Zwangskontext stattfindet. Die Frage »*Was müssten Sie tun, damit Sie das Jugendamt loswerden?*« (Conen 1999) kann der erste

Schritt sein, eine neue Orientierung zu schaffen. Hier können dann auch andere Familien ihre eigenen Beobachtungen und Vorschläge einbringen *(»Ihr könnt euch z. B. vornehmen, euer Kind heute den ganzen Tag nicht zu beschimpfen.«)*, um den Eltern, die sich vom Jugendamt verfolgt fühlen, weiterzuhelfen. Es ist durchaus nicht ungewöhnlich, dass sich Eltern erst nach einigen Sitzungen auf ihre eigenen Familienprobleme einlassen können. Eltern dürfen sich erst einmal sozusagen »auskotzen«. Wir stoppen sie nicht, wenn sie sich gegenseitig mit den schlimmsten Horrorstorys über Sozialarbeiter, Psychiater und andere Helfer förmlich überbieten wollen. Wir haben gelernt, dass – so absurd diese Übertreibungen auch sein mögen – Eltern eben auch das kathartisch loswerden wollen. So empfiehlt es sich, dass bei der ersten und/oder zweiten Sitzung vielleicht die Kinder nicht dabei sind. Wenn sie später dazukommen, zeigt sich meist schnell, warum das Jugendamt bei diesen Familien involviert ist. Wofür man vielleicht bei sich selbst einen blinden Fleck hat, das sehen andere Familien durch ihre »Außenperspektive« überraschend deutlich. Ihre Kommentare decken sich oft mit denen des Jugendamtes, können aber von den betroffenen Eltern besser gehört werden, auch weil sie bereits eine gemeinsame Sprache gefunden haben.

Stundenplan der Familientagesklinik

9:00	Familien treffen ein
9:30	Planungstreffen
10:00	Einzelfamilienaktivität
11:00	»Blitzlicht«
11:15	Multifamiliendarstellung
12:00	Zubereitung des Mittagessens
12:30	Essen und Aufräumen
13:30	Multifamilienaktivität
14:45	Reflexionen
15:30	Schluss

Abb. 10: Typischer Stundenplan einer Familientagesklinik

Einzelfamilienaktivität

Anschließend, um 10:00 Uhr, kann jede Familie für sich eine Aktivität wählen (z. B. Collagearbeit, ein Familienspiel, gemeinsame Hausaufgaben).

Das **»Blitzlicht«** um 11 Uhr ist eine reflektierende Runde, in der alle Teilnehmer kurz ihre Erfahrungen und Befindlichkeiten mitteilen. Familien werden auch eingeladen, sich gegenseitig zu kommentieren. In der anschließenden **Multifamiliendarstellung** können die im »Blitzlicht« aufgenommenen Themen anhand von einer der vielen Übungen bearbeiten werden, die im vorherigen Kapitel beschrieben wurden.

Zubereitung des Mittagessens

Das Mittagessen wird von den Eltern jeweils für ihre eigene Familie vorbereitet. An einigen Tagen kaufen Familien auch zusammen Lebensmittel ein. Das ist eine gute Gelegenheit zu erleben, wie Familien mit ihren oft aufmüpfigen Kindern in der Öffentlichkeit umgehen – in Einkaufszentren, auf der Straße und bei der Benutzung von Verkehrsmitteln. Nicht selten stellt sich spontan ein familientypisches Chaos ein – z. B. wenn es darum geht, sich planmäßig und geordnet auf den langen Weg zu machen. Familienmitglieder können solche Ausflüge auch filmen – sie sehen manches anders als die Helfer.

In einem späteren Videofeedback können alle Familien kritische Interaktionen und Vorfälle analysieren. Da alle Räume der Familientagesklinik, einschließlich der Küche, mit Kameras ausgerüstet sind, gibt es immer genügend Material, das ausgewertet werden kann. Viele Eltern und Kinder sind darin sehr kompetent und zeigen erstaunliche Ressourcen.

Um 12:00 Uhr beginnen die Essensvorbereitungen. Jede Familie ist selbst verantwortlich nicht nur für das Einkaufen und Kochen, sondern auch fürs Abräumen und Abwaschen.

In der **Multifamilienaktivität** organisieren alle Familien gemeinsam eine Unternehmung (z. B. Wanderung, Besichtigung o. Ä.) ohne Hilfen der Mitarbeiter.

Am Ende eines jeden Tages, um 14:45 Uhr, gibt es **»Reflexionen«**, eine Art verlängertes »Blitzlicht«, das es allen Teilnehmenden erlaubt, sich Gedanken über den bisherigen Tagesverlauf zu machen und darüber, wie man neue Erkenntnisse ins häusliche Milieu übernehmen kann. Einmal alle zwei Wochen findet eine längere Reflexionsrunde statt, die bis zu 2 Stunden dauern kann.

Reflexionstreffen

Bevor sich die Familien mit einem externen Therapeuten treffen, der nicht in der Familientagesklinik arbeitet und somit neutral sowohl dem Personal als auch den Familien gegenüber ist, findet ein Teamgespräch statt, an dem sich alle Mitarbeiter beteiligen und in dem sie ohne strategisches Kalkül für jede Familie etwa 5 Minuten deren Fortschritte, Schwierigkeiten und Hoffnungen besprechen und ihnen Empfehlungen geben. Diese Diskussion wird auf Video aufgenommen, und der externe Therapeut, der das Teamgespräch nicht mitverfolgt hat, zeigt das Video allen Eltern. Das heißt, dass Eltern sich nicht nur das, was sie direkt betrifft, anhören, sondern auch das, was vom Team über die anderen Familien gesagt wird.

Jede Familie hat etwa 15 Minuten für ihren »Clip« (Bandsegment). Die betroffenen Eltern können jederzeit auf die Pausetaste drücken und ihre eigenen Kommentare abgeben. Andere Familien haben die Gelegenheit, sich einzubringen.

Die Teammitglieder sitzen hingegen hinter dem Einwegspiegel, natürlich mit Wissen der Eltern – als passive Beobachter, die nicht in die sich entwickelnden Gespräche eingreifen dürfen. Das Team hinter dem Einwegspiegel bespricht das Geschehen, und anschließend – vielleicht am nächsten Tag – erfahren die Familien die Reflexionen des Teams über die Reflexionen der Eltern.

Reflexionstreffen

1. Team diskutiert jede Familie (5 Minuten pro Familie, auf Video aufgezeichnet, Dauer: 30–40 Minuten).
2. Reflexionstreffen (nur Eltern und »externer« Therapeut; 2 Stunden)
   – Video-Bandsegment zeigen
   – Familie hat »Pausetaste« und diskutiert Reflexionen
   – Interfamiliendiskussion
   – Spekulation über Teamreaktionen
3. Team reflektiert über Familienreaktionen (1 Stunde).
4. Familien reflektieren über Teamreflexionen (1 Stunde).

Abb. 11: Reflexionstreffen

Es gibt natürlich die verschiedensten Zeitpläne, und diese sollten den Arbeitskontexten angepasst sein. Wenn nicht ein ganzer Tag zur Verfügung steht, dann kann man auch eine kondensierte Version des obigen Stundenplans entwerfen. Wenn ein Wochenprogramm möglich ist, dann kann ein umfassenderer Wochenplan gestaltet werden (Abb. 12).

Stationsablauf: Wochenplan

Zeit	Montag	Dienstag	Mittwoch	Donnerstag	Freitag
7:45	Frühstück	Frühstück		Frühstück	Frühstück
8:00					
8:15					
8:30	Schule für Kinder	Schule für Kinder	Heimatschule für Kinder,	Schule für Kinder	Schule für Kinder
8:45					
9:00	Tagesplanung, Elternzeit, selbstständiges Vorbereiten der Montagsgruppe	Tagesplanung, Elternzeit, Videofeedback			
9:15				Tagesplanung, Elternzeit, Videofeedback	Tagesplanung, Elternzeit, Videofeedback
9:30		14tägig: Elterngruppe			
9:45					
10:00					
10:15	Montagsgruppe	Gespräche/ Aufgaben/ Ergotherapie		Gespräche/ Aufgaben/ Ergotherapie	Ergotherapeutische Mehrfamiliengruppe und Auswertung
10:30					
10:45					
11:00			Hausbesuch oder Ergotherapie und/oder Gespräche in der Familientagesklinik		
11:15		gemeinsame Bewegungs- und Entspannungsgruppe		getrennte Elterngruppe und Kindergruppe	
11:30	gemeinsame Bewegungsgruppe				
11:45					
12:00					
12:15					
12:30	Mittagspause	Mittagspause		Mittagspause	Mittagspause
12:45					
13:00				gemeinsamer Ausflug	
13:15	Gespräche/ Aufgaben/ Ergotherapie	Gespräche/ Aufgaben/ Ergotherapie/ Reittherapie			Freitagsgruppe (Wochenauswertung)
13:30					
13:45					
14:00	Freizeit/ Hausaufgaben	Freizeit/ Hausaufgaben			Kaffeepause
14:15					
14:30	Blitzlicht	Blitzlicht			
14:45					
15:00	Kaffeepause	Kaffeepause			
15:15					
15:30			Blitzlicht	Blitzlicht	

Abb. 12: Wochenplan der Familientagesklinik für emotional und sozial gestörte Kinder-Gruppe. Jeder Tag hat eine klare Struktur. Für jede Familie wird morgens ein individueller Tagesablauf erstellt. Am Mittwoch sind die Familien für die gemeinsame Tagesgestaltung selbst verantwortlich.

Gutachterliche Arbeit

In der »Marlborough Family Day Unit« (FDU – Familientagesklinik), die jetzt seit über 30 Jahren besteht, hat sich in den vergangenen Jahrzehnten viel geändert. Zurzeit bietet sie einen einzigartigen Dienst von gutachterlicher Tätigkeit an, der individuell maßgeschneidert ist und gleichzeitig therapeutische Funktionen erfüllt. Die Familien werden meistens durch Jugendämter und Gerichte aus dem Groß-Londoner Bereich im Rahmen von Sorgerechtsverfahren überwiesen. Eltern, die die Familientagesklinik im Rahmen von Begutachtungen aufsuchen, berichten oft, dass sie sich (durch das Jugendamt) »entmachtet« fühlen, da ihre Elternfähigkeit angezweifelt wird. Therapeutische und gutachterliche Abläufe werden individuell gestaltet, um sowohl den Bedürfnissen der Familie wie auch denen der überweisenden Institutionen Rechnung zu tragen (Asen 2001). Dieses Modell hat sich auch seit einigen Jahren in anderen europäischen Ländern bewiesen (Asen u. Bianchi 2007).

Drei intensive 12-Wochen-Multifamilienprogramme werden pro Jahr durchgeführt, an denen bis zu acht Familien 6 Stunden pro Tag teilnehmen können. Es werden bewusst Alltagssituationen »in vivo« geschaffen, um einerseits die Beobachtung von problematischen Familienmustern zu ermöglichen und andererseits den Familien dabei zu helfen, diese »live« zu bewältigen und neue Lösungen zu finden. Zusätzlich bietet die Tagesklinik zwischen diesen Programmblöcken individuelle und Multifamiliensitzungen an, die auf die Bedürfnisse der betroffenen Familien zugeschnitten sind. Im Laufe eines Jahres kann etwa mit 30–40 Familien gearbeitet werden. Einige Familien benötigen vielleicht 5 ganze Tage, andere 40. Die Gruppen sind »halboffen«, wenn eine Familie ausscheidet, fängt eine andere an. »Alte« Familien können auf diese Weise »neuen« Familien Mut machen und als »Botschafter« des Modells auftreten. Diese Arbeit lässt sich mit 4 vollbeschäftigten Familientherapeuten durchführen. Diese besitzen alle eine systemische Ausbildung und kommen aus den verschiedensten Berufen wie Sozialpädagogen, Krankenschwestern, Sozialarbeiter, Psychologen, Anthropologen und Ergotherapeuten.

Eine spezielle Technik, den Eltern zu helfen, ihre eigenen Ressourcen zu entdecken und sich gegenseitig zu helfen, ist die Benutzung von Einwegscheiben und der Einsatz von Empfängern mit Ohrhörern, deren Potenzial vielen Familien durch die »Super Nanny«-Fernsehserien bekannt ist (siehe die Übung »›Super Nanny‹ oder Superkumpel« in Kap. 5). Familien werden eingeladen, beim Überarbeiten und Verändern von schwierigen Erziehungssituationen zusammenzuarbeiten. Sie arrangieren sich als Teams, und wer mit wem zusammenarbeitet, wird den Eltern überlassen. Das Personal kann eine Zusammenarbeit entsprechend den Beziehungen, die sich entwickelt haben, oder entsprechend den individuellen Stärken und Schwächen vorschlagen. So würde zum Beispiel ein Elternteil, der Schwierigkeiten hat, das Kind beim Mittagessen zu steuern, dafür aber gut bei der Erledigung der Hausaufgaben helfen kann, mit einem anderen Elternteil, der weniger Probleme beim Mittagessen, dafür aber mehr Probleme hat, seine Kinder dazu zu bringen, sich auf die Hausaufgaben zu konzentrieren, »gepaart«. Der genaue Ablauf der Übung wurde bereits in Kapitel 5 beschrieben: Eines der Elternteile beginnt, während der andere als Supervisor fungiert.

Die Eltern sitzen mit einem Familientherapeuten hinter dem Einwegspiegel und haben über einen kleinen Sender Funkkontakt mit dem agierenden Elternteil, der einen winzigen Ohrhörer (»Mann im Ohr«) trägt. Anleitungen und Vorschläge können so gegeben werden, ohne die natürlichen Interaktionen zwischen Elternteil und Kindern zu unterbrechen. Der Therapeut beschränkt sich auf Hinweise für die supervidierenden Eltern, die sie zum Reflektieren und Handeln anregen sollen: *»Was sehen Sie, was zwischen der Mutter und ihren Kindern abläuft ... Ist das effektiv?... Was glauben Sie, will der Kleine von seiner Mutter? ... Wie würden Sie es in dieser Situation machen? ... Und wie wäre es, wenn Sie das jetzt der Mutter ins Ohr flüstern?«*

Die meisten der Eltern werden bei dieser Arbeit schnell zur »Super Nanny«, zu hilfreichen »Experten«. Nach einer solchen Sitzung sprechen beide Familien darüber, was passiert ist, und sie diskutieren, ob und welche Ideen gut waren. Die beteiligten Kinder werden nach ihren Beobachtungen befragt und ob sie bemerkt haben, dass ihre Eltern etwas anders gemacht haben, als sie den »Mann im Ohr« hatten. Wenn das Kind über Veränderungen berichtet, entwickelt sich oft eine spannende Diskussion, an der Jung und Alt teilnehmen. Diese Sitzungen werden kurz gehalten, 10–15 Minuten, um die Wirkung zu verstärken und das Energieniveau hochzuhalten. Dann tauschen die Eltern die Rollen, wobei die Eltern, die zuerst Ratschläge erteilt haben, jetzt in die Position kommen, solche zu erhalten.

Diese Vorgehensweise ermutigt Eltern, ihr eigenes Lernen und das Lernen des Gegenübers zu unterstützen und zu fördern, Verantwortung dafür zu übernehmen, wie sie die Zeit in der FDU nutzen und sich gegenseitig Rückmeldungen geben. Eltern ziehen oft die Zusammenarbeit in einer Peergroup der Arbeit mit einem Mitglied des Personals vor und berichten, dass sie Feedback bezüglich der zu verändernden Dinge besser annehmen und umsetzen können.

Schritte ins Elternsein

Eine ambulante Variante dieses Ansatzes ist das Londoner Projekt »Schritte ins Elternsein«, das seit vielen Jahren erfolgreich läuft. Es handelt sich um Arbeit mit Risikofamilien, die viele der Kennzeichen von Multiproblemfamilien haben, aber meist (noch) nicht dem Jugendamt bekannt sind. So gibt es hier konfliktreiche Beziehungen mit den Herkunftsfamilien, unterentwickelte familiäre Stützsysteme, brüchige soziale Netze, komplizierte Migrationshintergründe, Bildungsferne oder negative Bildungskarrieren, Arbeitsunsicherheit oder Arbeitslosigkeit. Oft handelt es sich um junge alleinerziehende Mütter, die zwar Partner haben mögen, die sich allerdings nicht für ihre Kinder verantwortlich fühlen. Die Arbeit mit diesen Familien geschieht in einer offenen Gruppe, die wöchentlich einmal stattfindet, freitags von 13:00–15:00 Uhr, und von zwei Therapeuten geleitet wird. Familien können so oft teilnehmen, wie sie wollen, und einige kommen nur zwei- oder dreimal, während andere Familien regelmäßig über Wochen und Monate anwesend sind. So kann es sein, dass an einigen Tagen vielleicht nur drei Familien anwesend sind und es an anderen zehn Familien sein können. Zuweisungsgründe und angesprochene Themen befassen sich bewusst mit konkreten Problemen von Kleinkindern (und deren Eltern): Schreien, Essen, Schlafen, aggressives Verhalten, Disziplin, Eifersucht etc. Da sich viele dieser Familien sehr chaotisch verhalten können, versuchen die Therapeuten, sich am Anfang jeder Gruppensitzung mit den Familien auf ein spezifisches Thema zu einigen.

Ein Beispiel dafür ist das Thema »Schreikinder«. Eine Möglichkeit, das zu bearbeiten, ist, ein kurzes Video von einem schreienden Kleinkind zu zeigen. Das kann ein von einer Familie mitgebrachtes Video sein oder auch ein kurzer Ausschnitt aus einer Fernsehepisode, z. B. aus einer bekannten »Seifenoper«, da die meisten Familien solche Programme sehr gut kennen und sich mit den Protagonisten identifizieren können. Danach gibt der Therapeut den Familien die folgende Anweisung:

»Ihr habt hier ein schreiendes Baby gesehen. Warum schreien Babys – was sind die verschiedenen Gründe, warum Babys schreien können? Bitte bildet 3 Gruppen mit je 3 Familien und diskutiert unter euch, was die Gründe für so ein Schreien sein können. Nach 10 Minuten kommen wir dann alle zusammen und tauschen unsere Ideen aus.«

In der anschließenden Runde werden nicht nur die Gründe, sondern auch spezifische Maßnahmen, wie man das Schreien unterbinden kann, diskutiert. Oft ist es so, dass kleine Kinder die Diskussion zu langweilig finden und dann anfangen zu schreien. Das erlaubt es den Familien, »in vivo« zu spekulieren, warum ihr Baby in diesem Augenblick schreit, ob man darauf reagieren soll oder nicht und was man machen kann, um das Schreien jetzt konkret zu unterbinden. Hier gibt es dann Gelegenheit für alle Eltern, ihre eigenen Ideen und Vorschläge beizusteuern.

Während die Diskussionsthemen anfangs bewusst konkret gehalten sind, kommen im Laufe der Zeit allgemeinere Themen zur Sprache, wie Gewalt in der Familie, Substanzmissbrauch, Freundschaften und wem man vertrauen kann, Finanzknappheit, Probleme mit Herkunftsfamilien usw. Familien lernen sich gut kennen und treffen sich auch außerhalb der Gruppe. Sie rekrutieren auch neue Familien, die sie aus ihrer eigenen Nachbarschaft kennen. So knüpft sich langsam ein neues soziales Netz, das diese Familien in der Zukunft gut unterstützen kann. Es gibt viele ähnliche Projekte, nicht nur in Großbritannien, sondern auch in anderen europäischen Ländern (siehe z. B. El Farricha 2006). Diese befassen sich oft mit einem spezifischen Klientel, wie z. B. Teenager-Müttern, und involvieren auch andere Generationen in die Multifamilienarbeit.

ADHS, Asperger-Syndrom und andere kinderpsychiatrische Diagnosen

Egal, was man von der »Wirklichkeit« oder den wissenschaftlichen Fundierungen bestimmter Krankheitsbilder hält, es ist eine Tatsache, dass Diagnosen wie ADHS, Asperger-Syndrom oder Gilles-de-la-Tourette heutzutage viel häufiger gestellt werden, als es noch vor wenigen Jahren der Fall war. Zunehmend wollen Eltern und Lehrer von Kinderpsychiatern und -psychologen hören, dass ihre verhaltensgestörten

Kinder eine »richtige« Erkrankung oder ein Syndrom haben, und sie können durchaus enttäuscht sein, wenn die Diagnose ADHS *nicht* gestellt wird. Solche Kinder und deren Eltern können gut in Familientageskliniken, die in der Kinder- und Jugendpsychiatrie angesiedelt sind, behandelt werden.

Die *Familientagesklinik (FTK)* des *Universitätsklinikums Carl Gustav Carus* Dresden wurde 1998 eröffnet (Scholz et al. 2002). Die Zielgruppe sind Familien mit Kindern zwischen 3 und 13 Jahren mit den unterschiedlichsten psychiatrischen Diagnosen (von Einnässen über Ängste und ADHS bis hin zu den sogenannten Sozialstörungen) – also quer durch das gesamte kinderpsychiatrische Spektrum. Das Kind wird von mindestens einem Elternteil begleitet, der als »medizinisch notwendige Begleitperson« mit aufgenommen wird. Andere wichtige Bezugspersonen werden tage- oder stundenweise mit in die Therapie einbezogen. Etwa die Hälfte der Eltern leidet selbst unter einer klinisch relevanten psychischen oder psychosomatischen Störung. Die Familien kommen aus den unterschiedlichsten sozialen Schichten, wobei viele der Eltern arbeitslos sind. Es werden immer ca. 5 Familien gleichzeitig behandelt. Die Therapie beginnt ambulant, und vor der Aufnahme finden mehrere Vorgespräche statt, die zum einen der diagnostischen Abklärung der Indikationsstellung für die Familientagesklinik dienen, zum anderen jedoch ein wesentlicher Baustein für das Gelingen der späteren Therapie sind. Die Eltern werden mit dem Konzept der Familientagesklinik und den besonderen Behandlungsbedingungen (z. B. Video, Hausbesuche, Netzwerkarbeit) vertraut gemacht und haben Zeit, ihre Entscheidung gründlich zu überdenken. Vorläufige Ziele werden herausgearbeitet – und zwar sowohl für die Eltern als auch für die Kinder. Es entsteht eine erste Arbeitsgrundlage, und das Kind als Symptomträger wird entlastet. In den Vorgesprächen werden die Rahmenbedingungen für die Therapie und deren Dauer besprochen (Schemmel et al. 2006).

Die Behandlung findet in einem tagesklinischen Setting statt, das heißt, die Familien gehen täglich in den häuslichen Alltag zurück, in dem sich erste Veränderungen bewähren müssen. Die Therapie ist intensiv und kurz. Sie dauert in der Regel 4–6 Wochen. Das Ziel der Therapie ist nicht unbedingt, das Problem völlig zu lösen, sondern die Familien zu befähigen, die begonnene Arbeit anschließend allein oder mit ambulanter Unterstützung weiterzuführen. Dafür sollte intensive Netzwerkarbeit betrieben werden. Dies bedeutet, sowohl das bereits bestehende soziale Netz zu aktivieren und auszubauen als auch professionelle Hilfesysteme zu vernetzen. Bezugssysteme des Kindes wie Kindergarten oder Schule werden in die therapeutische Arbeit mit einbezogen. Hospitationen und Hausbesuche in der Familie (»home treatment«) ermöglichen eine Verknüpfung der therapeutischen Arbeit der Klinik mit der Lebenswelt des Kindes und seiner Familie. Die Gruppe ist halboffen, sodass sich die beteiligten Familien in verschiedenen Stufen des therapeutischen Prozesses befinden. Auf diese Weise können die Erfahreneren die Neuankömmlinge besser unterstützen. Ziel der gruppentherapeutischen Arbeit ist es, die Selbsthilfekräfte der Familien zu fördern. Daher besteht ein wichtiger Teil der Arbeit darin, kleine Erfolge sichtbar zu machen und wertschätzen zu lernen. Der Einsatz des Videofeedbacks von Alltagssituationen und Rollenspielen ist neben den kreativen Techniken dabei ein wichtiges Hilfsmittel.

Das therapeutische Konzept, das sich durch die gesamte familientagesklinische Arbeit zieht, lässt sich mit den Schlagworten *ressourcenorientiert, zielorientiert, verhaltensnah, alltagsnah* und *systemisch* beschreiben. Nach der Entlassung, die idealerweise nach langsam ausschleichender Behandlung erfolgt, besteht die Möglichkeit der ambulanten Nachsorge und Weiterbegleitung *in* Form von Gesprächen und ergotherapeutischen Interaktionsangeboten mit Videofeedback (Selig et al. 2002), Hausbesuchen und einer Elterngruppe. Mit Eröffnung der Familientagesklinik in Dresden ging die bis dahin bestehende traditionell arbeitende Kinderstation in eine dringend benötigte offene Psychotherapiestation für Jugendliche über.

Die *Familientagesklinik* am *Universitätsklinikum Münster* besteht schon seit etwa 15 Jahren und spezialisiert sich auf Familien mit Vorschulkindern, die verhaltensauffällig oder beziehungsgestört sind. Hier wird wichtige Früherfassungs- und Präventionsarbeit geleistet, indem die Familien an der Behandlung ihrer Kinder zentral teilnehmen.

Auch in London sind in mehr als drei Jahrzehnten viele Jahre Erfahrungen mit Multifamilienarbeit bei Familien gesammelt worden, in denen mindestens ein Mitglied die offizielle Diagnose ADHS oder Asperger-Syndrom hatte. Ein Großteil dieser Kinder wird im Rahmen der Arbeit mit und in Schulen erfasst (s. u.). Obwohl der *Marlborough Family Service* (auch) eine kinder- und jugendpsychiatrische Einrichtung ist, werden nur in ganz seltenen Fällen Psychopharmaka verschrieben. Es wird immer erst versucht, ein Kind mit diagnostizierter ADHS nichtmedikamentös zu behandeln. Bisherige Untersuchungen zeigen, dass das meistens sehr gut möglich ist.

Seit einigen Jahren arbeitet das Londoner Team spezifisch mit Kindern und Jugendlichen, bei denen andere Kollegen das »Asperger-Syndrom« diagnostiziert haben. Hier handelt es sich um Gruppen mit bis zu acht Patienten, plus deren Eltern und Geschwister. Es werden insgesamt zehn Sitzungen alle 2 bis 3 Wochen durchgeführt, die um 16:30 Uhr beginnen und 3 Stunden dauern. Am ersten »Kostprobeabend« lernen sich die Familien informell bei einem kleinen Buffet kennen, und dabei lassen sich die Interaktionen innerhalb und zwischen Familien gut beobachten. Erstaunlicherweise stellen einige der diagnostizierten Kinder spontanen Kontakt mit anderen her. In einer psychoedukativen Einführung kann man, statt die Psychiater und Psychologen reden zu lassen, Fragen an die Runde stellen und die Antworten auf einer Flipchart festhalten: »*Was ist denn eigentlich ein Asperger-Syndrom? Was sind die Symptome? Wie wirkt sich das auf die Eltern und Geschwister aus?*« Oft sind es die Indexpatienten, die die präzisesten Antworten auf solche und ähnliche Fragen geben, und die professionellen Experten haben recht wenig psychoedukativ hinzuzufügen. Eine schöne Übung schon in der ersten Sitzung ist »Gefühlelesen«, eine Variante der »eingefrorenen Gefühlsstatuen« (s. Kapitel 4). Einer der Therapeuten sagt, dass er eine Person spielen möchte, die schwere emotionale Probleme hat. Die Kinder (Indexpatienten und deren Geschwister) sollen durch Fragen herausfinden, was die Probleme sind und wie man sie behandeln sollte. Es ist oft faszinierend, welches Einfühlungsvermögen viele Indexpatienten haben oder entwickeln können, in einem Kontext, der ihnen das erlaubt. So offenbaren sich Fähigkeiten, die Asperger-Kinder laut fachspezifischem Wissen eigentlich nicht haben sollten. Genauso faszinierend ist es für die Eltern, ihre eigenen Kinder und deren einfühlsames Verhalten zu beobachten und darüber in einem anschließenden »Blitzlicht« zu reflektieren.

Arbeit mit und in Schulen

MFT in schulischen Kontexten hat sich in den letzten Jahren auch in Deutschland und in der Schweiz verbreitet, es gibt z. B. das »FiSch-Projekt« (**F**amilie **i**n **Sch**ule) in Schleswig (Behme-Matthiessen et al. 2009), meist in der Form von »Familienklassenzimmern«. Es hat sich gezeigt, dass dies ein effektiver Ansatz bei vielen Kindern und Jugendlichen sein kann, die massive Schwierigkeiten in Schulen haben, aber wo die Eltern der Schule die Schuld für diese zuschieben. Hier handelt es sich vor allem um Verhaltensstörungen, aggressives Auftreten, Mobbing, Unterrichtsstörungen und Ähnliches. MFT kann auch wirksam bei den verschiedenen Formen der Schulverweigerung eingesetzt werden, sei es bei der *Schulphobie* (Trennungsangst des Schülers von den Eltern), bei der *Schulangst* (Angst des Schülers vor Mitschülern, Lehrkräften, Leistungsversagen oder bestimmten Situationen) oder beim augenscheinlich »simplen« *Schulschwänzen*. Es bietet sich an, schulische Problematiken in schulischen Kontexten anzugehen, sei das im Klassenzimmer, auf dem Schulhof, im Peergruppenkontext oder gar im Schulamt. Schulversäumnis kann in extremen Fällen auch Kindeswohlgefährdung sein, und das ermöglicht es, Druck auf die Eltern auszuüben, an therapeutischer Arbeit teilzunehmen, quasi eine Art »Zwangskontext«. In sogenannten *Familienklassenzimmern, Familienschulstunden* oder gar *Familienschulen* treffen Familien, in denen ein Kind Schulprobleme oder schulverweigerndes Verhalten zeigt, auf andere Familien in gleicher Problemlage. In die jahrgangsübergreifenden Schulgruppen, die von systemisch ausgebildeten Lehrern (zumindest mit einem MFT-Grundkurs) und Familientherapeuten moderiert werden, kommen bis zu 10 Schülern, die Lernschwierigkeiten in Verbindung mit emotionalen Störungen oder/und dissozialen Verhaltensweisen aufweisen, mit mindestens einem Elternteil oder einer anderen relevanten Erziehungsperson wöchentlich für 2–3 Stunden (je nach Setting 1–4-mal pro Woche), über einen Zeitraum von 4–9 Monaten, und bearbeiten hier Schul- und Familienprobleme. Hier ist das Konzept der *»elterlichen Präsenz«* (Omer u. v. Schlippe 2004) in einer erweiterten Form von Bedeutung, da wir es mit einer Triade zu tun haben: Eltern, Lehrer und Schüler arbeiten zusammen an der Lösungsentwicklung von Schulproblemen. Eltern stehen vor der anspruchsvollen Aufgabe, mit beiden Seiten kooperieren zu müssen: als Eltern ihres Kindes und Partner der Schule. Das gängige Verständnis von Elternarbeit aus schulischer Sicht erfordert einen Paradigmenwechsel: die Eltern als Experten ihrer Kinder und als Partner für erfolgreiche Schulkarrieren von Schülern zu sehen.

Das Ziel der Multifamiliengruppenarbeit im schulischen Bereich, die am *Marlborough Family Education Centre* (MFEC – übersetzt: »Marlborough Familienerziehungszentrum«) entwickelt wurde, ist es, Familien zu helfen, wieder Hoffnung und Selbstachtung zu gewinnen, wenn Eltern sich selbst und die Erziehung ihrer Kinder aufgegeben haben. Eltern und Kinder helfen anderen Eltern und Kindern, aus dem Kreislauf von schwacher Leistung, Störverhalten und Schulausschluss auszubrechen. Dieser Prozess besteht nicht nur aus einem einfachen

Elterntraining, sondern wird durch systemisch ausgebildete Lehrer supervidiert, die viel Erfahrung mit »Blockaden« in der Kindererziehung, beim Lernen und in familiären Beziehungen haben. Das Programm kann je nach Intensität der Verhaltensstörung täglich intensiv im MFEC, einer »Familienschule«, oder in den jeweiligen Schulen im »Familienklassenzimmer« einmal wöchentlich durchgeführt werden, mit der klaren Aufgabe, unsoziales Verhalten anzugehen und den schulischen Erfolg zu verbessern (Asen u. Scholz 2008).

Die Gründung der *Marlborough Familienschule* fand vor etwa 30 Jahren statt. Es handelt sich um eine klinische Halbtagseinrichtung, die von Schülern im Alter von 5–16 Jahren gemeinsam mit ihren Eltern besucht wird (Dawson a. McHugh 2000). Schwere Lern- und emotionale Störungen wie auch oppositionelles und hochaggressives Verhalten sind die häufigsten Zuweisungsgründe. Der größte Teil der Schüler steht kurz vor dem Schulausschluss oder ist bereits von der Schule verwiesen worden. Meist schieben die Eltern den Lehrern die Schuld für das Fehlverhalten der Kinder zu und behaupten, dass es die Aufgabe der Schule sei, ihren anderweitig »völlig normalen« (so sagen sie) Söhnen und Töchtern Disziplin und Lernen beizubringen. Die Lehrer dagegen sehen die Schuldigen in den Eltern, und da beide Parteien auf ihren Standpunkten verharren, verhärten sich die Fronten. Um diese Pattsituation zu überwinden, wurde das MFEC gegründet, eine Einrichtung, die zwischen Schule und Familie angesiedelt ist, sozusagen eine »Schule für Familien«, eine Schule mit elterlicher Präsenz. Hier werden Schul- und Familienprobleme zusammen, sozusagen »unter einem Dach«, bearbeitet. 8–10 Schüler kommen mit mindestens einem Elternteil oder einer anderen »relevanten« Erziehungsperson halbtags viermal in der Woche in diese von den Schulbehörden anerkannte Einrichtung. Dort lernen sie sowohl den gängigen schulischen Stoff als auch neue und weniger problematische Verhaltens- und Interaktionsweisen im Umgang mit anderen Schülern und Lehrern – und auch mit ihren eigenen Eltern. Intrafamiliäre Kommunikationen und Interaktionen werden verbessert, sodass die Kinder aus dem Kreislauf von Störverhalten, schwacher Leistung und Schulausschluss herauskommen. Mit ansonsten schwer erreichbaren Familien wird auch aufsuchend gearbeitet (Conen 1996). Auf diese Weise werden reguläre Grund- und Hauptschulen unterstützt, höchstproblematische Schüler zu integrieren, statt sie auszuschließen.

Das MFEC ist kein Sammelbecken und keine Sonderschule für die schwierigsten Schüler Londons, sondern hat sich zum Ziel gesetzt, sie wieder in die Regelschulen zu integrieren. Deshalb werden vor der Einweisung Langzeitpläne mit den Schulbehörden erstellt. Diese bestehen immer darauf, dass die Schüler parallel eine reguläre Haupt- bzw. Grundschule besuchen müssen, selbst wenn es nur 1–2 Stunden pro Woche sind. Auf diese Weise bleibt die Einbindung in das allgemeine Schulsystem bestehen und das im MFEC »in vitro« Erlernte kann in der Heimatschule »in vivo« ausprobiert werden.

Im Durchschnitt kommen Schüler und deren Familien für etwa 6 Monate in das MFEC. In der Praxis sieht das so aus, dass sie anfangs mit Mutter und/oder Vater – oder Oma oder Onkel – viermal in der Woche halbtags ins MFEC gehen und meist nur ein paar Stunden pro Woche in ihre reguläre Schule. Sobald sich Fortschritte in beiden Settings zeigen, kommen die Familien seltener in das MFEC, und die Schüler gehen dafür häufiger und länger in ihre Heimatschulen, mit oder ohne Eltern. So werden sie gezielt reintegriert, wobei die Lehrer des MFEC eng mit den Lehrern der Heimatschulen zusammenarbeiten. Nach zwei bis drei Monaten kommen die Schüler meist vormittags mit ihren Eltern ins MFEC und gehen zum Mittagessen in ihre Heimatschule, wo sie den Rest des Schultags, der in England bis 15:30 oder 16:00 Uhr geht, verbringen. Auf diese Weise werden Brücken gebaut, bis die Schüler und Eltern nach weiteren ein bis zwei Monaten nur noch einen Vormittag pro Woche – oder pro Monat – in das MFEC kommen und sonst die Schulzeit in ihren Heimatschulen verbringen. Der tägliche Stundenplan des MFEC beinhaltet sowohl pädagogische wie auch therapeutische Aufgaben (Abb. 13).

Stundenplan des MFEC

9:00–9:30	Familien kommen, informeller Austausch, Frühstücks-Snack
9:30–10:10	Unterricht der Schüler, Eltern in Außenrunde
10:10–10:40	Feedback über Schul- und Familienverhaltensziele
10:40–11:00	Pause – Schulhof/Spielplatz Eltern supervidieren reflektive Runde für Team
11:00–12:00	Unterricht der Schüler oder MFT-Übung

Abb. 13: Stundenplan des MFEC

Wenn die Familien morgens zum Frühstück im MFEC eintreffen, geht es nicht nur um das Wetter, sondern sie unterhalten sich über Erfolge und Krisensituationen. Das hilft den Familien untereinander und baut Kontakte auf. Nicht selten treffen sich Familien auch außerhalb des MFEC oder Eltern unterstützen sich abends und an Wochenenden per Handy bzw. besuchen sich gegenseitig. All das hilft, die soziale Isolation der Familien abzubauen und neue Beziehungen zu knüpfen. Obendrein wird das elterliche Selbstwertgefühl gestärkt.

Um 9:30 Uhr beginnt die erste Unterrichtsstunde in der Familienschule. Erst wird mit jedem Schüler individuell gearbeitet, und die Aufgaben sind dem Lernstoff des »normalen« Schul-Curriculums angepasst. Damit die Schüler nicht weiter zurückfallen, findet eine enge Zusammenarbeit zwischen beiden Einrichtungen statt. Während der ersten Unterrichtsstunde zeigen sich meist spontan die Schwierigkeiten, die zum drohenden oder erfolgten Schulverweis geführt hatten, sei es das provokative oder unflätige Verhalten, die Weigerung, einen Aufsatz zu schreiben, oder der Versuch, Mitschülern unter dem Arbeitstisch heimlich die Beine grün und blau zu treten. Dabei sitzen die Eltern in einer Runde nicht weit weg vom Geschehen und beobachten, was sich da so abspielt. So relativiert sich auch ihre anfängliche Schuldzuschreibung der Heimatschule gegenüber. Eltern können sich auch gegenseitig darauf aufmerksam machen, was ihre Sprösslinge so treiben. Oft erkennen sie leichter und schneller, was andere Kinder anstellen. So kommt es zu Diskussionen über »blinde Flecken« wie auch darüber, was erlaubt ist und was nicht und wann und wie Eltern eingreifen sollten. Das kann den Charakter eines reflektierenden Teams oder griechischen Chores haben (Asen et al. 2001), oder es kann zu ganz pragmatischen Aktionen vonseiten der Eltern kommen. Ein Vater kann aufstehen, zu seinem Sohn gehen und sagen, dass er sich nicht so rüpelhaft benehmen soll. Eine Großmutter mag ihre Enkelin gegen die, wie sie glaubt, »unfairen« Ermahnungen der Lehrerin verteidigen. Das kann dazu führen, dass sich eine andere Mutter einmischt und der Großmutter sagt, was sie gesehen hat und was sie selbst tun würde. Auf diese Weise kommt es zu einem spontanen Austausch von Ideen und Ratschlägen.

Nach der ersten Schulstunde findet an jedem Tag eine formale Familienlerngruppe statt. Hier setzen sich alle Familien und die Lehrer in einem großen Kreis zusammen und diskutieren Probleme, die sich an diesem Tag gezeigt haben. Kinder und Eltern reflektieren gemeinsam und der »Vorsitzende« – abwechselnd eine Mutter, ein Vater oder ein Schüler – muss darauf achten, dass alle zur Sprache kommen und niemand zu sehr dominiert. In solchen Gruppen können Therapeuten lernen, wie kompetent selbst chaotische Familien und deren Mitglieder sein können, wenn man ihnen die Verantwortung für eine strukturierte Aufgabe gibt. Mindestens einmal pro Woche wird eine Runde dazu genutzt, sich mit den Verhaltenszielen jedes einzelnen Schülers zu befassen. Diese sind spezifisch und für jeden Schüler maßgeschneidert und ergeben sich aus den ganz konkreten problematischen Verhaltensweisen, die sich in der Schule gezeigt haben. Diese Schulverhaltensziele werden bei Eintritt in das MFEC zusammen mit Heimatschullehrern, Eltern und Schülern ausgearbeitet (Abb. 14).

Michaels Schulziele

Hat Michael ...

... seine Hände und Füße bei sich behalten?	☐ 4 immer	☐ 3	☐ 2	☐ 1 nie
... beim ersten Mal das getan, was er machen sollte?	☐ 4 immer	☐ 3	☐ 2	☐ 1 nie
... sich Lehrmaterialen mit anderen Kindern geteilt?	☐ 4 immer	☐ 3	☐ 2	☐ 1 nie
... während der Unterrichtsstunde nicht gespuckt?	☐ 4 immer	☐ 3	☐ 2	☐ 1 nie

Abb. 14: Beispiel für Schulziele

Die Schulverhaltensziele sind bewusst ganz konkret gehalten und werden jeden Tag von den Lehrern benotet. Anders als im deutschen Schulsystem ist die Bewertung reziprok. Das heißt, eine Eins bedeutet eine sehr geringe Veränderung, wohingegen eine Vier einer erheblichen Verbesserung entspricht. Einmal pro Woche liest jeder Schüler vor allen Familien und Lehrern im MFEC die wöchentlichen Durchschnittswerte der täglichen Benotungen für jedes einzelne Verhaltensziel vor. Es gibt dann Applaus, wenn der Schüler vor allem Dreien und Vieren erreicht hat – und Pfiffe und Buhs bei Einsen. Anschließend gibt es eine kurze Diskussion und Reflexionen über diese Resultate und die Konsequenzen. Konsequenzen für das Gelingen (Dreien und Vieren) und Nichtgelingen werden dann ausgearbeitet und schriftlich festgelegt. Die Kinder werden direkt aufgefordert, Ideen für positive und negative Konsequenzen einzubringen – und diese sind oft pragmatischer als die ihrer Eltern! Ein Beispiel zeigt Abb. 15.

Michaels Konsequenzenplan

1. Wenn du nur Einsen an einem Tag bekommst und launisch bist: **Konsequenz** – du kannst nicht Fernsehen und bleibst 3 Tage in deinem Zimmer, ohne Computerspiele.
2. Wenn du nur Zweien an einem Tag bekommst und launisch bist: **Konsequenz** – du bleibst in deinem Zimmer für den Rest des Tages.
3. Wenn du nur Einsen und Zweien an einem Tag bekommst, aber nicht launisch bist: **Konsequenz** – du kannst mit uns essen und Fernsehen, aber bleibst den Rest des Tages in der Wohnung.
4. Wenn du nur Dreien und Vieren an einem Tag bekommst: **Konsequenz** – du wirst gelobt und darfst mit deinen Freunden bis 9 Uhr spielen.
5. Wenn du eine ganze Woche lang nur Dreien und Vieren bekommst: **Konsequenz** – wir geben dir Geld, so dass du mit deinen Freunden ins Kino gehen kannst.

Abb. 15: Konsequenzenplan (Beispiel)

Wenn die Fortschritte stabil sind, werden neue Schulverhaltensziele von den Eltern und Schülern entworfen, allerdings nie mehr als drei oder vier Ziele, damit sie erreichbar bleiben. Eltern sagen oft spontan, dass sie gern ähnliche konkrete Verhaltensziele für den häuslichen Bereich aufstellen würden. Das kann um die verschiedensten Dinge gehen: z. B. das eigene Zimmer aufräumen, beim Essen am Tisch sitzen, höflich mit der Großmutter sprechen usw. Die Tatsache, dass Konsequenzen »öffentlich« in der Multifamiliengruppe diskutiert werden, schafft einen starken Gruppendruck, vor allem, wenn am folgenden Tag gefragt wird, ob die Eltern nun auch rigoros in der Ausführung der Konsequenzen waren. Viele Väter und Mütter berichten später, dass sie oft die Konsequenzen nur deshalb eingesetzt hätten, weil sie sich sonst schämen würden, den anderen Familien am nächsten Tag berichten zu müssen, dass sie zu schwach waren. Die Verhaltensziele sind sehr populär, nicht nur bei Eltern und Schülern, sondern auch bei Lehrern, denn dieser Ansatz erlaubt es, konkrete Fortschritte über einen Zeitraum messbar zu machen (Abb. 16).

Michaels Verhaltensziele Januar/Februar

Woche	1	2	3	4	5	6
	6.–9. Jan	12.–16. Jan	19.–23. Jan	26.–30. Jan	2.–6. Feb	9.–13. Feb
Ziel 1	50 %	79 %	89 %	95 %	79 %	81 %
Ziel 2	69 %	62 %	78 %	75 %	71 %	68 %
Ziel 3	55 %	58 %	71 %	85 %	75 %	87 %
Ziel 4	69 %	62 %	67 %	75 %	79 %	81 %
Ziel 5						
Ziel 6						
gesamt %	58 %	65 %	77 %	83 %	77 %	83 %

Abb. 16: Erreichung von Verhaltenszielen (Beispiel)

Das kann helfen, die häufig skeptischen Heimatschullehrer davon zu überzeugen, dass ein Wandel möglich ist – selbst bei den schwierigsten Schülern.

Familienklassenzimmer

Tagesklinisch basierte Familienschulen arbeiten intensiv und haben daher eine begrenzte Kapazität. Pro Jahr werden 30–40 Familien auf diese Weise in der Marlborough Familienschule behandelt. Allerdings brauchen bei Weitem nicht alle problematischen Schüler diese hoch dosierte Intervention. So entstand vor 8 Jahren ein neues innovatives Projekt in London: das »*Familienklassenzimmer*« (Dawson a. McHugh 2005), das in regulären Grund- und Oberschulen angesiedelt ist. Das MFEC bietet zurzeit in etwa 50 Schulen und Vorschulen in Zentral-London ambulante Multifamiliengruppenarbeit an, einmal in der Woche für 2 oder 3 Stunden während der offiziellen Schulzeit, für 6–8 Familien pro Gruppe. Auf diese Weise werden jährlich mehr als 300 Schüler erfasst und zusammen mit ihren Familien behandelt. Das Personal, das diese Arbeit durchführt, besteht aus einem Lehrer der

Heimatschule, einem unserer Familientherapeuten und – was sich vor allem bewährt hat – einem »Elternpartner«. Hier handelt es sich um ehemalige Klienten, nämlich »gestandene« Mütter oder Väter. Auch Exschüler, die das MFEC erfolgreich besucht haben, lassen sich gern in solche Arbeit als Kumpel (»buddy«) einspannen, um bei Krisen konkret mit Rat und Tat auf dem Schulhof, Korridor oder anderswo Beistand zu leisten. Der Ablauf des Familienklassenzimmers ist ähnlich dem der Familienschule, allerdings auf 3 Stunden begrenzt. Die ambulante MFT in Schulen hat auch eine wichtige präventive Funktion: Probleme der Schüler und ihrer Familien können früher identifiziert und bearbeitet werden. Eine Zuweisung in das MFEC ist oft nicht mehr notwendig.

Das Modell der »Familienklassenzimmer« hat nicht nur in Großbritannien, sondern vor allem in Skandinavien Fuß gefasst, aber auch in der Schweiz und Deutschland, wo diese Projekte meist in der Jugendhilfe und vereinzelt in der Kinder- und Jugendpsychiatrie angesiedelt sind (Behme-Matthiessen et al. 2009).

Bisherige Ergebnisse zeigen, dass 95 % der behandelten Schüler in das Regelschulsystem reintegriert werden können oder nicht von der Schule ausgeschlossen werden. Die schulischen Leistungen bessern sich, die Kinder schwänzen oder fehlen weniger, und ihr Verhalten in der Schule bessert sich. Die meisten Eltern bestätigen, dass auch sie »indirekt« von der Familienschule profitieren und dass sie sich anschließend deutlich »besser« fühlen. Darüber hinaus berichteten die Eltern, dass es zu Hause weniger Konflikte gab und dass sie zufriedener mit ihren Kindern sind (Morris et al. *i. prep.*).

In den letzten Jahren hat das Londoner MFEC zunehmend mit Biofeedbackmethoden gearbeitet, um Kindern, Jugendlichen und deren Eltern zu helfen, innere Erregungszustände und Stress mithilfe von Herzfrequenzmonitoren zu »externalisieren« (McHugh et al. 2010). Es handelt sich in erster Linie um Schüler, die sich oft destruktiv in ihren Heimatschulen verhalten und so vor einem Schulausschluss stehen. Sie haben oft Schwierigkeiten, interne Erregungszustände rechtzeitig zu fühlen und zu managen: Bevor sie es selbst »wissen«, sind sie »außer Rand und Band«. Den Schülern wird erklärt, wie man den Monitor benutzen kann. Die normale Herzfrequenz wird ermittelt (z. B. 80 Schläge pro Minute). Ein akustisches Signal wird eingeschaltet (»Beeper«), das hörbar wird, wenn eine bestimmte Herzschlagfrequenz überschritten wird (z. B. 110 Schläge pro Minute). Wenn es also laut »piept«, wissen der Schüler und die anwesenden Lehrer und Eltern, dass eventuell ein Verlust der Selbstkontrolle drohen kann. Familienmitglieder lernen so, auf eskalierende innere Erregungszustände zu achten – nicht nur bei den Kindern, sondern auch bei sich selbst. Das kann man noch besser erreichen, wenn Eltern selbst einen Monitor tragen. Auf diese Weise werden die Wechselbeziehungen von emotionalen Erregungszuständen zwischen Familienmitgliedern hörbar gemacht und können bearbeitet werden. Mit Kindern und Erwachsenen werden Relaxationstechniken und selbstberuhigende Strategien geübt, um die Herzschlagfrequenz zu reduzieren. Monitore können 24 Stunden lang getragen werden. Über ein Computerprogramm kann man die Variationen der Herzfrequenz ausdrucken. Damit ist es möglich, dass Familien eine kontextuelle Analyse von typischen Stresssituationen für sich erstellen. Zurzeit arbeitet das Marlborough-Team an einer Verfeinerung der Technik und konzentriert sich auf andere physiologische Parameter wie Herzschlagvariabilität, Hautwiderstand, Atemfrequenz- und -tiefe, womit verlässlicher innere Erregungszustände gemessen werden sollen. Auf diese Weise sollen ein paar zusätzliche »Fenster« zur inneren Befindlichkeit von Familienmitgliedern geöffnet werden, und auch das Mentalisieren wird differenzierter und effektiver unterstützt.

Anorexia nervosa

MFT für Familien mit einem anorektischen Teenager hat sich in den letzten Jahren in vielen verschiedenen Ländern als ein zunehmend populäres und erfolgreiches Verfahren durchgesetzt. Es waren vor allem Salvador Minuchin und sein Team (Minuchin et al. 1978), die mit kreativen therapeutischen Familieninterventionen bei anorektischen Jugendlichen aufhorchen ließen – mit Interventionen, die unsere heutige therapeutische Praxis immer noch stark beeinflussen. Die strukturelle Familientherapie befasst sich vor allem mit beobachtbaren Familieninteraktionen, z. B. mit solchen während des Essens. Die Therapie unterstützt bewusst die Eltern, damit sie selbst ihren Kindern helfen können, wieder normal zu essen. Krankheitsbezogene Familienkonflikte werden »in vivo« bearbeitet. Die Mahlzeiten waren und sind ein idealer Kontext, um auf die störungsspezifischen Schwierigkeiten einzugehen. Offene oder verdeckte Meinungsverschiedenheiten, Koalitionen zwischen zwei Familienmitgliedern gegen ein drittes, Pseudoharmonien mit Konfliktvermeidung, unklare Grenzsetzungen, Hierarchieverschiebungen – all das sind Beziehungs- und Interaktionsmuster, die durch spezifische therapeutische Interventionen transparent gemacht und verändert werden (Minuchin a. Fishman 1983). Das jetzige Therapiekonzept (Scholz et al. 2005) reflektiert die Einflüsse vieler Pioniere des systemischen Felds, einschließlich des Mailänder Teams (Selvini Palazzoli et al. 1981) und deren zirkulären Fragen wie auch Externalisierungstechniken (White u. Epston 1990).

Seit November 1998 wird an der Klinik für Kinder- und Jugendpsychiatrie und -psychotherapie des Universitätsklinikums Dresden die Multifamilientherapie in einem tagesklinischen Setting durchgeführt. Das Projekt entstand, nachdem man im Frühjahr 1998 mit der Familientagesklinik für emotional und sozial gestörte Kinder begonnen hatte und die essgestörten Jugendlichen, schon immer ein Schwerpunkt der Klinik, nun in gleicher Weise gemeinsam mit ihren Familien behandelte. Aus diesen Anfängen entstand ein Behandlungskonzept (Scholz a. Asen 2001), das zur Erstellung eines Therapiemanuals führte (Scholz et al. 2003a). Bereits im Frühjahr 1999 begannen Eisler und Dare am *Maudsley Hospital* in London mit einem ähnlichen Projekt (Dare a. Eisler 2000). Vier bis acht Familien werden hier von zwei Familientherapeuten behandelt.

Die Dresdner und Londoner Teams haben seitdem Hunderte von Familien behandelt, und obschon sie in vielerlei Hinsicht ähnlich arbeiten, gibt es auch einige bemerkenswerte Unterschiede, vor allem in der »Dosierung«. In Dresden beginnt das MFT-Programm mit 4 intensiven Tagen. Die gesamte Therapie erstreckt sich über ein Jahr und umfasst 20 Behandlungstage mit insgesamt etwa 150 Gruppentherapiestunden in Intervallen, wobei die Abstände zwischen den Treffen immer größer werden. Zwischen den Intervallen werden bei Bedarf Familien ambulant einzeltherapeutisch betreut. Bei besonders schweren Fällen werden Hausbesuche angeboten. Damit wird der Transfer wichtiger Therapieinhalte auf die häusliche Umgebung erleichtert. In Dresden werden die Familien und die Patienten in schweren Fällen nach der MFT noch etwa ein Jahr einzelfamilientherapeutisch weiter betreut.

Das Londoner MFT-Programm ist weniger intensiv: Es dauert nur 9 Monate, beginnt auch mit 4 intensiven Tagen und einem weiteren Tag nach 2 Wochen. Danach findet nur noch alle 4–6 Wochen ein ganzer MFT-Tag statt. Im Durchschnitt kommt man hier auf 12 ganze

Tage. Eine randomisierte, kontrollierte Studie ist abgeschlossen und wird 2013 publiziert werden.

Die wesentlichen Ziele aufseiten der Eltern sind:

- Überwindung der durch die Erkrankung des Kindes bedingten familiären Isolation
- Übernahme der Verantwortung für den Umgang mit der störungsspezifischen Symptomatik und den krankheitsspezifischen Alltagssituationen
- Koordinierung der Aktivitäten zwischen den Eltern
- Verbesserung der familiären Konfliktfähigkeit
- Stärkung der elterlichen Bindung und Versöhnungsfähigkeit
- Veränderung problematischer Interaktions- und Beziehungsmuster
- Bearbeitung eigener psychischer Probleme, soweit sie den elterlichen Umgang mit dem spezifischen Problem des Kindes berühren

Die Ziele aufseiten der anorektischen Patienten sind:

- die Fähigkeit, sich auf die verstärkte elterliche Bindungsbereitschaft und Kontrolle für die Zeit der Erkrankung einzulassen
- Akzeptanz der elterlichen Konsequenz und Kontinuität als Ausdruck elterlichen Engagements und Liebe statt Verteufelung oder auch Idealisierung der schwachen, hilflosen, resignierenden Eltern
- Akzeptanz der eigenen Erkrankung mit Aufbau einer Krankheitseinsicht, verbunden mit einem Abbau der anorektischen Symptomatik
- Akzeptanz des Zusammenhangs zwischen der Fähigkeit, reife Verantwortung für sich und seine Körperlichkeit zu übernehmen, und dem eigenen Autonomiestreben

Drei Phasen der Behandlung

1. Symptomorientierte Phase

Diese Phase soll in ihrer Wirkung symptomorientiert, motivations- und gruppenkohäsionsfördernd sein. Die Eltern sollen befähigt werden, die Verantwortung für den Umgang mit den krankheitsspezifischen Besonderheiten des Kindes zu übernehmen sowie Halt gebende

Familienfunktionen auszubauen. Allein durch den zeitlichen Aufwand wird den Patienten bewusst, wie sich ihre Eltern für sie engagieren. Diese Phase enthält auch psychoedukative Elemente, z. B. Diskussionen über die Entstehungsursachen und -bedingungen der Anorexie wie auch die Behandlungsschwierigkeiten und die Bedeutung des elterlichen Engagements gerade bei fehlender Krankheitseinsicht. Die notwendige Umkehr der Hierarchie beim Essen, bei dem anfänglich stets die Patienten bestimmen, über eine von den Eltern festgelegte Nahrungsmenge und -qualität führt zunächst immer zu schweren Auseinandersetzungen und Machtkämpfen. Eltern erfahren, dass besonnene Konsequenz – ohne auf die durch die Anorexie intendierten Verhandlungs- und Kompromissversuche einzugehen – auf Dauer von den Patienten akzeptiert und letztlich sogar erwartet wird. Diese Hierarchieveränderungen und die symptombezogene Dominanz der Eltern führen unvermeidlich zu einem Konflikt zwischen Eltern und Kind. Er ist jedoch therapeutisch intendiert und hebt, wenn er bewältigt wird, die Hilflosigkeit der Eltern und Pseudoharmonie in der Familie auf. Gleichzeitig verlangt diese schwierige Situation eine bessere familiäre Versöhnungsfähigkeit, die in dieser Phase durch die intensive Beschäftigung mit dem Kind, durch größere Nähe und therapeutisch gefördert wird.

2. Beziehungsorientierte Phase

In dieser Phase werden wesentliche Elemente der ersten Phase fortgesetzt. Im Mittelpunkt steht jedoch psychotherapeutisch die beziehungsorientierte Arbeit. Hier werden die die Krankheit und ihren Verlauf beeinflussenden Familieninteraktionen und -beziehungen über bestimmte psychotherapeutische Techniken wie Ton- und Live-Skulpturen wahrnehmbar und transparent gemacht.

3. Zukunftsorientierte Phase

Diese dritte Phase richtet sich auf die Zukunft und baut auf den ersten beiden Phasen auf. Ferner wird als Ziel der angemessene Umgang der Familie mit Stagnation und Rückschritt bearbeitet. Dies ist vor allem bei besonders schweren Verläufen von Bedeutung, z. B. bei Schwierigkeiten mit dem Erreichen des Zielgewichts oder persistierenden Körperschemastörungen trotz konstantem Zielgewicht. Eltern lernen jetzt, das anfangs intensive Engagement um ihr krankes Kind wieder zu lockern, um altersspezifische Autonomiebestrebungen außerhalb der evtl. noch bestehenden Restsymptomatik wieder zulassen zu können. Eltern wie Kinder erfahren, dass das Mindestgewicht nicht gleichbedeutend ist mit Heilung, sondern es ist eine Voraussetzung für eine oft längere psychotherapeutische Betreuung sowohl des Kindes als auch der Familie, die dann eine vollständige Remission ermöglichen kann.

Das Dresdner MFT-Modell unterscheidet sich nur in wenigen Aspekten von dem Ansatz, den das Team des Londoner Maudsley Hospitals (Eisler et al. 2003) entworfen hat. In London wird allerdings kürzer und weniger handlungsbezogen gearbeitet, wie z. B. in der symptomorientierten Phase mit gemeinsamen Mahlzeiten, Essensplänen und essspezifischen Übungen. Es werden insgesamt mehr Diskussionsrunden geführt, dafür aber weniger Übungen angeboten.

MFT bei der Behandlung anorektischer Jugendlicher und ihrer Familien hat in den letzten 10 Jahren eine enorme Popularität erlangt. Sie wird stationär und tagesklinisch in den verschiedensten Ländern durchgeführt, z. B. in Frankreich, in den Niederlanden, in der Schweiz, in Norwegen, Dänemark, Schweden, Kanada und China. Es gibt allerdings auch ambulante MFT-Anwendungen, die Erwähnung verdienen. Zum Beispiel bietet ein Pariser Team (Cook-Darzens e. Doyen 2006) eine halboffene Gruppe für 5–7 Familien an, die sich alle 2 Wochen für 2 Stunden über einen Zeitraum von mindestens 9 Monaten trifft. Das sind im Durchschnitt 18 Sitzungen mit insgesamt etwa 36 Gruppenstunden. Die Arbeit besteht aus einem Zyklus von je zwei Sitzungen, bei denen Eltern und Kinder getrennt behandelt werden, auf die eine gemeinsame Sitzung – also alle Eltern und Kinder zusammen – folgt. Die bisherigen Resultate sind ermutigend, aber man darf dabei nicht vergessen, dass – wie auch bei der tagesklinischen MFT – andere Interventionen parallel stattfinden, einschließlich Einzeltherapie. In England haben wir auch einigen Teams, die keine Möglichkeit einer tagesklinischen Versorgung von anorektischen Patientinnen haben, geholfen, ambulante Multifamiliengruppen zu gestalten, vorzugsweise für die weniger schweren Fälle. Diese Gruppen, geschlossen oder halboffen, finden einmal alle 2 Wochen statt. Sitzungen dauern 2 Stunden, aber im Gegensatz zu dem Pariser Team kommen zu jeder Sitzung immer die Familien. Die Sitzungen sind bewusst zwischen 12:00 und 14:00 Uhr angesetzt, sodass Interaktionen, die sich um das Essen herum abspielen, direkt beobachtet und thematisiert werden können. Während der Sitzung besteht auch die Möglichkeit, parallel Eltern- und Kindergruppen laufen zu lassen, mit anschließenden gemeinsamen Reflexionen in der Großgruppe.

Zeitplan	Therapeutischer Fokus	Übungen
Begrüßungsabend **3 Stunden**	psychoedukative Einführung	• Kennenlernen
1. Phase: symptomorientiert		
1 Woche später **5 Tage** 3 Wochen später **3 Tage**	• Verantwortungsübernahme durch die Eltern • Motivation • Gruppenkohäsion • Konsequenz der Eltern • Grenzsetzung durch die Eltern • Facetten der Essstörung: Wahrnehmung, Reflexion, adäquates Verhalten • krankheitsspezische, pathologische Interaktionen	• gemeinsame Malzeiten • Essenscollagen • Adoptionsessen • drittes Frühstück • Visualisierung der Körperschemastörung • psychoedukative Einheit • Beginn der Erkrankung • Briefe an das Problem • Zielebäume • Tricks und Kniffe
2. Phase: beziehungsorientiert		
4 Wochen später **2 Tage** 4 Wochen später **2 Tage**	• familiäre Beziehungen/ »expressed emotion« • Hierarchieverschiebungen • Kommunikationsstörungen • emotionale Verstrickung • familiäre Rigidität	• Live- und Tonskulpturen • Lebensfluss • Videofeedback • Genogramme • anonyme Briefe • Rangreihen • Plakate und Videos • Pressekonferenz • Missverständnisse • Familienunfall • Reibung erzeugt Wärme
3. Phase: zukunftsorientiert		
8 Wochen später **4x2 Tage**	• Umgang mit Stagnation und Rückschritt • Rückfallprophylaxe • krankheits- und altersangemessene Autonomie	• Stimmungsbarometer • Masken • Rückfallprophylaxe (»Zielgewicht, was nun?«) • Verabschiedung

Abb. 17: Allgemeiner Behandlungsplan der Multifamilientherapie für Essgestörte

Bulimia nervosa

MFT bei Patienten mit Bulimia nervosa unterliegt anderen Voraussetzungen als die Arbeit bei Patienten mit Anorexia nervosa. Bulimie und ihre Leitsymptome erfordern ein spezifisches Therapiekonzept, das sich nach den Besonderheiten dieser Erkrankung richtet – auch, da die Patienten in der Regel einige Jahre älter sind als Magersüchtige. Die Patienten leiden oft unter starken Gefühlen der Scham und Peinlichkeit. Die Bulimie wird – im Gegensatz zur oft von den Patienten glorifizierten Anorexie – verknüpft mit Ekel, Abscheu und Ablehnung der eigenen Person. Daher hat es sich zum Beispiel als hilfreich erwiesen, wenn sich die Gruppe gemeinsam auf die einheitliche Benennung des bulimischen Symptoms einigt, z. B. *»kotzen«* oder *»erbrechen«* oder *»Essen wegbringen«*. Die Motivation, an dem bulimischen Suchtverhalten etwas zu verändern, erscheint oft stärker als bei magersüchtigen Patienten. So ist auch der Anteil der patientenzentrierten Interventionen im Rahmen der Multifamilientherapie deutlich höher. Strategien gegen die Sucht in Form von Skill-Training, Psychoedukation sowie viele Elemente aus der kognitiven Verhaltenstherapie werden den Patienten angeboten. Eltern nehmen als Beobachter teil und erhalten Informationen und Erklärungen.

Die Patienten können des Weiteren sehr gut die für sie notwendigen Hilfestellungen durch die Eltern formulieren, so z. B. Veränderung der bulimischen Symptomatik durch

- regelmäßige Mahlzeiten
- gemeinsame Mahlzeiten
- ausreichende Mahlzeiten → Vorbeugung gegen Heißhungerattacken
- Veränderung der Vorratshaltung
- Übersichtlichkeit in Vorratsräumen
- weniger frei verfügbare Lebensmittel → Vorbeugung gegen Essanfälle
- Anwesenheit der Eltern zu »kritischen« Zeiten (nachmittags ...)
- Anwesenheit der Eltern vor und nach den Mahlzeiten

Schizophrenie und andere Psychosen

Unsere Erfahrungen mit MFT von jugendlichen und erwachsenen Patienten, die als psychotisch oder schizophren diagnostiziert wurden, haben wir vor allem im ambulanten Bereich gesammelt und therapeutische Ideen und Ansätze in Zusammenarbeit mit Kollegen aus der akuten Versorgung entwickelt. Multifamilientherapie wird für psychotische Patienten zusätzlich zu anderen Therapien angeboten, welche meistens eine Langzeitmedikation beinhalten. In Hinblick auf eine förderliche kollegiale Zusammenarbeit mit meist nicht systemisch arbeitenden Institutionen und Praxen wird stets mit den gegebenen (und oft von den Patienten und der Familie akzeptierten) Diagnosen gearbeitet, vor allem bei chronischen Patienten, die langjährige »Krankheitskarrieren« hinter sich haben. Wir bedienen uns vieler gängiger systemischer Techniken, die quasi »subversiv« psychotisches Verhalten und Angehörigenreaktionen kontextualisieren.

Es ist vor allem die Multifamilienarbeit von William McFarlane und seinen Kollegen (McFarlane 2002), die für viele richtungsweisend ist. Auf die doch sehr eindrucksvolle Evidenzbasis für psychoedukative, familienorientierte Behandlungsansätze gehen wir im Kapitel 6 näher ein. In der psychoedukativen Therapie sollen Familien neue »Coping skills« entwickeln, um mit der Krankheit und spezifischen Symptomen besser umzugehen. Die pragmatische Lösung von Problemen mithilfe von spezifischen Problemlöse- und Verhaltensstrategien ist bei diesem Ansatz zentral, ebenso soll dabei auch ein Kommunikationstraining helfen. Was Familien nicht »wissen«, können sie »lernen«, und deshalb ist für psychoedukative Therapeuten die Verbreitung von präzisen Informationen über Entstehung, Verlauf und Behandlung der Erkrankung, wie auch die Rückfallprophylaxe, sehr wichtig. Weiterhin sollte man die Wirkungen und Nebenwirkungen einzelner Medikamente besprechen und die regelmäßige Medikamenteneinnahme und Compliance fördern. Angehörige sollen nichtkonfrontativ mit den Patienten umgehen und das allgemeine Stressniveau in der Familie bewusst senken.

Unser eigener Ansatz in der Multifamilienarbeit mit Familien, die ein psychotisches Mitglied haben, ist primär nicht psychoedukativ, sondern systemisch (Asen a. Schuff 2006). Er beruht vor allem darauf, die Ressourcen und das Eigenwissen der Familien zu aktivieren, indem man ihnen hilft, sich wichtige Informationen selbst einzuholen, sei es durch Gespräche mit anderen Familien, durch Bücher oder die Benutzung des Internets. Das verändert die oft chronisch passiven Beziehungen, die sich zwischen Familien und psychiatrischen Teams entwickeln. In MFT-Gruppen, die auch »Workshops« genannt werden können (Bishop et al. 2002), um den Begriff »Therapie« zu vermeiden, werden vor allem Themen besprochen, die die Familien selbst bestimmen: Selbstverantwortung, Frühsymptom-Monitoring, Rückfallprävention, Angehörigenstress, Alkohol- und Drogenkonsum, Ablösung vom Elternhaus, elterliche Fürsorge und Überbehütung, emotionelle Reaktionen, Paarprobleme, soziale Netzwerke, Grenzsetzung, Arbeitsprobleme, Krankheitsverlauf und Prognosen, Kinder als Fürsorger psychotischer Eltern, Compliance etc. Diese Themen werden erst allgemein diskutiert, und dann werden die Familien gebeten, spezifische Beispiele beizusteuern. Familien können dann ein »Brainstorming« veranstalten und, wie in McFarlanes Modell (2002), verschiedene Vorschläge machen. Einige Themen lassen sich durch Übungen verdeutlichen, z. B. Familienbeziehungslandkarten, die Zehn Familiengebote, Tonskulpturen etc.

Mit jugendlichen Psychotikern im Alter von 13–19 Jahren führen wir MFT-Arbeit, die alle 2 Wochen stattfindet, für 2 Stunden über einen Zeitraum von einem Jahr durch. Diese Gruppen sind meist geschlossen. Bei Erwachsenen haben wir eine halboffene Gruppe, die oft über Jahre läuft und sich einmal alle 3 Wochen trifft, auch für 2 Stunden.

Einen anderen Fokus haben die »Kidstime Workshops«, die Alan Cooklin entwickelte (Cooklin 2004). Hier wird mit Familien gearbeitet, in denen Kinder von chronisch psychiatrisch erkrankten Eltern sozusagen eine »Bühne« haben. Diese Kinder und Jugendlichen, im Alter von 4 bis 18 Jahren, kommen zusammen mit ihren Eltern einmal im Monat zu einem 2-stündigen Workshop, über einen Zeitraum von einem Jahr. Ziel ist es, den Eltern zu helfen, die Positionen und Befindlichkeiten ihrer Kinder zu verstehen. Die Kinder selbst schreiben Mini-Theaterstücke oder Filme, die spezifische Themen haben, wie »Mit der Krankheit leben«, »Das Helfersystem«, »Wenn niemand uns hört«, »Angst« usw. Diese Dramen werden allein mit den Kindern unter Anleitung eines Dramatherapeuten geschrieben, geprobt und dann vor den Eltern aufgeführt. Während die Kinder ihre Dramen schreiben, tauschen sich die Eltern in einer separaten Gruppe aus, oft über parallele Themen. Nach der Aufführung kommt es dann zu allgemeinen Diskussionen über die angeschnittenen Themen.

Affektive Störungen

Bei MFT mit Multiproblemfamilien ist es nicht selten der Fall, dass ein oder beide Elternteile depressiv erscheinen, obschon es bei der

Zuweisung keine formale Diagnose von »depressiver Erkrankung« gibt. In der ersten Phase der Arbeit mit diesen Familien steht ja oft das Kind und dessen emotionale und Verhaltensstörung im Blickwinkel. Wir machten allerdings die kaum überraschende Erfahrung, dass, wenn sich das Kind »besserte«, oft eine positive Änderung des affektiven Status des Elternteils stattfand. Wir bemerkten auch, dass sich im MFT-Kontext Freundschaften zwischen Eltern aus verschiedenen Familien bildeten und vor allem für alleinerziehende Mütter »therapeutisch« zu sein schienen. Viele Studien zeigen, dass die Präsenz einer engen, gleichgeschlechtlichen (und mit ihr nicht in einer sexuellen Beziehung stehenden) Vertrauensperson, mit der man sich über intime und schwierige Themen austauschen kann, gegen Depressionen schützt (Brown a. Harris 1978). Diverse Selbsthilfeinitiativen in Großbritannien beruhen auf dieser eigentlich doch gar nicht verblüffenden Erkenntnis. Das lässt sich gut in der MFT umsetzen, wenn man alleinerziehenden Eltern hilft, auf Vertrauen basierende Beziehungen mit anderen anwesenden Eltern aufzubauen. So könnte die MFT per se potenziell eine Form der Depressionsbehandlung sein.

Allerdings haben eine Reihe von formalen Studien gezeigt, dass MFT – oft mit einer ausgeprägt psychoedukativen Komponente – auch bei bipolaren Störungen hilfreich sein kann (z. B. Keitner et al. 2002; Harter et al. 2002; Keller a. Schuler 2002). Ein interessanter Ansatz wurde in den letzten Jahren in Belgien entwickelt (Lemmens et al. 2007; Lemmens et al. 2009a). Hier wurde systemische Paartherapie nach Jones und Asen (2002) mit MFT kombiniert, und chronisch depressive Patienten und ihre Partner nahmen an einer Multipaartherapie teil. Ab und zu wurden dann auch die Kinder dieser Paare zu den Sitzungen eingeladen, womit dann multifamilientherapeutische Anteile einflossen. Die Arbeit mit den Paaren und Familien zog sich über einen Zeitraum von 3 Monaten hin, mit einer Rückfallpräventionssitzung und einem Follow-up nach 3 Monaten. Die Evaluation ein Jahr nach Therapieende zeigte gute Resultate.

6. Praktische Erwägungen

In diesem Kapitel beschäftigen wir uns mit einer Reihe von pragmatischen Themen, z. B. dem Personalbedarf, den räumlichen Bedingungen bei der MFT-Arbeit, der Ausbildung und der Effektivität der Multifamilientherapie.

Wie wirksam ist die Multifamilientherapie?

Mit dem zunehmenden Trend zur Evidenzbasierung therapeutischer Verfahren müssen auch systemische Therapien ihre Wirksamkeit unter Beweis stellen (von Sydow et al. 2006). Auch die MFT will Mitglied im »Evidenz-basierten Club« (Larner 2004) sein. So wird sie seit vielen Jahrzehnten vor allem in störungsspezifischen Studien wissenschaftlich beforscht. Derzeit liegen über 100 randomisierte kontrollierte Studien (Randomized controlled trials, RCTs) vor, die die Wirksamkeit der Multifamilientherapie direkt mit anderen Behandlungen verglichen haben. Daneben existieren noch viele andere interessante Studien, die allerdings nicht den »Goldstandard« einer RCT-Studie erreichen und so leider wissenschaftlich weniger beachtet werden. RCT-Studien haben zwar eine hohe *interne* Gültigkeit, aber durch Übertragungsschwierigkeiten ist die *externe* Gültigkeit doch recht enttäuschend. Naturalistische Studien und Fallstudien haben da oft eine größere klinische Relevanz, wissenschaftlich gesehen sind sie aber nur Stiefkinder. In Großbritannien und den USA wird in den letzten Jahren zunehmend Wert auf »user-led research« (»betroffenenkontrollierte Forschung«) gelegt, bei der Patienten (Klienten) als Partner und »Experten in eigener Sache« angesehen werden. Hier arbeiten Patienten (Klienten) bei der Zielsetzung und Gestaltung von Forschungsprojekten mit, die für *sie* – und nicht nur für die Elfenbeinturmwissenschaftler – relevant sind (Faulkner a. Thomas 2002). Dieser Ansatz teilt viele implizite Werte der MFT, wie z. B. die aktive Einbeziehung von Familienmitgliedern.

Bei den meisten traditionellen Forschungsstudien geht es um die Messung von Symptomfreiheit oder -reduktion, Kosteneffektivität, Belastungsreduzierung bei Familienangehörigen, Akzeptabilität, das Erreichen von sozialen und ethnischen Randgruppen und deren erfolgreiche Einbindung in Therapien. In all diesen Dimensionen schneidet die MFT relativ gut ab, sei es in der experimentellen Wirksamkeit (»efficacy«), der Alltagswirksamkeit (»effectiveness«) oder der Wirtschaftlichkeit (»efficiency«). Allerdings gibt es unter einigen systemischen Therapeuten in Deutschland heiße Diskussionen, ob die beforschte Familientherapie eigentlich nur »rein« systemische Studien als Evidenz umfassen sollte oder ob auch Modelle, die verhaltenstherapeutische Techniken benutzen, »zugelassen« sind. Leider ist das nicht nur eine akademische Debatte über die Vor- und Nachteile von »Schoolism« und »Integrationalism«, sondern muss auch im gesundheitspolitischen Kontext verstanden werden, nämlich unter dem Aspekt der inzwischen erfolgten Anerkennung der systemischen Therapie als wissenschaftliches Psychotherapieverfahren beim Wissenschaftlichen Beirat Psychotherapie sowie der Anerkennung als psychotherapeutisches Richtlinienverfahren. Hier besteht eine Anforderung darin, dass systemische Verfahren nicht überwiegend verhaltenstherapeutische Komponenten enthalten dürfen. In Großbritannien wird das allerdings anders gesehen, und MFT-Studien gehören fest zur systemischen Evidenzbasierung.

Die meisten RCT-Studien zur Multifamilientherapie befassen sich mit Krankheitsbildern aus der Erwachsenenpsychiatrie. Zur *Schizophrenie* gibt es Dutzende Studien (z. B. McFarlane et al. 1995a; McFarlane et al. 1995b; Dyck et al. 2000; Dyck et al. 2002; Hazel et al. 2004; Bradley et al. 2006; McDonell et al. 2006), die zeigen, dass die Rückfallquote bei Patienten mit Schizophrenie um bis zu 50 % gesenkt werden kann, wenn MFT mit medikamentöser Behandlung kombiniert wird, verglichen mit alleiniger Psychopharmakatherapie. Bei der zusätzlichen MFT-Behandlung verbessern sich obendrein die sozialen Interaktionen und beruflichen Chancen. Familienmitglieder können besser mit der Erkrankung umgehen, und sie erfahren eine deutliche Belastungsreduzierung. Es hat sich auch gezeigt, dass dieser kombinierte Ansatz weniger zeit- und kostenaufwendig ist als Standardbehandlungen.

Ein halbes Dutzend Studien zeigt, dass MFT auch bei der Behandlung von *Alkoholabhängigkeit* erfolgreich sein kann (McCrady et al. 1979; Bowers a. Al-Redha 1990; Monti et al. 1990; O'Farrell et al. 1985, 1992, 1993, 1998; Fals-Stewart et al. 2005). Meist handelte es sich hier um eine Multipaartherapie, die unter anderem auch verhaltenstherapeutische Techniken systemisch umsetzt. Typische Outcomes sind verminderter Alkoholkonsum und höhere Abstinenzraten im Vergleich zu anderen Behandlungen. Die MFT kann auch bei *affektiven Störungen* helfen – Familien geht es subjektiv besser, da »Expressed Emotions« (vor allem kritische Kommentare) reduziert werden und sich die Belastungen bei den Familienmitgliedern verringern (Keitner et al. 2002; Keller a. Schuler 2002; Harter et al. 2002). Die Resultate bezüglich der Minderung der depressiven Symptomatik sind bisher noch nicht überzeugend (Miller et al. 2004), obschon es auch positive Ergebnisse in dieser Hinsicht gibt (Lemmens et al. 2007, 2009a).

Die Multifamilientherapie bei Jugendlichen mit *Anorexia nervosa* scheint sehr vielversprechend zu sein, aber die Ergebnisse einer derzeit laufenden multizentrischen RCT-Studie (Eisler 2005) liegen noch nicht vor. Zwei abgeschlossene RCT-Studien (Geist et al. 2000; Rhodes et al. 2008) bescheinigen, dass MFT anorektische Symptome relativ schnell reduziert, dass Leid- und Problemverhalten von Angehörigen vermindert werden, dass sich die intrafamiliären Beziehungen verbessern und das soziale Netzwerk gestärkt wird, dass MFT-Teilnehmer die Behandlung generell gut akzeptieren und dass keine negativen Behandlungseffekte oder -nebenwirkungen auftreten. Outcome- und Follow-up-Studien des Dresdner Teams (Thömke 2005; Döhler 2007) bestätigen im Wesentlichen diese Ergebnisse. Außerdem konnte gezeigt werden, dass die zunächst unsicheren Mütter und Väter im Verlauf und nach der MFT sicherer im Umgang mit ihren anorektischen Jugendlichen wurden und dass sich die Beziehung zwischen den Eltern insgesamt stabilisierte – aus klinischer Sicht eine wichtige Voraussetzung für die erforderliche höhere krankheitsbezogene Kompetenz der Eltern. Gleichzeitig zeigt es sich, dass die Jugendlichen ihren Eltern gegenüber selbstständiger werden. Insgesamt konnte die MFT das System Familie emotional stabilisieren und die Familienmitglieder im Umgang miteinander sicherer machen. Die Gesamtzahl von psychosomatisch auffälligen Müttern und Patienten unterschied sich ein halbes Jahr nach der MFT nicht mehr von den Werten der Referenzgruppe. Im Vergleich mit den traditionellen kinder- und jugendpsychiatrischen Behandlungen bevorzugten die psychisch auffälligeren Mütter und Töchter übrigens mehr die MFT. Ein halbes Jahr nach dem Ende der Therapie hatten die MFT-Patientinnen das gleiche Gewicht erreicht wie die stationär behandelten. Sie zeigten dabei jedoch eine deutlich höhere Stabilität – eine Voraussetzung für die Verringerung der Rückfallgefahr (Thömke 2005; Döhler 2007).

In den letzten zwei Jahrzehnten wurden auch im Marlborough Family Service einige Forschungsprojekte zur Wirksamkeit der Multifamilientherapie, von qualitativen Untersuchungen bis zu Outcome-Studien, durchgeführt. Die meisten dieser Studien sind retrospektiv, was ihre Aussagekraft begrenzt. Forschung in einer nichtuniversitären Einrichtung, die noch dazu ein hohes klinisches Arbeitsvolumen hat, ist nie leicht. Randomisierte kontrollierte Studien sind außerdem oft aus ethischen Gründen nicht möglich, da Familien und Zuweiser in der Regel genau wissen, welche Behandlung sie wollen – vor allem, wenn Einrichtungen regional oder national bekannt sind, wie etwa die Dresdner Familientagesklinik für anorektische Jugendliche oder die Familien-Schulprojekte des MFEC in London. So wollen sich viele Familien nicht randomisieren lassen, weil sie nicht riskieren wollen, sozusagen »blind« einer von ihnen nicht erwünschten Behandlungsform zugeteilt zu werden.

Eine retrospektive Untersuchung von Schülern, die das MFEC in London besuchten, konnte eine hochsignifikante Verbesserung der Verhaltensziele nachweisen. In einer bereits abgeschlossenen, aber bisher noch nicht publizierten kontrollierten Studie konnte die Effektivität der schulischen Anwendung von MFT (»Familienklassenzimmer«/«Familienschule«) bestätigt werden. Allerdings ist es für viele Kliniker nicht einfach, eine adäquat gematchte Kontrollgruppe zu finden, teilweise aus ethischen Gründen und teilweise, weil andere Teams sich ungern mit einem innovativen und potenziell erfolgreichen Therapiemodell vergleichen lassen wollen. So gleicht die Wirksamkeitsforschung im klinischen Feld häufig einem Hindernislauf.

Dennoch ist es möglich, interessante Forschung zu betreiben, wie die Ergebnisse einer klinischen Studie aus Dresden zeigen. In der Familientagesklinik für 3- bis 13-jährige emotional und sozial gestörte Kinder zeigten diese bei der Aufnahme erhebliche und vielfältige Auffälligkeiten, die sich nach 6- bis 8-wöchiger Behandlung signifikant gebessert hatten. Die größere Selbstsicherheit der Mütter als Ausdruck ihrer gewachsenen Konsequenzhaltung und Durchsetzungsfähigkeit erlebten die Kinder nicht als Liebesentzug, sondern sie empfanden ihre Mütter am Ende der Therapie als liebevoller. Hier bestätigt sich auch eine alte Erfahrung: Kindern erwarten von ihren Eltern Engagement und Konsequenz, und diese Verhaltensweisen werden nicht als abstoßende Härte, sondern als Zuwendung empfunden. Übrigens sind Eltern sozial gestörter Kinder signifikant unsicherer als

Eltern depressiver Kinder oder sogar als Eltern anorektischer Kinder (Rix 2002). Die Hälfte aller Mütter war vor der Aufnahme ebenfalls psychiatrisch auffällig, die Mütter zeigten am Ende der Behandlung auch keine Besserung – MFT ist eben für Eltern zunächst eine große Herausforderung und keine Kur. Im Follow-up anderthalb Jahre nach der MFT waren die Kinder nochmals signifikant in ihrer Symptomatik gebessert, ein Zeichen für die Stabilität des Behandlungsergebnisses und der sich damit verringernden Rückfallgefahr. Interessant ist, dass sich jetzt erst die Mütter in ihrer Symptomatik signifikant gebessert hatten und sich nicht mehr von der Referenzgruppe unterschieden. Das ist besonders erstaunlich, weil sie außer der familientherapeutischen Nachbetreuung keine eigene Individualtherapie nach der Entlassung erhalten hatten (Süß-Falkenberg 2005).

Was wirkt nun bei der Multifamilientherapie?

Wir gehen davon aus, dass die Ressourcenaktivierung und das Stiften von Hoffnung – beides wesentliche Ziele der MFT – entscheidend sind, was auch von Grawe und Miller in ihren Wirksamkeitsstudien gefunden wurde (Grawe 1994, 1998; Miller et al. 2000). Für Miller und seine Kollegen wirken das Prinzip Hoffnung und die therapeutische Technik zu je 15 %, die therapeutische Beziehung zu 30 % und außertherapeutische Faktoren zu 40 %. Zu den letzteren werden unter anderem die soziale Unterstützung und die Lebensumstände gerechnet. Dabei ist die soziale Unterstützung ein Faktor, der durch die Multifamilientherapie wahrscheinlich besonders angesprochen wird. In einer erst vor relativ kurzer Zeit publizierten Studie (Lemmens et al. 2009b) wurden die spezifisch therapeutischen Faktoren untersucht, die konsistent mit der Symptomverbesserung von Depressionen assoziiert waren. Diese waren unter anderem: Fortschritte beim Ausprobieren von neuen Verhaltensweisen; Modelllernen (durch Beobachtung der Reaktionen und Interaktionen Anderer); Hinweise von Therapeuten; Einsicht in die Wünsche anderer Familienmitglieder; Unterstützung durch die Gruppe. Es ist offensichtlich, dass es intensiver, möglichst vernetzter multizentrischer Forschung bedarf, damit wir besser wissen, *»was wir mit wem, wann und wie machen sollten«*. Außerdem sollten bei künftigen Projekten die »Nutzer«, d. h. die Familien, bereits bei der Planung mit einbezogen werden. Folgende Fragestellungen könnten bei künftigen Forschungskonzeptionen helfen:

1) Was sind die klinischen Ziele für MFT bei Familien mit spezifischen Störungen und Problematiken (auf den Ebenen: Individuum, Familie, andere Systeme – Gemeinde, Helfer, politisch)?
2) Welche dieser Ziele sind die wichtigsten (die primären Outcomes) und welche sind weniger wichtig (die sekundären Outcomes)?
3) Was sind die entscheidenden Veränderungen, die durch die/während der MFT entstehen sollen, um die klinischen Ziele zu erreichen?
4) Welche Individuen/Familien profitieren am meisten von MFT? Wie lässt sich das evaluieren auf:
   a) der individuellen Ebene (z. B. Symptome, Komorbidität, Coping, Lebensqualität)?
   b) der Familien-Ebene (z. B. Änderung der Familienbeziehungen, Konflikte, »Expressed Emotions«)?
   c) auf der makrosystemischen Ebene (z. B. finanzielle Kosten für Versicherungen, Staat, Vollbeschäftigung, Arbeitslosigkeit)?

2011 hat eine Arbeitsgruppe der Klinik für Kinder- und Jugendpsychiatrie und -psychotherapie der Universität Marburg um Ulrike Röttger, Jeanette Schadow und Sabrina Kruschwitz die Voraussetzung geschaffen, um in einer multizentrischen Studie die Wirksamkeitsfaktoren der MFT wissenschaftlich zu untersuchen.

Personalbedarf und Arbeitskontexte

Wie viel Multifamilientherapeuten braucht man für die Arbeit mit 6 bis 8 Familien? Da gibt es keine einfache Antwort, denn es kommt auf den Arbeitskontext und die störungs- und aufgabenspezifischen Besonderheiten an. Meist sind nicht mehr als zwei Therapeuten notwendig – ein »aktiver« und ein »beobachtender«, wobei die Rollen in einem gut eingespielten Team nahtlos getauscht werden können (siehe »Das Zusammenspiel der Therapeuten« in Kap. 2). Der beobachtende Therapeut kann sich im Behandlungsraum oder auch hinter einem Einwegspiegel bzw. am Bildschirm einer Videoanlage aufhalten, um das Geschehen »live« mitzuerleben. Während für ambulante Gruppen zwei Therapeuten meist genügen, braucht man in tagesklinischen Settings mehr Personal. In der Londoner Familientagesklinik (FDU –

s. Kap. 5) sind zurzeit vier Therapeuten in Vollzeit beschäftigt. Die komplexe Arbeit mit Multiproblemfamilien erfordert auf jeden Fall ein höheres Therapeutenkontingent, da für gleichzeitig zu erstellende Gutachten detaillierte Beobachtungen, Katamneseerhebungen und komplexe Berichte notwendig sind.

Im Londoner Marlborough Family Service wurde, bevor die aufwendige gutachterliche Tätigkeit hinzugekommen ist, aufgrund einerseits der jahrzehntelangen Erfahrungen und andererseits der intensiven Orientierung auf das Selbsthilfepotenzial der Gruppe mit deutlich weniger Personal gearbeitet. Es wurden im Schnitt zwei bis drei Familien von einem Mitarbeiter betreut. Auch ein Arzt stand in London nur stundenweise zur Verfügung.

Für medizinische Einrichtungen ist in Deutschland der *Personalbedarf* nach der für alle Psychofächer geltenden Psychiatrie-Personalverordnung (Psych-PV) festgeschrieben. Als in den 1980er Jahren die Personalverordnung Psychiatrie geschaffen wurde, war in Deutschland an Familientageskliniken noch nicht zu denken. Die Familientagesklinik wird in der Planung, auch in den Verhandlungen mit den Kassen, deshalb der Tagesklinik einer Kinder- und Jugendpsychiatrie personell gleichgesetzt, in der ja nur der Indexpatient aufgenommen wird. Damit kann der Personalbedarf nicht abgedeckt werden, der notwendig wäre, um ganze Familien zu betreuen – im Idealfall Indexpatient, Mutter, Vater und zum Teil auch ein Geschwisterkind. Auch wenn die Eltern entsprechend dem systemischen Konzept während des familientagesklinischen Aufenthalts die volle Verantwortung und die Aufsicht für ihr Kind behalten, ist der Aufwand für therapeutische Interventionen in Problemsituationen, die eigentlich den ganzen Tag über auftreten, erheblich. Um Wahrnehmungs-, Einstellungs- und Verhaltensänderungen bei den Eltern zu erreichen, braucht man notwendigerweise ständige Hinweise und Gespräche flankierend zu der direkten Intervention in Krisen- und Problemsituationen. Optimal personell ausgestattet ist eine Familientagesklinik für emotional und sozial gestörte Kinder, wenn pro Familie ein systemisch ausgebildeter Mitarbeiter eingesetzt werden kann, was sich allerdings nicht immer realisieren lässt. Wenn durchschnittlich für eineinhalb Familien ein Mitarbeiter (Schwester, Pfleger, Erzieher) für diese Arbeit zur Verfügung steht, ist eine effektive Therapie zu erwarten. Neben dieser direkten Arbeit in der Familientagesklinik besuchen die Bezugsschwestern (-pfleger, -erzieher) ihre Familien noch einmal wöchentlich zu

Hause. Diese therapeutischen Interventionen im häuslichen Milieu ermöglichen einen optimalen Transfer aller neuen Verhaltens- und Interaktionsmuster.

Neben der Basisbetreuung durch das mittlere medizinische Personal stehen in den diversen Familientageskliniken für emotional und sozial gestörte Kinder auch z. B. Ergotherapeuten und Sozialarbeiter (teilzeitlich) zur Verfügung. Von ärztlich-psychologischer Seite werden in diesen Familientageskliniken durchschnittlich 40–60 Stunden pro Woche besetzt. Dieser höhere Aufwand wird teilweise dadurch kompensiert, dass die in einer traditionellen kinderpsychiatrischen Tagesklinik veranschlagten Leistungen für Sozialarbeiter, Physiotherapeuten und Logopäden viel weniger benötigt werden. Bei der Planung von Familientageskliniken sollte unbedingt anteilig eine Teilzeitstelle für einen Lehrer berücksichtigt werden, der über systemisch-familientherapeutische Erfahrungen verfügt. Diese systemischen Kenntnisse sind wichtig, weil die Lehrerin Eltern direkt im Unterricht unterstützt, dass sie ihrem Kind helfen, wenn durch sein Verhalten sein schulisches Lernen behindert wird.

Familientageskliniken für Essgestörte arbeiten dagegen personell sehr sparsam. Hier reichen neben einer stundenweise durchgeführten ärztlichen Supervision zwei Therapeuten, die nicht nur für die Gruppen, sondern auch für die Vordiagnostik, die Einzelfamilientherapie und die gesamte Nachbetreuung verantwortlich sind. Allerdings ist ein so geringer Personalbedarf nur möglich, wenn eine hohe Kompetenz besteht, die aus jahrelanger fokussierter Tätigkeit in diesem Feld resultiert. MFT wird ja meist im Zusammenhang mit anderen Interventionen in der Kinder- und Jugendpsychiatrie eingesetzt, manchmal als Hauptverfahren und manchmal als Zusatzverfahren.

Wie schon erwähnt, gibt es spezifische Auflagen in medizinischen Settings, die im schulischen Bereich oder in der Jugendhilfe in dieser restriktiven Form nicht bestehen. In der Jugendhilfe gibt es bereits viele Projekte in Deutschland und der Schweiz wie auch in vielen anderen europäischen Ländern, die gezeigt haben, dass erfahrene Teams auch mit zwei ausgebildeten MFT-Therapeuten auskommen können. Allerdings empfiehlt es sich, vorsichtshalber drei Therapeuten anzustellen, um auch im Krankheitsfall und zu Urlaubszeiten nicht unterbesetzt zu sein. Wenn allerdings zu viele Therapeuten in einer MFT-Sitzung anwesend sind, kann es schwierig sein für den

Einzelnen, eine spezifische Aufgabe zu definieren, um sich nicht gegenseitig zu behindern.

MFT hat, bezogen auf die Anzahl der teilnehmenden Personen, einen relativ bescheidenen *Raumbedarf.* Die Qualität der Arbeit, ob tagesklinisch oder ambulant, richtet sich natürlich nicht nur allein nach der räumlichen Ausstattung. Ambulante Multifamiliengruppen können in den verschiedensten Kontexten durchgeführt werden – einschließlich Schulen, Gemeindezentren, Kirchen und sonstigen leerstehenden Räumen in anderen Einrichtungen. Für eine ambulante Multifamiliengruppe – die sich vielleicht nur ein- oder zweimal pro Monat trifft – genügt ein Raum, der groß genug ist, alle Beteiligten aufzunehmen – mit der Möglichkeit, für einen bestimmten Zeitraum zwei Subgruppen bilden zu können (z. B. parallel für Eltern und Kinder). Man sollte berücksichtigen, dass für eine Multifamilientherapie mit emotional und sozial gestörten Kindern der Raumbedarf größer sein muss als für Essgestörte. Auch sollte nach Möglichkeit ein geeignetes Außengelände genutzt werden können, damit therapeutische und informelle Freizeitaktivitäten der Familien im Freien möglich sind. So reicht bei ambulanten Projekten ein möglichst leerer großer Raum mit Zugang zu einem kleinen Spielplatz, Garten oder einem anderen Außenbereich. Kinder wie auch Eltern benötigen diese zum Austoben, für eine Zigarettenpause oder zum Reflektieren in frischer Luft! Wir wissen, dass leider viele Projekte in Settings, die über keine großen Räume verfügen, nicht zustande kommen. Dabei sollte Raummangel kein Hinderungsgrund sein. Wenn nötig, können geeignete Räumlichkeiten für 2 oder 3 Stunden pro Woche gemietet werden. Familientageskliniken dagegen haben oft eine vorgegebene Raumstruktur, mit mindestens zwei größeren Gruppenräumen, von denen einer vielleicht mehr als Spielzimmer ausgestattet sein sollte, während der andere für Übungen, gemeinsame Mahlzeiten und sonstige Aktivitäten benutzt werden kann.

Es empfiehlt sich, eine *Videoanlage* fest zu installieren, die auch relativ einfach zu bedienen ist und meist eingeschaltet sein sollte, so dass auf diese Weise Materialien für späteres Videofeedback »automatisch« gesammelt werden können.

Die Benutzung einer Küche empfiehlt sich, wenn das institutionell erlaubt und möglich ist. So können Eltern selbst das Essen zubereiten; das ist viel realistischer, als Mahlzeiten vom Klinikpersonal gekocht und serviert zu bekommen. Wenn die Küche (nur) zwei Herde hat, müssen sich die Familien eben miteinander absprechen und koordinieren – eine gute Möglichkeit, sich zu vernetzen. Um sozusagen eine häusliche Atmosphäre zu schaffen, sind für die Anlage von Familientageskliniken Gebäude zu bevorzugen, die keinen Krankenhauscharakter haben. Die Atmosphäre ist die »halbe Miete« gerade in der MFT. Auch die hygienischen Vorschriften brauchen nicht den üblichen Krankenhausvorschriften zu entsprechen, was die Suche nach geeigneten Räumen deutlich erleichtert. Die Unterbringung von Familientageskliniken in sterilen, den medizinisch-hygienischen Notwendigkeiten entsprechenden Krankenhäusern würde die unbedingt notwendige familiäre Atmosphäre nicht nur stören, sondern auch mit Sicherheit viele Familien davon abhalten, sich überhaupt auf eine familientagesklinische Betreuung einzulassen.

Finanzielle Grundlagen

Multifamilientherapie braucht gegenüber einer stationären Behandlung weniger Mitarbeiter, weil keine Nacht-, Wochenend- und Feiertagsdienste gestellt werden müssen, und sie benötigt weniger Räumlichkeiten. Eine Familientagesklinik ist aber im Vergleich zu einer Tagesklinik, in der nur der Indexpatient, das Kind oder der Jugendliche, aufgenommen wird, personalintensiver. Ein vorgegebenes Personalbudget, wie es für die stationäre und tagesklinische Behandlung von Kindern und Jugendlichen entsprechend der Psychiatrie-Personalverordnung vorgegeben ist, gibt es für eine Familientagesklinik noch nicht. Bei Verhandlungen mit den Kassen kann jedoch argumentiert werden, dass die meisten Kinder und Jugendlichen, die familientagesklinisch behandelt werden, so schwer gestört sind, dass im Vorfeld eine ambulante fachspezifische Betreuung und selbst eine stationäre Behandlung keinen andauernden Erfolg gebracht hat. Diese Patientengruppe müsste bei fehlendem familientagesklinischen Angebot erneut stationär behandelt werden – und dann mit erheblich längerer stationärer Verweildauer. Bei Patienten mit Störungen des Sozialverhaltens wären auch Jugendhilfemaßnahmen wie Fremdunterbringung gelegentlich notwendig und zu finanzieren.

Wenn Kinder und Jugendliche familientherapeutisch behandelt werden, können auch ihre Eltern als medizinische Begleitpersonen aufgenommen werden. Sie erhalten auf Antrag eine Freistellung und manchmal teilweise von den Kassen auch die Fahrt und die Übernachtungskosten erstattet, wenn sie nicht aus der näheren Umgebung kommen. Die Verpflegung der elterlichen Begleitpersonen wird vom Pflegesatz der Familientagesklinik bestritten. In Ausnahmefällen haben nach vorheriger Absprache mit den Krankenkassen auch psychosozial kranke Eltern einen Patientenstatus, wenn ihre Störungen vor allem durch die Erkrankung des Kindes unterhalten werden. Etwa die Hälfte aller Eltern psychisch kranker Kinder, die familientagesklinisch versorgt werden, zeigt zu Beginn behandlungsbedürftige psychosomatische Störungen, die sich jedoch in einem Zeitraum von drei Monaten nach Beginn der familientagesklinischen Behandlung bei anorektischen Patienten und von eineinhalb Jahren nach dem Ende der Behandlung bei emotional und sozial gestörten Kindern normalisieren (Scholz et al. 2005).

Nach Verhandlungen mit Krankenkassen in Sachsen sind diese seit 2006 bereit, für den Indexpatienten in der Multifamilientherapie ein erhöhtes Entgelt gegenüber dem bisherigen Satz zu zahlen, der bis dahin der üblichen tagesklinischen Vergütung entsprach. Die Kostenersparnis gegenüber einer sonst notwendigen stationären Behandlung, abgesehen von der geringeren Rezidivquote und den häufigen Folgekosten bei Kindern mit Sozialstörungen und essgestörten Jugendlichen für Familienpfleger, Fremdunterbringung und Pflegefamilien, beträgt etwa 40 bis 60 Prozent. Unter den günstigen Finanzierungsbedingungen für die Kinder- und Jugendpsychiatrie in Deutschland – wo weiterhin das belegte Bett und nicht, wie in allen nichtpsychiatrischen medizinischen Fächern, nach Fallpauschale bezahlt wird – mit einem im internationalen Vergleich sehr hohen Bettenangebot ist der Bruttogewinn für ein Krankenhaus noch erheblich höher, wenn ein Kind stationär behandelt wird, als bei einer familientagesklinischen Behandlung. Das könnte sich ändern, wenn auch für die psychiatrischen Fächer ein mehr erfolgs- und kostenorientiertes Finanzierungssystem eingeführt wird.

Vertraulichkeit und Schweigepflicht

Multifamilientherapie setzt, wie jede therapeutische Gruppenarbeit, einen hohen Grad an Vertraulichkeit zwischen den Teilnehmern voraus. Dieses Prinzip des gegenseitigen Vertrauens ist die Grundlage, dass Teilnehmer bereit sind, sich zu öffnen. Dabei ist stets die Entscheidung des Einzelnen vorrangig, wie weit und worüber er sich der Gruppe anvertrauen will und kann. Das Prinzip der eigenen

Entscheidung, wie weit jeder Einzelne sich offenbart, wird nach dem Grundsatz der ärztlichen Schweigepflicht schon in den Vorgesprächen, die ja neben der Diagnostik eine motivierende Aufgabe haben, offen von den Therapeuten angesprochen und sollte in der ersten Gruppensitzung ausdrücklich und überzeugend wiederholt werden. Dieses von den Therapeuten glaubhaft darzustellende Bekenntnis zur Vertraulichkeit der Gruppenmitglieder untereinander und der ärztlichen Schweigepflicht mindert bei allen Teilnehmern die anfänglich immer vorhandene Erwartungsspannung und die Furcht vor einer eventuellen Preisgabe von eigenen persönlichen Schwächen, Ängsten und Besonderheiten. Auch Kindern ist dieser Vertrauensgrundsatz im Beisein ihrer Familien in angemessener Form zu vermitteln und seine Bedeutung für eine erfolgreiche Zusammenarbeit zu erläutern. Sie müssen hören, dass sie die hier von anderen erfahrenen Dinge nicht in der Schule oder ihren Freunden zu erzählen haben – genauso, wie es ihnen nicht recht wäre, wenn andere Mitpatienten persönliche Dinge von ihnen weitertragen würden.

Selbstverständlich ist es eine Conditio sine qua non, alle Mitarbeiter und die beteiligten Lehrer nach den üblichen Grundsätzen schriftlich auf die Einhaltung der Schweigepflicht per Unterschrift zu verpflichten. Auch dieses Ritual kann in der anfänglichen Informationsrunde den Gruppenteilnehmern gegenüber erwähnt werden. Alle in die MFT einbezogenen Praktikanten, Studenten und Hospitanten haben ebenfalls schriftlich eine Schweigepflichtserklärung abzugeben. Nimmt jemand aus diesem Personenkreis an der MFT teil, sollte dieser sich der Gruppe kurz vorzustellen (Name, Tätigkeit, Arbeitsstelle, Grund für seine Hospitanz und Bitte an die Gruppe, diesem Wunsch nach Teilnahme zuzustimmen). Der Therapeut hat vor Beginn der Hospitanz das Einverständnis der gesamten Gruppe einzuholen. Günstig ist es, wenn der leitende Therapeut die Vorstellung und die Begründung der Teilnahme kurz vorbringt und der Hospitant sich selbst vorstellt mit seinem Anliegen, warum er hier teilnehmen möchte. In solchen Situationen ist besonders auf nonverbale Signale der Teilnehmer zu achten. Weil einige vor der Gruppe selbst nicht wagen, ihre Bedenken zu äußern, hat der Therapeut ihnen dabei zu helfen. Manchmal werden alte Bekanntschaften, die hier zufällig zu Tage treten, als störend empfunden. Hier sollte der Therapeut aufmerksam sein und immer die Wünsche des Gruppenteilnehmers unterstützen, auch wenn das möglicherweise auf Kosten einer bereits zugesagten Hospitanz gehen sollte.

Auch der routinemäßige Einsatz von Videoaufnahmen zum Feedback in der Multifamilientherapiearbeit – wenn er inzwischen auch für viele zu einer Selbstverständlichkeit geworden sein mag und in der Multifamilientherapie einen Stellenwert hat wie Laboruntersuchungen und Röntgenaufnahmen in der somatischen Medizin – bedarf einer vorherigen Erklärung und der Zustimmung durch die Familien. Dazu sollte man vor Beginn der Behandlung unbedingt den Familien den Sinn der Aufnahmen erklären (Videofeedback als Hilfe für die Rückmeldung in den Therapien, kein öffentliches Fernsehen, die Aufnahmen unterstehen der ärztlichen Schweigepflicht wie die Krankengeschichte oder andere ärztliche und psychologische Aufzeichnungen und können auch bei jetziger Zustimmung nach späterem Wunsch der Familie wieder gelöscht werden). Auch hier hat der Therapeut auf alle möglichen Bedenken einzugehen, diese niemals zu bagatellisieren, bevor er sich schriftlich das Einverständnis für solche Aufnahmen einholt. Falls ein Teilnehmer nicht damit einverstanden ist, ist in jedem Fall seine Ablehnung zu akzeptieren und deren Einhaltung auch glaubhaft zu versichern. Bedenken gegen Videoaufnahmen waren in den ersten Jahren nach der Wende aufgrund der damals noch frischen Erinnerung an Stasi-Gepflogenheiten und die Angst vor ähnlichem Missbrauch häufiger. Heute können sie durch ein vertrauensvolles Gespräch in der Regel beseitigt werden. Obendrein mögen auch Fernsehprogramme wie »Big Brother« das Filmen von persönlichen Dynamiken weiter enttabuisiert haben.

Dokumentation

Es ist selbstverständlich, dass die Arbeit mit Familien in der MFT wie bei allen medizinischen und psychotherapeutischen Leistungen – aus juristischer Sicht und aufgrund der Krankenkassen-Anforderungen sowie zur eigenen »Buchführung« – protokolliert werden muss. Dabei ist jedoch im Gegensatz zur Behandlung einer Einzelperson aus Gründen des Datenschutzes und der Abrechnungsanforderungen einiges zu beachten.

Bei der üblichen Behandlung einer Person werden Angaben nur zu dieser Person dokumentiert, ergänzt durch fremdanamnestische Befunde, bei Kindern in der Regel durch die Eltern. In der Einzel- und Multifamilientherapie werden jedoch personelle und interpersonelle Angelegenheiten besprochen, die von äußerst vertraulicher Natur sein können und qualitativ weit über fremdanamnestische Angaben hinausgehen können. Zwar werden wie in der Gruppenpsychotherapie die Teilnehmer zur Verschwiegenheit angehalten, jedoch hat eine schriftliche Dokumentation einen anderen Charakter und kann unangenehme juristische Folgen nach sich ziehen. Im Unterschied zur Gruppenpsychotherapie, bei der das individuelle Verhalten in der Gruppe für jeden einzelnen Patienten gesondert dokumentiert werden kann, werden in der Familientherapie die Reaktionen und das Verhalten der ganzen Familie im Krankenblatt des Patienten notiert. Die Dokumentation des Verlaufs der MFT lässt sich für jede Familie trennen und stichpunktartig notieren. Um dem Datenschutz gerecht zu werden, müssen die Daten verschiedener Familienmitglieder getrennt aufgezeichnet werden. Selbstverständlich wird dies, wenn weitere Kinder und in Einzelfällen auch eine Bezugsperson aus medizinischer Indikation einen Patientenstatus haben und zum gleichen Zeitpunkt in der Familientagesklinik behandelt werden. In solchen Fällen ist aus abrechnungstechnischen Gründen die Führung von zwei getrennten Krankenblättern erforderlich. Bei Familientherapien mit nur einem Patienten ist nur ein Krankenblatt erforderlich. Wenn zwei Kinder einer Familie aufgenommen sind, werden zunächst die Stammdaten getrennt angelegt. Untersuchungsergebnisse, individuelle therapeutische Interventionen und der spezifische Verlauf werden ebenfalls gesondert dokumentiert. Alle Informationen, die die Familie betreffen, werden gemeinsam erfasst. Während des Aufenthaltes werden alle Unterlagen aus praktischen Erwägungen in einer Krankenakte aufbewahrt. Erst nach der Entlassung wird für jeden Patienten ein gesondertes Krankenblatt angelegt und eine individuelle Epikrise erstellt.

Bei der Anforderung von Krankenblättern, Epikrisen und Berichten sollte das unbedingt berücksichtigt werden. Es muss das Einverständnis aller in der MFT involvierten Familienmitglieder vorliegen, was bei getrennt lebenden oder geschiedenen Eltern besonders berücksichtigt werden muss. Notfalls sind zum Schutz Einzelner Passagen zu schwärzen.

Aus- und Weiterbildung

Strukturierte Ausbildung bietet seit einigen Jahren der Marlborough Family Service in London an. Nach einer intensiven, zweitägigen, praxisorientierten Kostprobe schließen sich 3 je zweitägige Veranstaltungen an, die letzten beiden in etwa 3-monatigen Abständen. Die weitere Ausbildung wird über Konsultationen und Supervisionen gesichert. Kursteilnehmer, die an MFT-Projekten arbeiten, erhalten settingspezische Trainingskurse zweimal monatlich über direkte Supervisionen oder per E-Mail und mithilfe von Videotapeanalysen, die von Videofeedbacks begleitet werden. Die Londoner warnen davor, MFT-Therapeuten ohne vorherige systemische Grundausbildung auszubilden.

In Deutschland sind in den letzten Jahren eine Vielzahl von MFT-Weiterbildungen als Inhouse-Veranstaltungen oder als Angebote von systemischen Instituten gelaufen. Diese umfassten entweder 50 oder 80 Unterrichtseinheiten und wurden danach von unterschiedlich häufigen, vornehmlich Live-Supervisionen unterstützt. Es hat sich dabei gezeigt, dass es selbst erfahrenen Systemtherapeuten schwerfällt, ohne hinreichende Weiterbildung und kontinuierliche Supervision die Grundsätze der MFT, die Aufgaben und wechselnden Funktionen und die notwendige Flexibilität zu realisieren, die für MFT-Therapeuten notwendig ist. Deshalb erhalten viele Einrichtungen regelmäßige Supervisionen, womit die Defizite der bisherigen Weiterbildungen kompensiert werden sollen. In Zusammenarbeit mit der Deutschen Gesellschaft für Systemische Therapie, Beratung und Familientherapie ist deshalb ein Weiterbildungscurriculum erarbeitet worden, das noch der Bestätigung der DGSF bedarf, aber im Wesentlichen die Bedürfnisse nach einer qualifizierten MFT-Weiterbildung zum derzeitigen Zeitpunkt erfüllt. Berücksichtigt wurde auch die Erfahrung, dass alle Mitglieder eines Teams, in dem MFT angeboten wird, über MFT- Grundkenntnisse (»das Einmaleins der MFT«) verfügen sollten. Das Curriculum besteht aus einem Grundkurs mit 80 Unterrichtseinheiten und einem Aufbaukurs mit 90 UE. Die Teilnahme am Grundkurs verlangt außer der Tätigkeit im sozialen, pädagogischen oder medizinischen Bereich bewusst keine weiteren Vorbedingungen. Er ist als Einstieg gedacht und reicht aus für alle Mitarbeiter, die mit der MFT zu tun haben. Er berechtigt alledings nicht zur selbstständigen Durchführung von Multifamilientherapien, ist aber die Voraussetzung für den Einstieg in den Aufbaukurs. Der Grundkurs ist sehr praxisbezogen und vermittelt über Rollenspiele und Videobeispiele die Grundlagen der MFT einschließlich einfacher Basisfertigkeiten und Techniken im Umgang mit Familien. Der Aufbaukurs setzt den

Abschluss des Grundkurses, eine Ausbildung in systemischer Beratung oder zum systemischen oder analytischen Familientherapeuten voraus. Die Teilnahmebedingungen sind also schulenübergreifend. Es werden vor allem das Verhalten und die Fertigkeiten der Therapeuten in MFT-Gruppen trainiert. Der Aufbaukurs ist sehr praxisbezogen und mit vielen Übungen im Rollenspiel und Supervisionen in Gruppen anhand von Videoaufnahmen eigener Arbeiten durchsetzt. Zusätzlich werden Hospitationen in erfahrenen MFT-Einrichtungen erwartet. Es ist vorgesehen, dass künftig die Teilnehmer einen von der DGSF zertifizierten Abschluss als MFT-Therapeut erhalten, der sie berechtigt, eigenverantwortlich MFT-Gruppen durchzuführen. Dieses Weiterbildungscurriculum soll den Qualitätsstandard in der MFT sichern. Zudem könnte es qualifizierten MFT-Therapeuten bei Bewerbungen und bei Gehaltsverhandlungen hilfreich sein. (Ein Entwurf des MFT-Weiterbildungscurriculums und der Übergangsbestimmungen findet sich im Anhang.)

Neben diesem Weiterbildungscurriculum findet seit 2009 jährlich eine MFT-Fachtagung statt, die sich zunehmender Beliebtheit mit wachsenden Teilnehmerzahlen erfreut (2009 Magdeburg, 2010 Weimar, 2011 Eberswalde, 2012 Magdeburg) und vielfältige Aus- und Weiterbildungsmöglichkeiten bereithält. Hier werden neben Referaten MFT-Workshops für Einsteiger, für Fortgeschrittene, für die schulische Jugendhilfe und für medizinische Bereiche angeboten. Weitere Themen waren bisher Forschungs- und Finanzierungsprobleme sowie Weiterbildungsmöglichkeiten.

Eine Fachgruppe Multifamilientherapie bei der Deutschen Gesellschaft für Systemische Therapie, Beratung und Familientherapie ist im Oktober 2011 gegründet worden. Sie hat sich folgende Ziele gesetzt: Vernetzung aller MFT-Anbieter und Interessenten mit der Möglichkeit zum kollegialen Austausch, Vermittlung von Hospitationsmöglichkeiten, Organisation von Supervisionsveranstaltungen auf regionaler Ebene und von kleineren multizentrischen Forschungsprojekten. Das erste MFT-Institut ist in Dresden im Sommer 2011 entstanden. Es bietet MFT-Grund- und Aufbaukurse und Seminare zur systemischen Familiendiagnostik für verschiedene Einsatzmöglichkeiten an.[2]

2 www.multifamilientherapie.de

Arbeitende Eltern

Multifamilientherapie, die im ambulanten Rahmen, z. B. für 2 Stunden alle 14 Tage, stattfindet, kann für Eltern, die im Berufsleben stehen, die bequemste Variante darstellen. Sie können es relativ leicht ermöglichen, regelmäßig an den Sitzungen teilzunehmen – insbesondere, wenn die Therapieeinheiten nachmittags stattfinden. Auch Schulkinder und insbesondere Jugendliche in den höheren Klassenstufen erleben diese Variante als gut realisierbar. Allerdings gibt es Störungsbilder, die einen wesentlich höheren Therapieaufwand unabdingbar machen, d. h., bei denen Multifamilientherapie im tagesklinischen Setting notwendig ist. Kinder und Jugendliche mit einer psychischen Störung werden dann als Indexpatienten teilstationär aufgenommen – ganz wie im traditionellen Klinikbetrieb. Eltern können als medizinisch notwendige Begleitperson mit aufgenommen werden. Sie nehmen an der Multifamilientherapie teil, bekommen die Fahrkosten und Verpflegung (evtl. auch Übernachtungen) von der Krankenkasse erstattet und erhalten eine Bescheinigung für den Arbeitgeber, dass sie als medizinisch notwendige Begleitperson an der Therapie des Kindes teilgenommen haben. Eine formale Krankschreibung im allgemeinmedizinischen Sinne erhalten sie nicht.

Folgende Aspekte sollten noch Beachtung finden: Für arbeitende Eltern hat es sich als hilfreich erwiesen, wenn sie die Termine für die MFT-Tageseinheiten lange im Voraus wissen. Sie können so die Termine langfristig dem Arbeitgeber mitteilen und entsprechende Absprachen oder Vorkehrungen treffen. Manche Eltern nehmen für die Therapietage Urlaub oder setzen Überstunden ab. Meist möchten diese Eltern keine Bescheinigung mit dem Kopfbogen oder Stempel einer Kinderpsychiatrie im Betrieb einreichen. Elternteile, die Schwierigkeiten haben, ihre Anwesenheit aufgrund der beruflichen Einbindung regelmäßig zu gewährleisten, sollten nicht zu sehr unter Druck gesetzt werden. Hilfreicher erscheint die Einstellung, dass der Elternteil, der zur Arbeit geht, zur Sicherung des Lebensunterhalts einen genauso notwendigen Beitrag für die Familie leistet wie der an der Therapie teilnehmende Elternteil. Eine Lösungsalternative kann hier in flexiblen Therapiezeiten (mit »Therapiekernzeiten«) oder »Therapiesharing« (analog dem Jobsharing) liegen. Eltern können sich flexibel die Therapiezeiten teilen – vorausgesetzt, es ist immer ein Verantwortlicher für das Kind anwesend. Eltern können sehr große Bedenken haben, ob sie Therapie und Arbeit »unter einen Hut« bringen werden. Es kann die Motivation zur Teilnahme stark erhöhen, wenn der Therapeut die Themen »elterliche Bedeutung für den Gesundungsprozess« sowie »*Was wäre bei einer organischen Erkrankung des Kindes, wie würden Sie da handeln?*« mit den Eltern bespricht.

Sprachbarrieren

Um auch Familien zu helfen, die aus anderen Kulturen kommen und nicht Deutsch sprechen, ist es wichtig, Dolmetscher einzusetzen. Es mag schwierig erscheinen, in einer Großgruppe ein, zwei oder sogar drei Dolmetscher dabeizuhaben, da es nicht nur eine Menge Geduld vonseiten der Therapeuten, sondern auch von den Familien erfordert. So müssen dann alle darauf warten, bis ein – vielleicht banal erscheinender – Satz in drei Sprachen übersetzt worden ist und dann die Reaktion darauf weiter verdolmetscht werden muss. Auf der einen Seite verlangsamt dieser komplizierte Prozess die Gruppeninteraktionen, aber andererseits entsteht auch langsam und allmählich ein Interesse am »Fremden«: an anderen Sprachen, anderen Essensgerüchen, anderen kulturellen Werten und Sichtweisen (Asen 2007). So beginnt eine interkulturelle Begegnung, bei der sich gegenseitiger Respekt und Wertschätzung dem »Fremden« gegenüber entwickeln können, und es kommt zu Reflexionen über die eigene Kulturgebundenheit und die Zugehörigkeit zu dominanten – und nichtdominanten – kulturellen Gruppen.

Kontraindikationen zur Multifamilientherapie

MFT wird oft in Kombination mit anderen Verfahren verwandt. Es ist eine Behandlungsform, die zusammen mit anderen Therapien an- und eingesetzt werden kann. Obendrein ist die Multifamiliengruppe ein Arbeitskontext, der auch individuelle Psychotherapie sowie Paar- und Einzelfamiliensitzungen erlaubt und begünstigt. Allerdings gibt es auch Familien, die sich anfangs scheuen, »ihre schmutzige Wäsche in aller Öffentlichkeit zu waschen«. Das ist ein durchaus natürliches Phänomen, aber keine Kontraindikation, da wir aus langer Erfahrung wissen, dass selbst Familien, die über Jugendämter oder andere Institutionen gezwungenermaßen zur MFT kommen, sehr schnell die Vorzüge dieses Ansatzes begreifen und sich bald »einleben«. Deshalb sind »Kostprobenabende« oft sehr hilfreich, da sie die Familien zum Mitmachen motivieren.

Sexuelle Triebtäter, sowohl mutmaßliche wie auch überführte, sollten nicht an der MFT teilnehmen, sonst wird der Therapeut schnell zu einer Art »Sozialpolizist« – jemand, der aufpasst, dass es nicht zu irgendwelchen potenziell risikobehafteten Situationen für Kinder oder Frauen kommt. Durch die MFT haben Pädophile die Möglichkeit, sozusagen »freien Zugang« zu Kindern von anderen Familien zu haben, und deshalb ist ihre Teilnahme kontraindiziert. Körperlich misshandelnde Eltern oder andere gewalttätige Familienmitglieder können an der MFT teilnehmen, solange die Sicherheit für alle gewährleistet ist. In der Londoner FDU haben wir in den letzten 30 Jahren mit mehr als 1000 Gewaltfamilien gearbeitet – und bisher hat es nie körperliche Auseinandersetzungen oder Verletzungen gegeben. Allerdings werden Eltern, die außerfamiliäre Gewaltakte gegen Kinder begangen haben, auch von der MFT ausgeschlossen.

Drogen und Alkohol sind nicht nur Risikofaktoren für die eigene Familie, sondern können sich auch auf andere Familien auswirken. Eltern, die akut unter dem Einfluss von Alkohol oder Drogen stehen, können nicht an MFT-Gruppen teilnehmen. So, wie sie nicht fit zum Autofahren sind, sind sie in diesem Zustand auch nicht fit, ihre Kinder zu versorgen. Da Eltern ihren morgendlichen Alkoholkonsum meist leugnen, benutzen wir in London seit Jahren ein Alkoholmessgerät, in das »verdächtige« Eltern hineinblasen müssen. Wenn sie über dem Limit sind, schicken wir sie nach Hause – aber ohne Kinder! Ähnlich verfahren wir mit Eltern, die unter Drogeneinfluss stehen, obwohl das oft schwerer zu beweisen ist. Spektrographische Haaranalysen gehören zur Arbeit mit substanzabhängigen Eltern, um offenes, aber kein »blindes« Vertrauen aufzubauen. Allerdings arbeiten wir mit solchen Familien oft unter der Bedingung, dass die Suchtprobleme gleichzeitig von darauf spezialisierten Substanzmissbrauchdiensten behandelt werden.

Anhang

Richtlinien für die Weiterbildung in Multifamilientherapie (MFT), eingereicht bei der Deutschen Gesellschaft für Systemische Therapie, Beratung und Familientherapie (DGSP)

Stand: Juni 2011
Michael Scholz und Eia Asen

A) MFT-Grundkurs

Eingangsvoraussetzungen

Fachschul-, Fachhochschul- oder Universitätsabschluss

Berufstätigkeit im medizinischen, pädagogischen oder psychosozialen Feld (Schwestern, Pfleger, Erzieher, Ergo-, Physio-, Musiktherapeuten, Pädagogen, Lehrer, Sozialarbeiter, Sozialpädagogen, Psychologen, Mediziner)

Umfang der Weiterbildung

- 80 Unterrichtseinheiten (UE) in Gruppen von 12 bis 36 Teilnehmern
- 1. Block: 4 Tage; 2. und 3. Block: je 2 Tage
- je nach Teilnehmerzahl ein oder zwei MFT-Dozenten

Inhalte

Theorie

- historische und theoretische Grundlagen der MFT
- aktuelle Entwicklungen
  - Unterschiede zwischen Einzelfamilientherapie und Multifamilientherapie
  - Besonderheiten, Schwierigkeiten und Vorteile der Arbeit mit mehreren Familien
  - Anwendung der MFT in unterschiedlichen Klienten- bzw. Patientensystemen (medizinische, Jugendhilfe- Einrichtungen, Schulen)

Grundhaltung

- akzeptierend und respektvoll allen Familien gegenüber
- Achtung vor den Familien selbst in schwierigen Situationen
- kein Pathologisieren
- Eltern sind voll verantwortlich für ihre Kinder (Therapeuten helfen und unterstützen sie bei der Übernahme dieser Verantwortung)
- Lösungs- und Ressourcenorientierung, Prozessorientierung

Übungen

- Kennenlernen von MFT-Übungen über Rollenspiele und Videobeispiele
- praktische Festigung der MFT-Grundhaltung (»Eltern bleiben stets die Eltern ihrer Kinder«)
- Erleben des spezifischen Therapeuten- und Co-Therapeuten-Verhaltens
- unterschiedliche Aktivitätsniveaus der Therapeuten
- flexible Änderung der räumlichen Positionen
- praktisches Training des Paradigmenwechsels von einer kindzentrierten zu einer familienzentrierten Haltung (Kinder werden den Eltern trotz ihrer Schwierigkeiten nicht abgenommen, sondern Eltern werden stets – möglichst über die Gruppe – unterstützt, ermutigt und in ihren spezifischen Kompetenzen gefördert)
- Entwicklung einer professionellen MFT-Identität

Anmerkung: Im Grundkurs ist keine Supervision vorgesehen.

Abschluss

Der Abschluss erfolgt durch die Absolvierung von 80 UE ohne Abschlusskolloquium oder Abschlussarbeit. Der Teilnehmer erhält eine Bescheinigung über die Teilnahme an einem MFT-Grundkurs im Umfang von 80 Unterrichtseinheiten.

Spätere Einsatzmöglichkeiten

Der Abschluss des Grundkurses berechtigt nicht, selbstverantwortlich und eigenständig MFT-Gruppen zu führen.

- qualifizierte, flankierende Arbeit in MFT-Teams
- flankierende Einzelarbeit mit den Familien
- Bezugsperson der Familie
- erste Ansprechpartner mit einem besonderen therapeutischen Vertrauensverhältnis
- therapeutische Hausbesuche
- organisieren und begleiten flankierender Gruppenaktivitäten
- in MFT-Gruppen teilweise Co-Therapeutenfunktion

B) Aufbaukurs: Weiterbildung zum zertifizierten MFT-Therapeuten

Eingangsvoraussetzungen

- systemische oder analytische Familientherapieausbildung, Ausbildung zum systemischen Familienberater
- MFT- Grundkurs

Umfang

- 90 Unterrichtseinheiten mit 12 bis 36 Teilnehmern
- mindestens 5 Live- oder videogestützte Supervisionen

- ein bis zwei Dozenten je nach Teilnehmerzahl
- 1. Block: 3 Tage; 2., 3. und 4. Block: je 2 Tage

Inhalte

- Erlernen von MFT-Übungen bei verschiedensten Störungsbildern in unterschiedlichen klinischen Settings (z. B. Familienklassenzimmer, Jugendhilfeeinrichtungen, medizinische Institutionen)
- Training des MFT-spezifischen Zusammenspiels zwischen Therapeut- und Co-Therapeuten
- Flexibilität in den räumlichen Positionen (sitzend, stehend, kniend, hockend, kreisend) und deren Wirkungen auf einzelne Mitglieder, auf die einzelne Familie und die Gruppe
- Training der Fähigkeit, die gesamte Gruppe im Blick zu behalten (MFT-Alozentiertheit)
- Training des spezifischen MFT-Therapeutenverhaltens
- Anwärmen der Gruppe
- Aktivieren von einzelnen Familien
- Einbeziehen von neuen Familien
- Verbindung (»Koppeln«) von einzelnen oder aller Familien
- Fokussieren auf eine Familie und auf Subgruppen
- Einbeziehen von anderen Familien oder der ganzen Gruppe
- Umgang mit Außenseitern und dominierenden Mitgliedern (Einbeziehen oder Tolerieren)
- Unterstützen
- Fordern
- Auflockern
- Selbsteinbringung
- sich zurückziehen (»Kreisen«)
- sich zeitweilig völlig zurückziehen (die Aktivität ganz der Gruppe übergeben)
- Streitigkeiten zwischen den Teilnehmern klären
- Umgang mit sich verletzt fühlenden Mitgliedern
- Initiierung von Versöhnungen zwischen Gruppen- oder Familienmitgliedern
- Umgang mit Widerstand und dessen Vermeidung
- Aktivierung passiver Gruppen
- Stützung unsicherer Mitglieder
- synchrones Arbeiten mit zeitweilig getrennten Subgruppen (Eltern, Kinder, Geschwister, Väter, Mütter)
- Umgang mit aktuell aufkommenden Themen
- störungs- und altersspezifische MFT-Techniken
- typische Schwierigkeiten und Problemsituationen
- Hilfe bei der Erarbeitung von ersten Konzeptionen zur künftigen MFT-Arbeit und Diskussionen über bestehende Therapiekonzepte

- Besonderheiten bei der MFT als eigenständiges Verfahren MFT als flankierendes Verfahren in der ambulanten tagesklinischen und stationären Betreuung von Kindern und Jugendlichen; Familientagesklinik, Familientherapiestation, familientherapeutische Einrichtungen in der Jugendhilfe, Familienklassenzimmer, Familienschule
- gleichzeitiges und paralleles Arbeiten während der MFT mit Patienten, Eltern, Paaren, Familien in einzeltherapeutischen Interventionen

Abschluss

- schriftliche Abschlussarbeit über eigene Erfahrungen mit der MFT oder
- Entwicklung eines schriftlich vorgelegten Konzeptes zur MFT-Arbeit unter definierten Bedingungen oder
- Abschluss-Kolloquium
- Zum Erhalt eines Zertifikates »MFT-Therapeut« müssen AbsolventInnen mindestens 100 Stunden an einer MFT-Gruppe in einer von der DGSF anerkannten MFT-Lehreinrichtung teilgenommen haben, die schriftlich bestätigt vorliegen muss.

Zertifikat

AbsolventInnen der Weiterbildung zum MFT-Therapeuten erhalten auf Antrag und bei Erfüllung aller Bedingungen ein Zertifikat. Das von der DGSF verliehene Zertifikat lautet:

> *»Frau/Herr ... hat eine den Richtlinien der Deutschen Gesellschaft für Systemische Therapie, Beratung und Familientherapie (DGSF) entsprechende Weiterbildung in systemischer Multifamilientherapie abgeschlossen und ist anerkannt als systemischer Multifamilientherapeut.«*

Übergangsbestimmungen

Diese Übergangsbestimmungen gelten für Personen, die vor Inkrafttreten dieser Weiterbildungsrichtlinien MFT-Weiterbildungen absolviert und klinische Erfahrungen mit der MFT unter hinreichender Supervision erworben haben.

Auf schriftlichen Antrag und mit Nachweis der bisher absolvierten Weiterbildungen in MFT, mit einer Bestätigung durch den bisherigen Dozenten und Supervisor und dem bestätigtem Nachweis eigener Arbeit in der MFT kann von der DGSF unter dem fachlichen Vorsitz von zwei anerkannten MFT-Dozenten eine schriftliche Bestätigung der Weiterbildung bzw. die Ausstellung eines Zertifikates zur Anerkennung als Multifamilientherapeut erfolgen.

Literatur

Abrahams, J. a. E. Varon (1953): Maternal Dependency and Schizophrenia: Mothers and Daughters in a Therapeutic Group. A Group Analytic Study. New York (International University Press).

Andersen, T. (1996): Das reflektierende Team. Dialoge und Dialoge über Dialoge. Dortmund (Modernes Lernen), 4. Aufl.

Anderson, C. M. (1983): A psychoeducational program for families of patients with schizophrenia. In: W. R. McFarlane (ed.): Family Therapy in Schizophrenia. New York (Guilford), pp. 173–187.

Anderson, C. M., S. Griffin, A. Rossi, I. Pagonis, D. Holder a. R. Treiber (1986): A comparative study of the impact of education vs. process groups for families of patients with affective disorders. *Family Process* 25: 185–205.

Armbruster, M. (2006): Eltern-AG. Das Empowermentprogramm für mehr Elternkompetenz in Problemfamilien. Heidelberg (Carl-Auer).

Asen, E. (1997): From Milan to Milan: True tales about the structural Milan Approach. *Human Systems* 8: 39–42.

Asen, E. (2001): Familienbegutachtung und -therapie bei schwerer körperlicher und seelischer Kindesmisshandlung. *Kindesmisshandlung und -vernachlässigung* 3: 95–105.

Asen, E. (2002): Multiple family therapy: An overview. *Journal of Family Therapy* 24: 3–16.

Asen, E. (2005): Von Multi-Institutionen-Familien zur Selbsthilfe. *Zeitschrift für systemische Therapie und Beratung* 23: 166–171.

Asen, E. (2006): Kinder und Erwachsene in der Multifamilientherapie. *Psychotherapie im Dialog* 7: 49–52.

Asen, E. (2007): Beispiele zur interkulturellen Therapie. *Wege zum Menschen* 59: 332–341.

Asen, E. u. S. Bianchi (2007): DAPHNE-Bericht: Beendigung des Kreislaufs der innerfamiliären Misshandlung von Kindern und Frauen. Der europäische Mehr-Familien-Therapieansatz. Verfügbar unter: http://www.multifamilyassessment.net/daphne/previous/files/finalDE.pdf [19.3.2012].

Asen, E., N. Dawson a. B. McHugh (2001): Multiple Family Therapy. The Marlborough Model and its wider applications. London/New York (Karnac).

Asen, E. u. P. Fonagy (2010): Mentalisierungsbasierte Familientherapie. *Psychotherapie im Dialog* 11: 239–243.

Asen, E. a. P. Fonagy (2011): Mentalization-based Family Therapy. In: A. Bateman a. P. Fonagy (eds.): Handbook of Mentalizing in Mental Health Practice. Washington/London (American Psychiatric Publications), pp. 107–128.

Asen, E. a. U. Schmidt (eds.) (2005): Special issue: Multi-Family Therapy in Anorexia Nervosa. *Journal of Family Therapy* 27: 132–141.

Asen, E. u. M. Scholz (2008): Multi-Familientherapie in unterschiedlichen Kontexten. *Praxis der Kinderpsychologie und Kinderpsychiatrie* 57: 362–380.

Asen, E. a. H. Schuff (2006): Psychosis and multiple family group therapy. *Journal of Family Therapy* 28: 58–72.

Asen, K. E. (1992): Tageskliniken für ganze Familien. *TW Neurologie Psychiatrie* 6: 492–499.

Asen, K. E., E. George, R. Piper a. A. Stevens (1989): A systems approach to child abuse: management and treatment issues. *Child Abuse & Neglect* 13: 45–57.

Asen, K. E., R. Stein, A. Stevens, B. McHugh, J. Greenwood a. A. Cooklin (1982): A day unit for families. *Journal of Family Therapy* 4: 345–358.

Bach, O. u. M. Scholz (1979): Familientherapie und Familienforschung. Leipzig (Hirzel).

Badaracco, J. G. (2000): Psicoanalisis Multifamilar. Buenos Aires (Paidos).

Barrett, P., L. Farrell, M. Dadds a. N. Boulter (2005): Cognitive-behavioral family treatment of childhood obsessive-compulsive disorder: Long-term follow-up and predictors of outcome. *Journal of the Academy of Child and Adolescent Psychiatry* 44: 1005–1014.

Behme-Matthiessen, U., K. Bock, A. Nykamp u. T. Pletsch (2009): FiSch – Familie in Schule. Ein Arbeitsbericht. *Systhema* 3: 266–276.

Behr, H. (1996): Multiple family group therapy: a group-analytic perspective. *Group Analysis* 29: 9–22.

Benningfeld, A. B. (1978): Multiple family therapy systems. *Journal of Marriage and Family Counseling* 4: 25–34.

Benoit, J.-C., A. Daigremont, L. Kossmann, P. Pruss e. D. Roume (1980): Groupe de rencontre multifamilial dans un pavillon de malades chroniques. *Annales medico-psychologiques* 10: 1253–1259.

Berkowitz, C. a. J. G. Gunderson (2002): Multifamily psychoeducational treatment of borderline personality disorder. In: W. R. McFarlane (ed.): Multifamily Groups in the Treatment of Severe Psychiatric Disorders. New York, London (Guilford), pp. 268–291.

Bishop, P., A. Clilverd, A. Cooklin a. U. Hunt (2002): Mental health matters: a multi-family framework for mental health intervention. *Journal of Family Therapy* 24: 31–45.

Boas, C. V. (1962): Intensive group psychotherapy with married couples. *International Journal of Group Psychotherapy* 12: 142–153.

Bowers, G. T. a. M. R. Al-Redha (1990): A comparison of outcome with group/marital and standard/individual therapies with alcoholics. *Journal of Studies on Alcohol* 51: 301–309.

Bradley, G. M., G. M. Couchman, A. Perlesz, A. T. Nguyen, B. Singh a. C. Riess (2006): Multiple-family group treatment for English-speaking and Vietnamese-speaking families living with schizophrenia. *Psychiatric Services* 57: 521–530.

Brennan, J. W. (1995): A short-term psychoeducational multiple family group for bipolar patients and their families. *Social Work* 40: 737–743.

Brown, G. W. a. Harris, T. Q. (1978): The social origins of depression: A study of psychiatric disorder in women. London (Tavistock).

Cecchin, G. (1987): Zum gegenwärtigen Stand von Hypothetisieren, Zirkularität und Neutralität: eine Einladung zur Neugier. *Familiendynamik* 13: 190–203.

Colahan, M. a. P. H. Robinson (2002): Multi-family groups in the treatment of young adults with eating disorders. *Journal of Family Therapy* 24: 31–45.

Conen, M.-L. (1996): Aufsuchende Familientherapie mit Multiproblemfamilien. *Kontext – Zeitschrift für Familientherapie* 27: 150–165.

Conen, M.-L. (1999): »Unfreiwilligkeit« – ein Lösungsverhalten. Zwangskontexte und systemische Therapie und Beratung. *Familiendynamik* 24: 282–297

Cook-Darzens, S. e. C. Doyen (2006): Thérapie multifamiliale de l'adolescent anorexique: une expérience ambulatoire. In: S. Cook-Darzens: Thérapies Multifamiliales. Ramonville Saint-Agne (Érès).

Cooklin, A. (2004): Being Seen and Heard. [DVD Training Pack.] London (Royal College of Psychiatrists).

Cooklin, A., A. Miller a. B. McHugh (1983): An institution for change: developing a family day unit. *Family Process* 22: 453–468.

Coughlin, A. a. H. C. Wimberger (1968): Group family therapy. *Family Process* 7: 37–50.

Dare, C. a. I. Eisler (2000): A multi-family group day treatment programme for adolescent eating disorder. *European Eating Disorders Review* 8: 4–18.

Dawson, N. a. B. McHugh (1994): Parents and children: participants in change. In: E. Dowling a. E. Osborne (eds.): The Family and the School: a joint systems approach to problems with children. London (Routledge).

Dawson, N. a. B. McHugh (2000): Family relationships, learning and teachers – Keeping the connections. In: R. Best a. C. Watkins (eds.): Tomorrow's Schools. London (Routledge).

Dawson, N. a. B. McHugh (2005): Multi-family groups in schools: The Marlborough Model. *Context* 79: 10–12.

Detre, T., J. Sayer, A. Norton a. H. Lewis (1961): An experimental approach to the treatment of the acutely ill psychiatric patient in the general hospital. *Connecticut Medicine* 25: 613–619.

Döhler, I. (2007): Die Behandlung der Anorexia nervosa im Jugendalter. Klinischer Effektivitätsvergleich zwischen Multifamilientherapie und traditioneller psychiatrischer Behandlung. Inauguraldissertation an der Medizinischen Fakultät Carl Gustav Carus der Technischen Universität Dresden.

Dyck, D. G., M. S. Hendryx, R. A. Short, W. D. Voss a. W. R. McFarlane (2002): Service use among patients with schizophrenia in psychoeducational multiple-family group treatment. *Psychiatric Services* 53: 749–754.

Dyck, D. G., R. A. Short, M. S. Hendryx, D. Norell, M. Myers, T. Patterson, M. G. McDonell, W. D. Voss a. W. R. McFarlane (2000): Management of negative symptoms among patients with schizophrenia attending multiple-family groups. *Psychiatric Services* 51: 513–519.

Ebersbach, U., G. Tuchscheerer u. C. Dittmann (2011): Der Kinderpsychotherapiekatalog und die analytisch orientierte, integrative Kinder- und Jugendlichenpsychotherapie in Uchtspringe/Altmark. In: M. Geyer: Psychotherapie in Ostdeutschland. Göttingen (Vandenhoeck & Ruprecht), 221–225.

Eisler, I. (2005): The empirical and theoretical base of family therapy and multiple family day therapy for adolescent anorexia nervosa. *Journal of Family Therapy* 27: 104–131.

Eisler, I., D. LeGrange a. E. Asen (2003): Family treatments. In: J. Treasure, U. Schmidt a. E. van Furth: Handbook of Eating Disorders: Theory, Treatment and Research. Chichester (Wiley).

El Farricha, M. (2006): La thérapie sociale multifamiliale: pour la promotion des familles précaires. In: S. Cook-Darzens (ed.) (2006): Thérapies Multifamiliales. Ramonville Saint-Agne (Érès).

Fals-Stewart, W., K. Klostermann, B. T. Yates, T. J. O'Farrell a. G. R. Birchler (2005): Brief relationship therapy for alcoholism: a randomized clinical trial examining clinical efficacy and cost-effectiveness. *Psychology of Addictive Behaviors* 19: 363–371.

Faulkner, A. a. P. Thomas (2002): User-led research. *British Journal of Psychiatry* 180: 1–3.

Fliegel, S. u. A. Kämmerer (2006): Psychotherapeutische Schätze. Tübingen (DGVT).

Fonagy, P., H. Steele, G. S. Moran, M. Steele a. A. Higgit (1991): The capacity for understanding mental states: the reflective self in parent and child and its significance for security of attachment. *Infant Mental Health* 13: 200–217.

Fonagy, P. a. M. Target (1997): Attachment and reflective function: Their role in self-organization. *Development and Psychopathology* 9: 679–700.

Fraenkel, P. (2006): Engaging families as experts: Collaborative family program development. *Family Process* 45: 237–257.

Frager, S. (1978): Multiple family therapy: A literature review. *Family Therapy* 5: 105–120.

Fristad, M. A., J. S. Goldberg-Arnold a. S. M. Gavazzi (2003): Multi-family psychoeducation groups in the treatment of children with mood disorders. *Journal of Marital and Family Therapy* 29: 491–504.

Geist, R., M. Heinmaa, D. Stephens, R. Davis a. D. Katzman (2000): Comparison of family therapy and family group psychoeducation in adolescents with anorexia nervosa. *Canadian Journal of Psychiatry* 45: 173–178.

Gonzalez, S., P. Steinglass a. D. Reiss (1989): Putting the illness in its place: Discussion groups for families with chronic medical illnesses. *Family Process* 28: 69–87.

Gottlieb, A. and E. M. Pattison (1966): Married couples group psychotherapy. *Archives of General Psychiatry* 14: 143–152.

Grawe, K. (1994): Psychotherapie ohne Grenzen. Von den Therapieschulen zur Allgemeinen Psychotherapie. *Verhaltenstherapie und psychosoziale Praxis* 26: 357–370.

Grawe, K. (1998): Psychologische Therapie. Göttingen (Hogrefe).

Hardcastle, D. R. (1977): A mother-child, multi-family, counseling program: Procedures and results. *Family Process* 16: 67–74.

Harter, C., J. Kick a. M. Rave-Schwank (2002): Psychoeducational group for patients with depression and their families. *Psychiatrische Praxis* 29: 160–163.

Hazel, N. A., M. G. McDonell, R. A. Short, C. M. Berry, W. D. Voss, M. L. Rodgers a. D. G. Dyck (2004): Impact of multiple family groups for outpatients with schizophrenia on caregivers' distress and resources. *Psychiatric Services* 55: 35–41.

Hegemann, T., E. Asen a. P. Tomson (2000): Familienmedizin. Stuttgart (Schattauer).

Igodt, P. (1983): La thérapie d'un groupe de familles et sa mise en pratique d'après Peter Laqueur. *Thérapie familiale* 4: 81–97.

Jones, E. u. E. Asen (2002): Wenn Paare leiden. Wege aus der Depressionsfalle. Dortmund (Borgmann).

Jones, M. (1968): Social psychiatry in practice. London (Pelican).

Kahn, S. a. A. R. Prestwood (1954): Group therapy of parents as an adjunct to the treatment of schizophrenic patients. *Psychiatry* 17: 177–185.

Kaufman, E. a. P. Kaufman (1979): Multiple family therapy with drug abusers. In: E. Kaufman a. P. Kaufman (eds.): Family therapy of drug and alcohol abuse. New York (Gardner), pp. 81–83.

Keitner, G., L. Drury, C. Ryan, I. Miller, W. Norman a. D. Solomon (2002): Multifamily group treatment for major depressive disorder. In: W. R. McFarlane (ed.): Multifamily Groups in the Treatment of Severe Psychiatric Disorders. New York/London (Guilford), pp. 244–267.

Keller, F. a. B. Schuler (2002): Psychoeducational groups for families of in-patients with affective disorder – experiences with a person-oriented approach. *Psychiatrische Praxis* 29: 130–139.

Laing, R. D. (1960): The divided self. London (Tavistock).
Laing, R. D. a. A. Esterson (1964): Sanity, madness and the family. London (Tavistock).
Laqueur, H. P. (1969): Multiple family therapy in a state hospital. *Hospital and Community Psychiatry* 20: 13–20.
Laqueur, H. P. (1972): Mechanisms of change in multiple family therapy. In: C. J. Sager a. H. Kaplan (eds.): Progress in group and family therapy. New York (Bruner/Mazel), pp. 400–415.
Laqueur, H. P. (1973): Multiple family therapy: questions and answers. In D. Bloch (ed.): Techniques of family psychotherapy: A primer. New York (Gruner & Stratton).
Laqueur, H. P. (1976): Multiple family therapy. In P. J. Guerin (ed.): Family therapy: Theory and practice. New York (Gardner).
Laqueur, H. P., H. A. La Burt a. E. Morong (1964): Multiple family therapy: further developments. *Current Psychiatric Therapies* 4: 150–154.
Larner, G. (2004): Family therapy and the politics of evidence. *Journal of Family Therapy* 26: 17–39.
Leichter, E. a. G. L. Shulman (1974): Multiple family group therapy: A multidimensional approach. *Family Process* 13: 95–110.
Lemmens, G., I. Eisler, A. Buysse, E. Heene a. K. Demyttenaere (2009a): The effects on mood of adjunctive single family and multi-family group therapy in the treatment of hospitalized patients with major depression: A 15 months follow-up study. *Psychotherapy and Psychosomatics* 78: 98–105.
Lemmens, G., I. Eisler, P. Dierick, G. Lietaer a. K. Demyttenaere (2009b): Therapeutic factors in a systemic multi-family group treatment for major depression: Patients' and partners' perspectives. *Journal of Family Therapy* 31: 250–269.
Lemmens, G., I. Eisler, M. Heireman, B. van Houdenhove a. B. Sabbe (2005): Family discussion groups with patients with chronic pain and their family members: A pilot study. *Australian and New Zealand Journal of Family Therapy* 26: 21–32.
Lemmens, G., I. Eisler, L. Migerode, M. Heireman a. K. Demyttenaere (2007): Family discussion group therapy for depression: a brief systemic multi-family group intervention for hospitalized patients and their family members. *Journal of Family Therapy* 29: 49–68.
McCrady, B. S., T. J. Paolino, R. Longabough a. J. Rossi (1979): Effects of joint hospital admission and couples treatment for hospitalized alcoholics: a pilot study. *Addictive Behaviours* 4: 155–165.
McDonell, M. G., R. A. Short, C. M. Berry a. D. G. Dyck (2006): Multiple-family group treatment of outpatients with schizophrenia: Impact on service utilization. *Family Process* 45: 359–373.
McFarlane, W. R. (1982): Multiple family in the psychiatric hospital. In: H. T. Harbin (ed.): The psychiatric hospital and the family. New York (Spectrum).
McFarlane, W. R. (1993): Multiple family groups and the treatment of schizophrenia. In: W. R. McFarlane (ed.): Family therapy in schizophrenia. New York/London (Guilford).
McFarlane, W. R. (2002): Multifamily groups in the treatment of severe psychiatric disorder. New York/London (Guilford).
McFarlane, W. R., B. Link, R. Dushay, J. Marchall a. J. Crilly (1995a): Psychoeducational multiple family groups: four year relapse outcome in schizophrenia. *Family Process* 34 (2): 127–144.

McFarlane, W. R., E. Lukens, B. Link, R. Dushay, S. A. Deakins, M. Newmark, E. J. Dunne, B. Horen a. J. Toran (1995b): Multiple-family groups and psychoeducation in the treatment of schizophrenia. *Archives of General Psychiatry* 52: 679–687.

McHugh, B., N. Dawson, A. Scrafton a. E. Asen (2010): ›Hearts on their sleeves‹: the use of systemic biofeedback in schools. *Journal of Family Therapy* 32: 58–72.

McKay, M., M. Harrison, J. Gonzalez, L. Kim a. E. Quintana (2002): Multiple family groups for urban children with conduct difficulties and their families. *Psychiatric Services* 53: 1467–1468.

Miller, I. W., D. A. Solomon, C. E. Ryan a. G. I. Keitner (2004): Does adjunctive family therapy enhance recovery from bipolar I mood episodes? *Journal of Affective Disorders* 82: 431–436.

Miller, S., B. L. Duncan u. M. A. Hubble (2000): Jenseits von Babel. Wege zu einer gemeinsamen Sprache in der Psychotherapie. Stuttgart (Klett-Cotta).

Minuchin, P., J. Colapinto u. S. Minuchin (2000): Verstrickt im sozialen Netz. Neue Lösungswege für Multiproblem-Familien. Heidelberg (Carl-Auer).

Minuchin, S. (1977): Familie und Familientherapie. Freiburg (Lambertus).

Minuchin, S. u. C. Fishman (1983): Praxis der strukturellen Familientherapie. Freiburg (Lambertus).

Minuchin, S., B. Montalvo, B. G. Guerney, B. L. Rosman a. F. Schumer (1967): Families of the slums. New York (Basic Books).

Minuchin, S., B. I. Rosman a. L. Baker (1978): Psychosomatic families: Anorexia nervosa in context. Harvard (Cambridge).

Moltz, D. a. M. Newmark (2002): Multifamily groups for bipolar illness. In: W. R. McFarlane (ed.): Multifamily groups in the treatment of severe psychiatric disorder. New York/London (Guilford), pp. 220–243.

Monti, P. M., D. B. Abrams, J. A. Binkoff, W. R. Zwick, M. R. Liepman, T. D. Nirenberg a. D. J. Rohsenow (1990): Communication skills training, communication skills training with family, and cognitive behavioral mood management training for alcoholics. *Journal of Studies on Alcohol* 51: 263–270.

Morris, E., N. Dawsen, N. McHugh, A. Scrafton a. E. Asen (i. prep.): Families changing families: An evaluation of the Marlborough multi-family model in school settings.

Murburg, M., L. Price a. B. Jalali (1988): Huntington's disease: Therapy strategies. *Family Systems Medicine* 6: 290–303.

O'Farrell, T. J., K. A. Choquette a. H. S. G. Cutter (1998): Couples relapse prevention sessions after behavioral marital therapy for male alcoholics: Outcomes during the three years after starting the treatment. *Journal of Studies on Alcohol* 59: 357–370.

O'Farrell, T. J., K. A. Choquette, H. S. G. Cutter, E. D. Brown a. W. F. McCourt (1993): Behavioral marital therapy with and without additional couples relapse prevention sessions for alcoholics and their wives. *Journal of Studies on Alcohol* 54: 652–666.

O'Farrell, T. J., H. S. G. Cutter a. F. J. Floyd (1985): Evaluating behavioral marital therapy for male alcoholics: Effects on marital adjustment and communication from before to after treatment. *Behavior Therapy* 16: 147–167.

O'Farrell, T. J., H. S. G. Cutter, K. A. Choquette, F. J. Floyd a. R. D. Bayog (1992): Behavioral marital therapy for male alcoholics: Marital and drinking adjustment during the two years after treatment. *Behavior Therapy* 23: 529–549.

Omer, H. u. A. v. Schlippe (2004): Autorität durch Beziehung. Die Praxis des gewaltlosen Widerstands in der Erziehung. Göttingen (Vandenhoeck & Ruprecht).

O'Shea, M. a. R. Phelps (1985): Multiple family therapy: Current status and critical appraisal. *Family Process* 24: 555–582.

Retzlaff, R. (2008): Spiel-Räume. Lehrbuch der systemischen Therapie mit Kindern und Jugendlichen. Stuttgart (Klett-Cotta).

Retzlaff, R., S. Brazil a. A. Goll-Kopka (2008): Multifamilientherapie bei Kindern mit Teilleistungsfertigkeiten. *Praxis der Kinderpsychologie und Kinderpsychiatrie* 57: 346–361.

Revenstorf, D. (1992): Richtungen und Ansätze in der Psychotherapie. In: R. Bastine (Hrsg.): Klinische Psychologie, Bd. 2. Stuttgart (Kohlhammer), S. 303–360.

Rhodes, P., A. Baillee, J. Brown a. S. Madden (2008): Can parent-to-parent consultation improve the effectiveness of the Maudsley model of family-based treatment for anorexia nervosa? A randomized control trial. *Journal of Family Therapy* 30: 96–108.

Rix, M. (2002): Familiäre Beziehungsmuster bei psychischen Erkrankungen im Jugendalter. Inauguraldissertation der Medizinischen Fakultät Carl Gustav Carus der Technischen Universität Dresden.

Ross, W. D. (1948): Group psychotherapy with psychotic patients and their relatives. *American Journal of Psychiatry* 105: 383–386.

Saayman, V., G. Saayman a. S. Wiens (2006): Training staff in multiple family therapy in a children's hospital: from theory to practice. *Journal of Family Therapy* 28: 404–419.

Salem, G., O. v. Niederhäusern, M. Aubry e. L. di Giampetro (1985): L'approche multifamiliale à l'hôpital psychiatrique. *Archives suisses de neurology et psychiatrie* 136: 67–71.

Schemmel, H., B. Schell, U. Süß-Falckenberg u. M. Scholz (2006): Kinderpsychiatrie mit Familie. *Verhaltenstherapie & psychosoziale Praxis* 38: 121–141.

Schemmel, H., D. Selig u. R. Janschewk-Schlesinger (2008): Kunst als Ressource in der Therapie. Tübingen (DGVT).

Schiepek, G. u. S. Cremers (2003): Ressourcenorientierung und Ressourcendiagnostik in der Psychotherapie. In: H. Schemmel u. J. Schaller (Hrsg.): Ressourcen. Tübingen (DGVT), S. 147–194.

Scholz, M. (2000): Familien- und Paartherapie. In: O. Bach, M. Geyer u. M. Scholz (Hrsg.): Lehrbuch der Psych-Fächer. Heidelberg (Barth).

Scholz, M. a. E. Asen (2001): Multiple family therapy with eating disordered adolescents: Concepts and preliminary results. *European Eating Disorders Review* 9: 33–42.

Scholz, M. u. A. Israel (2011): Die Entwicklung der Kinder- und Jugendsychotherapie im Leipziger Raum. In: M. Geyer (Hrsg.): Psychotherapie in Ostdeutschland. Göttingen (Vandenhoeck & Ruprecht), S. 573–579.

Scholz, M., E. Asen, K. Gantchev, B. Schell u. U. Süß (2002): Familientagesklinik in der Kinderpsychiatrie: Das Dresdner Modell – Konzept und erste Erfahrungen. *Psychiatrische Praxis* 29: 125–129.

Scholz, M., M. Rix, K. Hegewald u. K. Gantchev (2003a): Multifamilientherapie bei anorektischen Kindern und Jugendlichen im tagesklinischen Setting – Das Dresdner Modell. In: B. Steinbrenner u. M. Schönauer-Cejpeck (Hrsg.): Essstörungen: Anorexie – Bulimie – Adipositas. Therapie in Theorie und Praxis. Wien (Maudrich), S. 66–75.

Scholz, M., M. Rix, K. Hegewald u. K. Gantchev (2003b): Tagesklinische Multifamilientherapie (tMFT) bei Anorexia nervosa – Manual des Dresdner Modells. In: B. Steinbrenner u. M. Schönauer-Cejpeck (Hrsg.): Essstörungen: Anorexie – Bulimie – Adipositas. Therapie in Theorie und Praxis. Wien (Maudrich).

Scholz, M., M. Rix, K. Scholz, K. Gantchev a. V. Thömke (2005): Multiple family therapy for anorexia nervosa: Concepts, experiences and results. *Journal of Family Therapy* 27: 132–141.
Schweitzer-Rothers, J. (2006): Elterliche Sorgen lindern: Sprechchöre und Zeitlinienreisen in der Elternberatung. In: C. Tsirigotis, A. v. Schlippe u. J. Schweitzer-Rothers (Hrsg.): Coaching für Eltern. Heidelberg (Carl-Auer), S. 233–241.
Selig, D., B. Schell, M. Scholz u. E. Asen (2002): Systemische Ressourcenarbeit mit Familien im ergotherapeutischen Kontext der Kinder- und Jugendpsychiatrie. *Ergotherapie & Rehabilitation* 41: 7–13.
Selvini Palazzoli, M., L. Boscolo, G. Cecchin u. G. Prata (1981): Hypothetisieren, Zirkularität, Neutralität. *Familiendynamik* 6: 123–139.
Slagerman, M. a. J. Yager (1989): Multiple family group treatment for eating disorders: A short term program. *Psychiatric Medicine* 7: 269–284.
Steinglass, P. (1998): Multiple family discussion groups for patients with chronic medical illness. *Families, Systems and Health* 16: 55–70.
Stevens, A., X. Garriga a. C. Epstein (1983): Proximity and distance: A technique used by family day unit workers. *Journal of Family Therapy* 5: 295–305.
Strelnick, A. H. (1977): Multiple family group therapy: A review of the literature. *Family Process* 16: 307–325.
Süß-Falkenberg, U. (2005): Familientagesklinische Behandlung bei sozial und emotional gestörten Kindern. Eine 1½-Jahres-Katamnese. Inauguraldissertation der Medizinischen Fakultät Carl Gustav Carus der Technischen Universität Dresden.
Sydow, K. von, S. Beher u. J. Schweitzer-Rothers (2006): Wie wirksam ist systemische Therapie/Familientherapie? Göttingen (Hogrefe).
Thömke, V. (2005): Tagesklinische Multifamilientherapie bei Kindern und Jugendlichen mit Anorexia nervosa. Die Veränderung der familiären Beziehungen unter Einbeziehung der Gewichtsentwicklung, der Zufriedenheit und des Erfolgs der Behandlung. Inauguraldissertation der Medizinischen Fakultät Carl Gustav Carus der Technischen Universität Dresden.
Tomm, K. (1994): Die Fragen des Beobachters. Schritte zu einer Kybernetik zweiter Ordnung in der systemischen Therapie. Heidelberg (Carl-Auer), 5. Aufl. 2009.
Tschuschke, V. (2001): Wirkfaktoren der Gruppenpsychotherapie. In: V. Tschuschke (Hrsg.): Praxis der Gruppenpsychotherapie. Stuttgart (Thieme).
Tsirigotis, C., A. von Schlippe u. J. Schweitzer-Rothers (2006): Coaching für Eltern. Heidelberg (Carl-Auer).
Wamboldt, M. a. L. Levin (1995): Utility of multifamily psychoeducational groups for medically ill children and adolescents. *Family Systems Medicine* 13: 151–161.
White, M. (1997): Narratives of therapist's lives. Adelaide (Dulwich Centre).
White, M. u. D. Epston (1990): Die Zähmung der Monster. Heidelberg (Carl-Auer), 6. Aufl. 2009.
Wooley, S. a. K. Lewis (1987): Multi-family therapy within an intensive treatment program for bulimia. In: J. Harkaway (ed.): Eating Disorders: Rockville, MD (Aspen).
Yalom, I. (2007): Theorie und Praxis der Gruppenpsychotherapie. Stuttgart (Klett-Cotta), 6. Aufl.

Über die Autoren

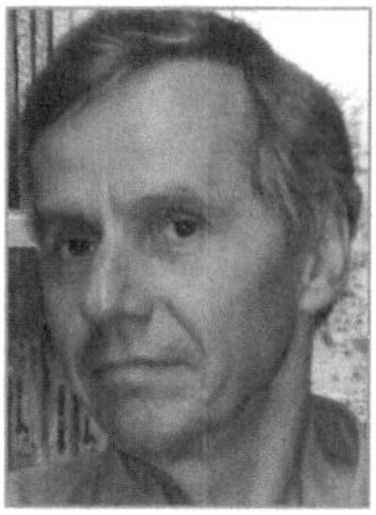

Eia Asen, Prof. Dr. med., FRCPsych., ist Facharzt für Kinder- und Jugendpsychiatrie und Facharzt für Erwachsenenpsychiatrie und -psychotherapie und Systemischer Psychotherapeut. Er studierte Medizin in Berlin und arbeitet seit 40 Jahren in London. Dort ist er Direktor des Marlborough Family Service, eines gemeindenahen ambulanten Psychiatrie- und Psychotherapiezentrums. Er hat eine Gastprofessur am University College London und arbeitet auch am Anna Freud Centre in London.

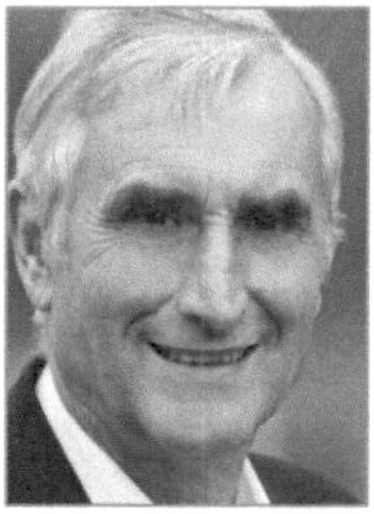

Michael Scholz, Prof. em. Dr. med., Kinder- und Jugendlichenpsychiater, Psycho- und Familientherapeut, ehem. Direktor der Klinik und Poliklinik für Kinder- und Jugendlichenpsychiatrie und -psychotherapie des Uniklinikums Carl Gustav Carus der Technischen Universität Dresden; längjährige Tätigkeit im Bereich der Multifamilientherapie; Autor zahlreicher Fachartikel und Bücher.